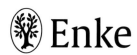

Das Meerschweinchen als Patient

Ilse Hamel

2., völlig neu bearbeitete Auflage

59 Abbildungen

Enke Verlag · Stuttgart

Die Deutsche Bibliothek –
CIP-Einheitsaufnahme

Ein Titeldatensatz für diese Publikation ist bei Der Deutschen Bibliothek erhältlich

Die Autorin:
Dr. med. vet. Ilse Hamel

Die 1. Auflage erschien 1994 im
Gustav Fischer Verlag Jena

© 2002 Enke Verlag in
MVS Medizinverlage Stuttgart
GmbH & Co. KG
Steiermärker Straße 3-5, 70469 Stuttgart

Unsere Homepage: www.enke.de

Printed in Germany

Umschlaggestaltung:
Thieme Verlagsgruppe
Umschlagfoto: Sigrid Unterberg
Satz: Schröders Agentur, 14169 Berlin
Druck: Rondo Druck, 73061 Ebersbach

ISBN 3-8304-1002-6   1 2 3 4 5 6

Wichtiger Hinweis:
Wie jede Wissenschaft ist die Veterinärmedizin ständigen Entwicklungen unterworfen. Forschung und klinische Erfahrung erweitern unsere Kenntnisse, insbesondere was Behandlung und medikamentöse Therapie anbelangen. Soweit in diesem Werk eine Dosierung oder eine Applikation erwähnt wird, darf der Leser zwar darauf vertrauen, dass Autoren, Herausgeber und Verlag große Sorgfalt darauf verwandt haben, dass diese Angabe dem Wissensstand bei Fertigstellung des Werkes entspricht.

Für Angaben über Dosierungsanweisungen und Applikationsformen kann vom Verlag jedoch keine Gewähr übernommen werden. Jeder Benutzer ist angehalten, durch sorgfältige Prüfung der Beipackzettel der verwendeten Präparate – gegebenenfalls nach Konsultation eines Spezialisten – festzustellen, ob die dort gegebene Empfehlung für Dosierungen oder die Beachtung von Kontraindikationen gegenüber der Angabe in diesem Buch abweicht. Eine solche Prüfung ist besonders wichtig bei selten verwendeten Präparaten oder solchen, die neu auf den Markt gebracht worden sind. Vor der Anwendung bei Tieren, die der Lebensmittelgewinnung dienen, ist auf die in den einzelnen deutschsprachigen Ländern unterschiedlichen Zulassungen und Anwendungsbeschränkungen zu achten. Jede Dosierung oder Applikation erfolgt auf eigene Gefahr des Benutzers. Autoren und Verlag appellieren an jeden Benutzer, ihm etwa auffallende Ungenauigkeiten dem Verlag mitzuteilen.

Geschützte Warennamen (Warenzeichen ®) werden nicht immer besonders kenntlich gemacht. Aus dem Fehlen eines solchen Hinweises kann also nicht geschlossen werden, dass es sich um einen freien Warennamen handelt.

Das Werk, einschließlich aller seiner Teile, ist urheberrechtlich geschützt. Jede Verwendung ist ohne Zustimmung des Verlages außerhalb der engen Grenzen des Urheberrechtsgesetzes unzulässig und strafbar. Das gilt insbesondere für Vervielfältigungen, Übersetzungen, Mikroverfilmungen oder die Einspeicherung und Verarbeitung in elektronischen Systemen.

Vorwort

Das schon seit Jahrhunderten in West- und Mitteleuropa lebende Meerschweinchen erfreut sich als Heimtier bei vielen Tierfreunden, besonders bei Kindern, zunehmender Beliebtheit. Hierin liegt begründet, dass die Zahl der Meerschweinchenpatienten in der Kleintiersprechstunde ständig zunimmt. So wird der Tierarzt in immer stärkerem Maße mit Fragen der Haltung, Pflege, Fütterung, Zucht und Krankheiten der Meerscheinchen konfrontiert. Daraus ergibt sich die Notwendigkeit, sich ein breiteres, fundiertes Fachwissen über pathophysiologische, klinische, diagnostische und therapeutische Besonderheiten zur Behandlung kranker Meerschweinchen, aber auch für fachkundigen Rat und Hilfe einer gesunden Haltung und Fütterung dieser Heimtiere zu erwerben.
Die gute Resonanz der 1. Auflage des Buches „Das Meerschweinchen als Patient" und die rege Nachfrage von Tierärzten und Meerschweinchenzüchtern veranlasste den Enke Verlag, die notwendige Herausgabe einer 2. Auflage zu initiieren und vorzubereiten. Der große Wissenszuwachs in den letzten 10 Jahren auf dem Gebiet der Klinik und Ernährungsphysiologie des Meerschweinchens macht es erforderlich, das vorliegende Buch auf den aktuellen Wissens- und Erkenntnisstand zu bringen, sodass eine völlig neu überarbeitete Auflage entstand.
Mein Dank gebührt dem Enke Verlag und besonders seiner Lektorin Frau Dr. Ulrike Arnold wie auch Frau Sigrid Unterberg für die stets hilfreiche und fruchtbare Unterstützung, die wesentlich zur schnellen Fertigstellung des Buches beigetragen hat.
Weiterhin bedanke ich mich bei Frau Thea Paar für die Bilder von Meerschweinchenrassen, bei Herrn Professor Dr. Franz-Viktor Salomon für die Anfertigung der anatomischen Präparate, bei Herrn Dr. Ronald Schmäschke für die parasitologischen Abbildungen und Herrn Dr. Eberhard Ludewig für die Röntgenbilder sowie bei allen Kollegen, die mich mit fachlichen Ratschlägen und Literatur unterstützt haben.
Nicht zuletzt bedanke ich mich bei meiner Tochter Katrin Furchner für die übernommenen Schreibarbeiten und ganz herzlich bei meinem Mann, der mir die vielen kleinen Pflichten des Alltags abnahm.
Möge dieses Buch ein guter Ratgeber für alle interessierten Kollegen und Meerschweinchenliebhaber sein.

Leipzig, im Juli 2002   Ilse Hamel

Inhalt

Die Vorfahren des Hausmeerschweinchens	**1**
Das Meerschweinchen als Heimtier	**3**
Domestikation	3
Rassen	4
■ Kurzhaarrassen	4
■ Langhaarrassen	6
■ Farben	9
■ Zeichnungen	9
Haltung	11
■ Käfig	11
■ Käfigstandort	11
■ Käfigeinrichtung	12
■ Einstreu	13
■ Auslauf	13
■ Gesellschaft	14
Fütterung	14
■ Nährstoffe	15
■ Giftpflanzen	18
■ Grünfutter	18
■ Trockenfutter	20
■ Bedarfsangaben	22
■ Trinkwasser	23
■ Grundregeln der Fütterung	23
■ Gehalte wichtiger Inhaltsstoffe im Futter	25
Verhalten	**26**
■ Verhalten von Männchen untereinander	26
■ Verhalten von Männchen gegenüber Weibchen	27
■ Verständigung untereinander	28
Fortpflanzung	**29**
■ Weiblicher Geschlechtszyklus	29
■ Paarung	30
■ Trächtigkeit	30

- Geburt 30
- Säugephase 32
- Geschlechtsbestimmung 34
- Biologische Daten des Meerschweinchens 36

Anatomische und physiologische Besonderheiten 37
- Skelett 37
- Haut 38
- Haarkleid 39
- Sinnesorgane 40
- Atmungsorgane 41
- Herz 42
- Zähne und Mundhöhle 42
- Magen-Darm-Kanal 44
- Leber 49
- Milz 50
- Harnapparat 50
- Geschlechtsorgane 50
- Physiologie der Temperaturregulation 52
- Physiologische Daten 53

Allgemeine Untersuchung 54
- Handhabung 54
- Vorbericht 55
- Befunderhebung 55

Spezielle Untersuchung 59
- Röntgendiagnostik 59
- Labordiagnostik 61

Applikation beim Meerschweinchen 64
- Orale Applikation 64
- Subkutane Injektion 64
- Intramuskuläre Injektion 64
- Intravenöse Injektion 64
- Intraperitoneale Injektion 65

Krankheiten des Meerschweinchens 66
Hauterkrankungen 66
- Ektoparasitosen 66
- Pododermatitis 77
- Periskrotale Dermatitis 79

- Alopezie 79
- Dermatomykosen 81
- Allergien 82
- Hautverletzungen 83
- Neoplasien der Haut 83

Ohrerkrankungen 85
- Otitis externa 85
- Otitis media und Otitis interna 86

Augenerkrankungen 87
- Konjunktivitis 87
- Blepharitis 88
- Keratitis 89
- Fibrinablagerungen 91
- Panophthalmitis 91
- Exophthalmus 92

Atemwegserkrankungen 93

Herz-Kreislauf-Erkrankungen 95
- Überhitzung 95
- Hypertrophe Kardiomyopathie 96

Erkrankungen des Verdauungstraktes 97
- Chemotherapeutikaempfindlichkeit 99
- Erkrankungen der Mundhöhle 100
- Tympanie 103
- Obstipation 106
- Enteritis 107

Fütterungsbedingte Erkrankungen 108
- Cheilitis 108
- Hypovitaminosen 110
- Organverkalkung 113

Lebererkrankungen 114

Erkrankungen der Harnorgane 116
- Erkrankungen der Niere 116
- Erkrankungen der Harnblase 116

Erkrankungen der weiblichen Geschlechtsorgane 121
- Trächtigkeitstoxikose 121
- Geburtsstockungen 123

- Torsio uteri ... 125
- Verminderte Wurfgröße ... 125
- Endometritis ... 126
- Ovarialzysten ... 127
- Mastitis ... 128

Erkrankungen der männlichen Geschlechtsorgane ... 128

Endokrine Erkrankungen ... 130
- Diabetes mellitus ... 130

Erkrankungen des Nervensystems ... 131

Virusinfektionen ... 132
- Meerschweinchenlähme ... 132
- Leukose ... 133
- Lymphozytäre Choriomeningitis (LCM) ... 134
- Tollwut ... 135
- Adenovirus-Pneumonie ... 135
- Speicheldrüsenvirus-Infektion ... 136

Bakterielle Infektionen mit vorwiegend respiratorischer Symptomatik ... 137
- Streptokokkeninfektion ... 137
- Diplokokkeninfektion ... 139
- Bordetelleninfektion ... 141
- Klebsielleninfektion ... 142
- Pasteurellose ... 143
- Pseudotuberkulose (Rodentiose) ... 144

Bakterielle Infektionen mit vorwiegend gastrointestinaler Symptomatik ... 146
- Colibacillose ... 146
- Salmonellose ... 148
- Tyzzer'sche Krankheit ... 149
- Clostridium-perfringens-Infektion ... 150

Erkrankungen durch Endoparasiten ... 150
- Befall mit Protozoen ... 150
- Befall mit Helminthen ... 155

Zoonosen ... 160

Vergiftungen ... 161

Operationen 163

Anästhesie 163
- Narkosevorbereitung 163
- Injektionsnarkose 164
- Sedation 167
- Inhalationsnarkose 167
- Narkoseüberwachung 168

Abdominalchirurgie 169
- Kastration 170
- Cystotomie 173
- Sectio caesarea 174

Frakturversorgung 175

Literatur 195

Bildnachweis 198

Sachregister 199

Die Vorfahren des Hausmeerschweinchens

Die Meerschweinchenverwandten (*Caviomorpha*), die bis auf eine nordamerikanische Gattung alle in Mittel- und Südamerika leben, bilden eine stammesgeschichtliche Einheit.
Zur Überfamilie der Meerschweinchenartigen (*Cavioidae*) zählen die Meerschweinchen (*Caviidae*) mit 22 Arten, die Wasserschweine (*Hydrochoeridae*) mit einer Art (größtes Nagetier), die Agutis (*Dasyproctidae*) mit 11 Arten und die Pakaranaartigen (*Dinomyoidae*) mit dem Pakarana als einziger Art (drittgrößtes Nagetier).

Der Familie der Meerschweinchen (Caviidae) sind zwei Unterfamilien zugeordnet:
- die **eigentlichen** *Meerschweinchen (Caviidae)* mit 4 Gattungen und 20 Arten,
- die **Maras** *(Dolichotinae)* oder Pampashasen mit 2 Arten.

Die 4 Gattungen der eigentlichen Meerschweinchen sind:
- das **Wildmeerschweinchen** *(Cavia aperea)* als Stammform unseres Hausmeerschweinchens *(Cavia porcellus)*,
- das **Wieselmeerschweinchen** *(Galea)*,
- das **Zwergmeerschweinchen** *(Microcavia)*,
- das **Bergmeerschweinchen** *(Kerodon rupestris)*.

Das **Bergmeerschweinchen** ist ein hochbeiniges Tier, das in den bergigen Gebieten im Südosten Brasiliens in Felshöhlen lebt. Der Moko, wie er von der einheimischen Bevölkerung genannt wird, ist in der Lage, meterhohe Sprünge auszuführen. Er ist ein **geschickter Kletterer** und nicht nur auf Felsen, sondern auch auf Bäumen anzutreffen. Seine Füße sind mit Haftsohlen und Greifnägeln ausgestattet.

Wildmeerschweinchen (= Aperea-Meerschweinchen, Abb. 1) sind in Südamerika am weitesten verbreitet. Sie leben in Peru, Uruguay, Guayana, Brasilien und Argentinien in Höhenlagen bis zu 4200 Meter. Ausgenommen sind die kalten Bereiche des Südens und die feuchten Gebiete des tropischen Regenwaldes.
Die **wilde Stammform des domestizierten Hausmeerschweinchens ist das Gebirgsmeerschweinchen**, *Cavia aperea cutlerii*. Es ist ein Gebirgstier und lebt in Höhen bis über 4000 Meter im Süden Perus und im Norden Chiles. Sein Gewicht beträgt 500–600 g und es wird 20–30 cm groß. Weitere

2 Die Vorfahren des Hausmeerschweinchens

Merkmale sind ein gedrungener Körperbau, eine zugespitzte Nase, längere Hinterextremitäten, kein äußerlich sichtbarer Schwanz und ein ziemlich derbes längeres Haarkleid.

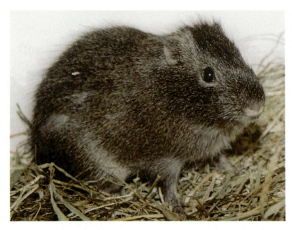

Abb. 1
Wildmeerschweinchen
(Cavia aperea tschudii).

Wildmeerschweinchen sind **dämmerungs- und nachtaktive** Tiere. Ihr Haarkleid ist graubräunlich gesprenkelt.
Sie leben im Familienverband in Trupps von 4 bis 20 Tieren. Gemeinsam gehen sie auf Futtersuche. Gras sichert das ganze Jahr hindurch ihren Vitamin-C-Bedarf. Als reviertreue Tiere benutzen sie regelmäßig die von ihnen ausgetretenen, labyrinthartig verzweigten Pfade zwischen Futterplätzen und Ruhestellen. Die **Familiengruppen** mit einem Männchen, mehreren Weibchen und Jungtieren bleiben durch ständige Stimmfühlungslaute untereinander in Verbindung. Wachsam beobachten die Tiere ihre Umgebung. Schlupfwinkel oder selbst gegrabene Höhlen bieten ihnen sowohl in dichtem Gestrüpp als auch in offenem Gelände Schutz vor Feinden. Bei Nahen einer Gefahr werden Warnlaute ausgestoßen, die Tiere versuchen sich in Sicherheit zu bringen oder verfallen in eine Schreckstarre. Mit mehreren Trächtigkeiten im Jahr und einer winterlichen Zyklusruhe sind Wildmeerschweinchen außerordentlich fortpflanzungsaktiv. Nach einer durchschnittlichen **Tragezeit** von 65 Tagen werden 2–5, meist 2, voll entwickelte und nestflüchtende Junge geboren, die bereits in der Lage sind, selbstständig Futter aufzunehmen. Drei Wochen lang werden sie gesäugt.

Das Meerschweinchen als Heimtier

Domestikation

Meerschweinchen gehören zu den ältesten Haustieren der Neuen Welt. Vasenfunde mit abgebildeten Meerschweinchen weisen darauf hin, dass bereits um 1000 v. Chr. ihre Domestikation begann. Von den Inkas wurden sie als **Schlacht- und Opfertiere** gehalten. Als Opfertiere bevorzugte man besonders braune und braunweiß gescheckte Tiere, die dem Sonnengott geopfert oder Verstorbenen mit ins Grab gegeben wurden.
Die Erforschung des zahmen, bereits domestizierten Meerschweinchens verdanken wir dem deutschen Zoologen Alfred Nehring. Bei der Untersuchung mumifizierter Meerschweinchen aus Inkagräbern des Totenfeldes von Ancon in Peru fand er 1889 übereinstimmende bzw. verwandtschaftliche Merkmale zwischen den von dem Schweizer Zoologen Tschudi beschriebenen wilden Aperea-Meerschweinchen und den bereits weitreichend domestizierten Meerschweinchen der Inkazeit. Der Einfluss der Domestikation zeigte sich bei den Ausgrabungsfunden in Abweichungen bezüglich des Schädelbaus und der Färbung des Haarkleides. Die domestizierten Tiere waren entweder einfarbig weiß, rötlich-braun oder gelb-weiß gescheckt. Schwarze Flecken kamen nicht vor.
Die ersten Meerschweinchen wurden bald nach der Entdeckung Amerikas von spanischen Seefahrern, vor allem aber von holländischen Kaufleuten mit nach Europa gebracht und dort weiter gezüchtet. Auf den langen Überfahrten dienten die Meerschweinchen den Seefahrern vorwiegend als lebender **Fleischvorrat**.
Der erste schriftliche Beleg über Meerschweinchen in Mitteleuropa stammt von dem Schweizer Naturforscher und Arzt Konrad Gesner aus dem Jahre 1554, der die bislang in Europa unbekannten Nager in Zürich oder Augsburg erstmals sah und beschrieb. In Holland gezüchtete Meerschweinchen können als Stammform der heute in Mitteleuropa gehaltenen und gezüchteten Rassen angesehen werden. Mit der Entwicklung der biologischen und medizinischen Wissenschaften in der zweiten Hälfte des 19. Jahrhunderts wurde das Meerschweinchen bevorzugt als **Versuchstier** in unterschiedlichen Forschungsrichtungen gezüchtet und genutzt. Die zunehmende Versuchstierhaltung machte es notwendig, für die verschiedenen Versuchstierarten eine bedarfsgerechte und zweckmäßige Ernährung zu ermitteln und das Wissen über ihre Erkrankungen zu erweitern.
Infolge unterschiedlicher Haltungs- und Fütterungsbedingungen lassen

sich jedoch nicht alle Krankheitsprozesse des Versuchsmeerschweinchens ohne weiteres auf das als *Heimtier* gehaltene Meerschweinchen übertragen.

Rassen

Nach der Haarlänge unterscheidet man zwischen Kurz- und Langhaar-Meerschweinchen, verschiedene Farbschläge sowie die Form des Einzelhaares und die Verteilung der Haare auf dem Körper. Bei der *Agouti-Färbung* weist jedes einzelne Haar eine für die Wildform charakteristische Bänderung auf.

Kurzhaarrassen

- **Glatthaar:** eng anliegendes Fell (Abb. 2),
- **Rosette:** mehrere Wirbeln über den ganzen Körper verteilt (Abb. 3),
- **Crested:** glattes Fell mit weißem (American Crested) oder gleichfarbigem (English Crested) Stirnwirbel im Mittelpunkt zwischen Augen und Ohren (Abb. 4 und 13),
- **Teddy:** sehr dichtes krauses aufrecht stehendes Fell (Abb. 5),
- **Rex:** das Fell ähnelt dem des Teddys, ist aber etwas länger und weniger dicht (Abb. 6).

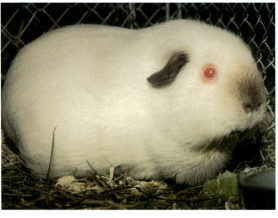

Abb. 2
Glatthaarmeerschweinchen, Himalaya.

Abb. 3
Rosettenmeer-
schweinchen, Brindle.

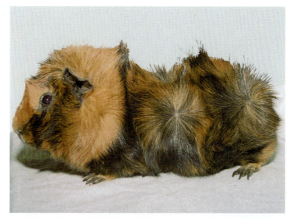

Abb. 4
American Crested, rot.

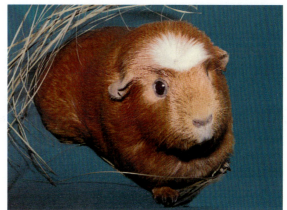

Abb. 5
US Teddy, Silberagouti
mit weiß.

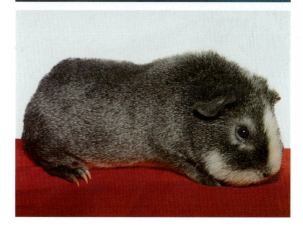

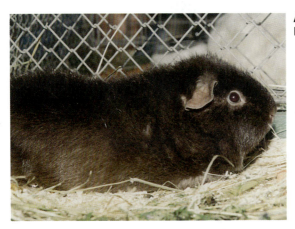

Abb. 6
Rex, schokolade.

■ Langhaarrassen

- **Sheltie:** Langhaarvariante des Glatthaar- Meerschweinchens mit kurzem, glatten Gesichtsfell (Abb. 7),
- **Peruaner:** durch zwei Wirbel (mehr Wirbel = Angora) fällt das Fell über den Nacken nach vorn, das Gesichtsfell ist kurz (Abb. 8),
- **Coronet:** Langhaarvariante des Crested (Abb. 9),
- **Texel:** Langhaarvariante des Rex mit Locken (Abb. 10),
- **Merino:** das Fell entspricht dem der Texel (mit Locken) mit einem zusätzlichen Stirnwirbel (Abb. 11),
- **Alpaka:** das Fell entspricht dem der Texel (mit Locken) mit zusätzlichen Wirbeln wie beim Peruaner (Abb. 12).

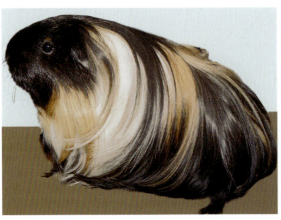

Abb. 7
Sheltie, schildpatt mit weiß.

Abb. 8
Peruaner, Satin,
schokolade-rot-weiß.

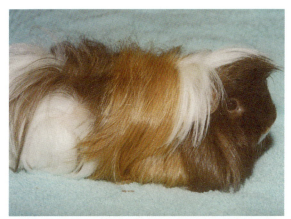

Abb. 9
Coronet, rot-weiß.

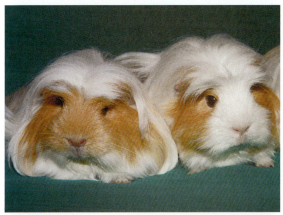

Abb. 10
Texel, rot.

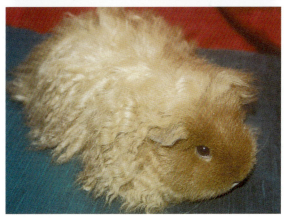

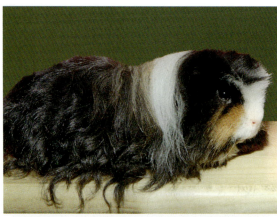

Abb. 11
Merino, schildpatt mit weiß.

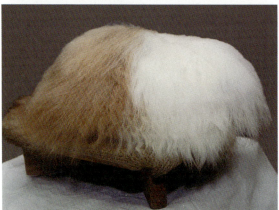

Abb. 12
Alpaka, rot-weiß.

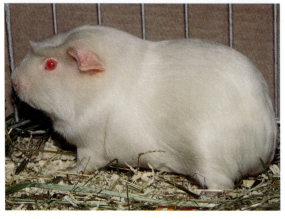

Abb. 13
English Crested, Satin, weiß.

Die *Satinbehaarung* kann bei allen Kurz- und Langhaarrassen auftreten. Das dünne, feine Haar ist ausgehöhlt und erscheint dadurch weicher und seidig schimmernd (Abb. 8 und 13).

▪ Farben

Einfarbige Meerschweinchen gibt es in den verschiedensten Farben z. B. **weiß, creme, gold, rot, schokolade und schwarz.**
Bei den Agoutis unterscheidet man u.a. **Goldagoutis** (Abb. 14), **Silberagoutis** (Abb. 5) und **Salmagoutis**.

▪ Zeichnungen

- **Brindle:** rote und schwarze Haare durchmischt am ganzen Körper (Abb. 3),
- **Schildpatt:** rote und schwarze Farbfelder (Abb. 7 und 15),
- **Dalmatiner:** Tupfen auf weißem Untergrund bei beliebiger Grundfarbe und mit Blesse (Abb. 16),
- **Schimmel:** farbige und weiße Haare durchmischt bei beliebiger Grundfarbe (Abb. 17),
- **Himalaya:** weiße Körperfarbe mit dunklen Kälteabzeichen (Abb. 2),
- **Holländer:** Blesse und weißer Kragen bei beliebiger Grundfarbe (Abb. 18).

Die *Dalmatiner- und die Schimmelzeichnung* werden dominant vererbt und stellen bei Reinerbigkeit einen *Letalfaktor* dar, weshalb man diese Tiere nur mit einfarbigen Meerschweinchen verpaaren sollte.

Abb. 14
Glatthaarmeerschweinchen, Goldagouti.

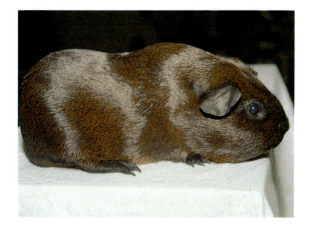

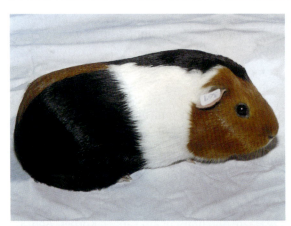

Abb. 15
Glatthaarmeerschweinchen, schildpatt mit weiß.

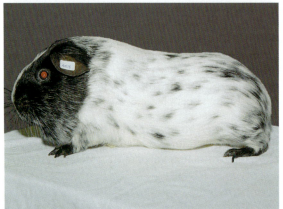

Abb. 16
Dalmatiner, schwarz.

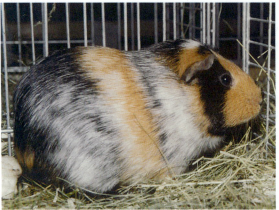

Abb. 17
Glatthaarmeerschweinchen, Mixed-Schimmel.

Abb. 18
Holländer, rot-weiß und schwarz-weiß.

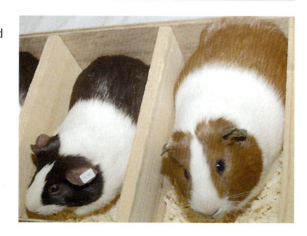

Haltung

Haltung und Unterbringung müssen der Natur des Meerschweinchens gerecht werden. Unter Beachtung einiger Grundvoraussetzungen gestaltet sich die Haltung in der Wohnung unproblematisch.

▪ Käfig

Bei der Auswahl des Käfigs ist der *Bewegungsaktivität*, besonders von Jungtieren, Rechnung zu tragen. Für die Haltung von Meerschweinchen in der Wohnung eignet sich ein Käfig mit einem abnehmbaren, nicht lackierten Metallgitteroberteil (idealerweise aus Chrom), seitlich oder nach oben aufklappbar, in Mindestabmessungen von 100 x 50 cm für 2 Tiere und mit auswechselbarer Plastikbodenschale (10–15 cm hoch). Bei den üblichen Seitenklappen besteht erhebliche Klemmgefahr für die Zehen, wenn die Tiere über die herabgelassene Klappe in und aus dem Käfig klettern.

▪ Käfigstandort

Als Standort für den Käfig ist ein *heller, trockener, zugfreier Ort* mit normaler Zimmertemperatur auszuwählen. Regelmäßiges Lüften sowie das *Vermeiden von Überheizung* sind besonders wichtig. Es ist bei der Standortwahl unerlässlich, das sehr gut ausgeprägte Seh-, Riech- und Hörvermögen (16000–33000 Hz) des Meerschweinchens zu berücksichtigen. Die *Geräuschempfindlichkeit* bedingt, dass die Tiere durch permanenten Lärm (auch Musik, die der Mensch als nicht zu laut empfindet) und hohe Frequenzen (Radio, TV) leiden und krank werden können. Am wohlsten fühlen sich Meerschweinchen bei 20 bis 22 °C. Niemals sollte der Käfig auf oder direkt neben der Heizung stehen.

■ Käfigeinrichtung

Alle Käfiggegenstände müssen **regelmäßig gereinigt** werden, vor allem die Plastikschale und ab und zu auch das Metallgitter. Dafür nimmt man heißes Wasser und Kernseife oder Spülmittel, im Krankheitsfall geeignete Desinfektionsmittel wie z. B. NaOH. Gutes Nachspülen mit klarem Wasser ist selbstverständlich. Futternäpfe und Trinkgefäße sind mindestens 2 x wöchentlich zu säubern. Beim Reinigen sollte sich der Besitzer vergewissern, dass alle Gegenstände noch einwandfrei funktionieren und die Tiere nicht schädigen können.

Futternäpfe

Zur Ausstattung des Käfigs gehören zwei standfeste, nicht zu leichte Ton- oder Glasschalen für Saft- und Mischfutter sowie ein **standfestes** Trinkschälchen (gibt es auch zum Hängen). Günstiger und **vor Verschmutzung sicher** sind eingehängte Trinkflaschen mit Nippelvorrichtung oder Saugstutzen, an deren Benutzung sich Meerschweinchen schnell gewöhnen.

Raufen

Zwei kleine Futterraufen *für Grünfutter und Heu* werden an einer Käfigwand in Kopfhöhe (Unterkante 5 cm vom Boden entfernt) angebracht. Höhe und Sprossenabstand sind so zu wählen, dass Grün- und Raufutter ohne Mühe erreicht und herausgezupft werden können. Eine Futterraufe ist kein Luxusgegenstand. Sie verhindert das Verschmutzen des Futters. Oft legen Tierbesitzer nicht genügend frisches Heu nach, da sie nicht erkennen, dass das reichlich im Käfig verstreute Heu von den Tieren bei kleinsten Verunreinigungen nur widerwillig gefressen wird. Die daraus folgende verringerte Aufnahme bzw. das Fressen des verschmutzten Futters führen dann häufig zu Verdauungsstörungen.

Häuschen

Als *Fluchttiere und Höhlenbewohner* benötigen Meerschweinchen einen **Unterschlupf,** in dem sie sich verstecken können und der ihnen gleichzeitig als *Schlafhäuschen* dient. Hierfür eignet sich für jedes Tier ein Holzkästchen aus unbehandeltem Massivholz ohne Boden mit Flachdach und eingeschnittenem Schlupfloch. Das Dach wird gern als Aussichts- und Beobachtungsplatz genutzt. Das Haus muss abgerundete Ecken haben und darf keine herausstehenden Nägel aufweisen. Um gefährlichen Holzsplittern vorzubeugen (Auge!) sollten alle Flächen und Kanten gut geschmirgelt sein. Häufig beanspruchen ranghöhere Tiere ein Schlafhäuschen, in dem sich ein schwächeres Tier befindet. Sind die Häuschen zu klein oder nur mit einem Eingang versehen, kommt es dabei leicht zu Verletzungen des schwächeren Tieres, das nicht schnell genug ausweichen kann und dementsprechend eingeklemmt und gebissen wird. Da manche Meerschweinchen ihr Schlafhäuschen verunreinigen, ist ein regelmäßiges Umsetzen und gelegentliches Schrubben des Häuschens mit heißem Wasser anzuraten (danach gut trocknen lassen).

Weitere sinnvolle Gegenstände

Um den Käfig interessanter zu gestalten und Langeweile zu vermeiden, empfiehlt es sich, z.B. *Tonröhren* (an einer Seite abgeflacht), *Kletterrampen,* weitere Häuschen und auch *Äste* von Obstbäumen zum Nagen in den Käfig zu integrieren sowie täglich zu variieren.

Einstreu

Als Einstreu dienen handelsübliche Heimtierstreu aus *Holzspänen* oder *Strohpellets* (sehr saugfähig), *Stroh und Heu* oder Hobelspäne aus Kernholz. Das Einstreumaterial darf nicht zu fein und auf keinen Fall stark staubend sein, da es sonst zur Reizung der Konjunktiven und zur Belastung des Atmungsapparates kommt. Die Einstreu sollte in einem wie oben beschriebenen Käfig mit zwei Tieren spätestens alle vier Tage gewechselt werden. Es ist zweckmäßig, die Ecken des Käfigs und den Bereich unter der Trinkflasche mit besonders saugfähiger Einstreu zu versehen (Strohpellets).

Auslauf

Zusätzlicher Auslauf in der Wohnung, im Sommer im Garten in einer mit Maschendraht überdeckten Einhegung mit Schutzhäuschen, ist *auf jeden Fall zu gewähren.* Beim *Aufenthalt im Garten* muss unbedingt sichergestellt sein, dass den hitzeempfindlichen Tieren, die nicht schwitzen können, jederzeit sauberes Trinkwasser und ein schattiger Platz zur Verfügung stehen (Häuschen nicht in die pralle Sonne stellen; daran denken, dass die Sonne wandert!). Häufig ist das Gartengehege weder verankert noch mit einem Drahtgitter überdacht, so dass den Tieren Gefahr durch Füchse (nachts Tiere ins Haus holen!), andere Fleischfresser und durch Greifvögel droht. Eine *Beaufsichtigung* ist demnach unerlässlich, genauso wie beim *Auslauf in der Wohnung.* Dieser ist so zu gestalten, dass *Gefahrenquellen* zuvor beseitigt werden (Stromkabel, heiße oder spitze Gegenstände und solche, die umfallen können, offene

Türen schließen, beim Betreten des Zimmers daran denken, dass man die Tiere nicht mit der Tür verletzt) und die Tiere keine gesundheitsschädlichen Stoffe aufnehmen können (Kabel, Papier und Pappe, Zimmerpflanzen, Blei von der Gardine, Tapete, Tüten, Kunststoffe, v.a. wenn sie weich sind, Futterbehälter plündern).

Gesellschaft

Als Rudeltiere müssen Meerschweinchen **mindestens zu zweit** gehalten werden. Einzelhaltung ist nicht artgerecht, die Tiere leiden sehr darunter und verkümmern. Die Beschäftigung mit Artgenossen und die damit verbundene Möglichkeit, natürliche Verhaltensweisen auszuleben, **kann** einem Meerschweinchen **durch nichts ersetzt werden**. Ein Kaninchen als Partner ist zwar besser als die Einzelhaltung, aber letztendlich auch nicht adäquat. Die Haltung mehrerer Tiere ist kaum arbeitsintensiver und ein großer Käfig wird sowieso benötigt. Es entspricht absolut nicht der Wahrheit, dass Rudeltiere nicht so zahm werden wie Einzeltiere. Außerdem helfen bei der Gewöhnung an den Menschen erfahrene Tiere den jüngeren, noch nicht zahmen enorm. Der Besitzer wird an gemeinschaftlich gehaltenen Meerschweinchen auch mehr Freude haben, da die Tiere aktiver und gesünder sind und sich die ganze Vielfalt der Verhaltensweisen beobachten lässt. Der Laufstall ist die am besten geeignete Unterbringungsart für die Rudelhaltung.

Fütterung

Meerschweinchen sind herbivore Tiere. Als Pflanzenfresser benötigen sie ein **rohfaserreiches** Futterangebot. Wichtig ist eine regelmäßige Fütterung, wobei mehrere kleine Rationen über den Tag verteilt gegeben werden sollten. Schließlich nehmen Meerschweinchen natürlicherweise bis zu 100 kleine Portionen in 24 Stunden zu sich, um ihren hohen Energieumsatz aufrechtzuerhalten. **Kontinuierliches Fressen** rohfaserreichen Futters ist besonders wichtig für die Darmperistaltik. Sie wird durch den permanenten Nachschub aufrecht erhalten, denn die Tiere verfügen über eine nur schwach ausgeprägte Magen- und Darmmuskulatur. Meerschweinchen dürfen deshalb nicht hungern.
Bei jeder Futterumstellung ist vorsichtig zu verfahren. Das neue Futter ist nur in kleinen Mengen dem gewohnten beizugeben, bis sich die mikrobielle Dickdarmverdauung dem veränderten Nahrungsangebot angepasst hat. Dass die Ernährung möglichst abwechslungsreich sein soll, steht im Widerspruch zum Aufbau des Magen-Darm-Trakts, der auf einseitige Aufnahme strukturierter Rohfaser ausgerichtet ist.

Futter darf stets nur in einwandfreiem Zustand verabreicht werden. Auf verdorbenes Futter reagieren Meerschweinchen empfindlich mit schweren Verdauungsstörungen. Es sollte auch beachtet werden, dass mit einer Futterration nur so viel Futter angeboten wird, wie von den Tieren bis zur nächsten Mahlzeit gefressen wird. Ebenso sollte sichergestellt sein, dass jedes Tier der Gemeinschaft das bekommt (Futterart und -menge), was es braucht. Es können sonst Mangelernährung bei den schwächeren, rangniedrigen Tieren sowie Übergewicht und Verdauungsstörungen bei den anderen Meerschweinchen auftreten.

Auf das *Grundfutter Heu* können Meerschweinchen nicht verzichten. Es muss immer ad libitum zur Verfügung stehen und von bester Qualität sein. Als Alleinfutter ist Heu jedoch vor allem wegen der geringen Energiedichte nicht geeignet. Neben Grünfutter fressen Meerschweinchen auch Obst und nagen gerne an geeigneten Zweigen.

In warmen Sommermonaten, wenn Grünfutter durch die Wärme leicht welkt oder verdirbt, ist es günstig, solches Futter erst in den Abendstunden zu verabreichen, da dies die von den Tieren bevorzugte Zeit zum Fressen ist. Altes und verderbliches Futter (z.B. Obstreste) ist regelmäßig zu entfernen.

Häufig werden Meerschweinchen von ihren Besitzern über das Wochenende ohne Betreuung allein gelassen und vorher mit einer großen Menge Grünfutter bedacht. Dieses Vorgehen ist unverantwortlich und in jeder Hinsicht abzulehnen.

■ Nährstoffe

Eiweiß

Bei Herbivoren, wie dem Meerschweinchen als reinem Pflanzenfresser, wird der Bedarf an essenziellen Aminosäuren vorwiegend durch hochwertige pflanzliche Proteinträger gedeckt. Bei Meerschweinchen dient zudem die Aufnahme des proteinreichen Blinddarmkots der Bedarfsdeckung. Im Erhaltungsstoffwechsel benötigen Meerschweinchen bei üblicher Futteraufnahme *14–18 % Rohprotein* in der Gesamtration.

Eiweißquellen

- Hülsenfrüchte,
- Erzeugnisse der Ölfruchtverarbeitung, wie Soja-, Erdnuss- und Leinenextraktionsschrot,
- Getreidekörner und -produkte (z. B. Hafer und Haferflocken) weisen einen mäßigen Proteingehalt auf,
- Leinsamen enthält 25 % Eiweiß und ist fettreich (hoher Gehalt an essenziellen Fettsäuren, aber Adipositasgefahr!),
- Sonnenblumensamen, geschält oder geschrotet, sind gut verdaulich; sie

haben etwa 24 % verdauliches Eiweiß und sind ebenfalls sehr energiereich (Adipositas!),
- Pflanzliches Eiweiß ist nicht nur im Körnerfutter, sondern auch in gutem Wiesenheu und anderem Grünfutter enthalten,
- Futterhefe ist mit einem hohen Proteingehalt von 44 % bis 50 % und einer Verdaulichkeit bis zu 90 % eine wertvolle, zusätzliche Eiweiß- und Vitaminquelle. Das Eiweiß in der Futterhefe enthält höhere Gehalte an essenziellen Aminosäuren.

Die **Verabreichung von tierischem Eiweiß** an Meerschweinchen wird von Ernährungsphysiologen strikt abgelehnt.

Fette

Der Bedarf an **ungesättigten Fettsäuren** wird in den grünfutterreichen Frühjahrs- und Sommermonaten bei gesunden Meerschweinchen auch ohne zusätzliche Kraftfuttergaben gedeckt. In den Wintermonaten stellen geschrotete Sonnenblumenkerne und Leinsaat die wichtigsten Fettsäurequellen für Meerschweinchen dar und sollten zur Bedarfsdeckung genutzt werden. Auch in Hafer, in Erdnuss- und Weizenkeimöl, in Hülsenfrüchten und Erzeugnissen der Ölfruchtverarbeitung oder in gelbem Mais (geschrotet oder in Milchreife) sind ungesättigte Fettsäuren in ausreichendem Maße enthalten.

Kohlenhydrate

Meerschweinchen sind in der Lage, durch intensive **mikrobielle Verdauung im Dickdarm** die Rohfaser teilweise aufzuschließen. Das Futter sollte **15–18 % Rohfaser** enthalten.
Die Faserquelle für eine artgerechte Fütterung ist Heu. Zur Deckung ihres Rohfaserbedarfs müssen Meerschweinchen stets Heu bester Qualität ad libitum zur Verfügung gestellt bekommen.

Mineralstoffe

Meerschweinchen sind **empfindlich gegenüber einer unausgeglichenen Mineralstoffzufuhr**. Die Mineralstoffaufnahme ist abhängig von der Art des Futtermittels und seiner Verabreichung.

Calcium, Phosphor und Magnesium

In erster Linie ist auf den Calcium-Gehalt sowie das **Ca-/P-Verhältnis** im Futter zu achten (Tab. 1), das bei **1,5:1** liegen sollte. Für adulte Tiere wird ein Richtwert von etwa **6 g Calcium/kg Futter** zugrunde gelegt. Bei der Aufnahme reichlich calciumhaltiger Futtermittel wird Calcium in zuneh-

mendem Maße im Dünndarm absorbiert (mit ansteigender Ca-Aufnahme kommt es zu höheren Verdaulichkeitswerten!). Das überschüssig absorbierte Calcium wird renal exkretiert. Bei überhöhter Calciumaufnahme steigt demnach die Calciumkonzentration im Harn und begünstigt, je nach Harnvolumen, die Bildung von Harnkonkrementen.
Auch Magnesium wird mit ähnlich hohen Werten absorbiert und renal exkretiert.
Stark calciumhaltige Futtermittel wie Luzerneprodukte, Brokkoli, Kohlrabiblätter, Petersilie und alle Kräuter sollten stets nur in geringen Mengen gereicht werden.
Bei Tieren, die aufgrund einer *Urolithiasis* (siehe dort) vorgestellt wurden, muss auf alle calciumreiche Produkte sowie auf Nagesteine verzichtet werden.

Natrium
Das Angebot von Salzlecksteinen kann bei *unzureichender Wasserversorgung* zu einer Na-Überversorgung führen.

Vitamine

Vitamin K und B-Komplex
Meerschweinchen sind in der Lage, die Vitamine des B-Komplexes und Vitamin K mithilfe von Mikroorganismen im Caecum und Colon zu synthetisieren. Diese Vitamine werden aber erst durch die erneute Aufnahme des Blinddarmkotes für den Organismus verwertbar gemacht (*Caecotrophie*).

Vitamin C
Das Meerschweinchen ist ebensowenig wie Mensch und Affe befähigt, Vitamin C zu synthetisieren. Es *muss* ihm *mit dem Futter zugeführt werden*; überschüssiges Vitamin C wird ungenutzt ausgeschieden.
Neugeborene erhalten über den Plazentakreislauf einen Vorrat von der Mutter. Über kurze Zeit wird dieses Vitamin C in der Leber gespeichert; es dient der Überbrückung bis zur Eigenversorgung über das Futter. Werden Meerschweinchen unzureichend mit Vitamin-C-haltigem Futter versorgt, treten bereits nach 2–3 Wochen Mangelerscheinungen auf (siehe Hypovitaminosen).

Der durchschnittliche *Tagesbedarf an Vitamin C* beträgt für
- Jungtiere = 3 mg/Tag.
- erwachsene Tiere = 10 mg/Tag.
- tragende Weibchen = 20 mg/Tag.

Konstitutionell *schwache und kranke* Tiere sollten vorsorglich mit *20 mg/Tier/Tag* versorgt werden.

Besonders reich an Vitamin C sind (in absteigender Reihenfolge): Hagebutten, Brennnesseln, Petersilie, Paprika, Brokkoli, Fenchel, Kiwi, Erdbeeren und Orangen. Steht z.B. im Winter nicht genügend Grünfutter zur Verfügung, kann Vitamin C über das Trinkwasser substituiert werden. Wegen der Instabilität des Vitamins empfiehlt sich für 50–100 mg Ascorbinsäure ein Zusatz von 100 mg stabilisierender Citronensäure pro 100 ml Trinkwasser. In den Sommermonaten dienen auch Gras und Grünfuttter allgemein als Vitamin C-Quelle.

Vitamin A und D

Diese beiden Vitamine sind fettlöslich und werden deshalb bei übermäßiger Zufuhr nicht einfach ausgeschieden, weshalb beim Einsatz von zusätzlichen Vitaminpräparaten vor allem *Vitamin D leicht überdosiert* wird. Die Folge ist eine zu hohe Calciumresorption, was wiederum schnell zu *Harnsteinbildung* führt. Heute sind viele Mischfuttermittel bereits mit Vitamin A und D angereichert. *Vitamin A ist in Möhren* in reichlicher Menge enthalten, so dass man auf eine Vitamin A-Substitution verzichten kann, wenn sie in der Ration enthalten sind.

Giftpflanzen

- **Giftpflanzen im Garten:** alle Hahnenfuß-Arten (frisch giftig, als Heu reduziert), Fingerhut, Rhododendron, Herbstzeitlose (Achtung Heu!), Goldregen, Glycinie, Wolfsmilchgewächse, Nachtschattengewächse, Bingelkraut, Krokus, Eibe, Efeu, Immergrün, Mahonie, Akelei, Eisenhut, Sauerklee, Liliengewächse, Azaleen, Kirschlorbeer, Akazie, Stechapfel, Wacholder, Salomonsiegel
- **Giftpflanzen im Haus:** Weihnachtsstern, Kroton, Oleander, Christusdorn, Zimmer-kalla, Hoja, Alpenveilchen, Korallenbäumchen, Farne

Generell sollte der Platz für das Gartengehege sorgfältig gewählt werden und Meerschweinchen nicht in der Lage sein, beim Auslauf in der Wohnung Zimmerpflanzen (Achtung heruntergefallene Blätter und Früchte!) oder Blumensträuße zu erreichen.

Grünfutter

In jungen Gräsern und jungen Pflanzen, die kurz vor der Blüte stehen, ist der Nährstoffgehalt am höchsten. Bei alten Pflanzen nimmt der Anteil der Cellulose zu; sie verholzen. Der *Zeitpunkt der Heugewinnung* spielt also eine große Rolle, wobei ein hoher Rohfaseranteil wünschenswert sein kann. Im Frühjahr hat das junge Gras einen hohen Eiweiß- und einen geringen Rohfasergehalt, wodurch es schnell zu schweren Verdauungs-

störungen kommt, wenn die Tiere nicht vorsichtig an den Weidegang gewöhnt werden.
Unter keinen Umständen darf Futter verwendet werden, das von Flächen stammt, die vorher mit Insektiziden behandelt wurden oder gedüngt worden sind. Auch Flächen, die selbst oder deren unmittelbare Nähe mit Pflanzenschutzmitteln behandelt wurden, sind *zur Grünfuttergewinnung ungeeignet*. Futter von Wegrändern und Rändern vielbefahrener Straßen ist durch Autoabgase verunreinigt und stets für die Grünfutter- oder Heugewinnung unbrauchbar.

Wild wachsende Futterpflanzen

- **Löwenzahn** ist eiweiß- und calciumreich.
- **Brennnesseln** werden nur angewelkt gefressen. Sie sind vitamin- und eiweißreich, haben einen hohen Nährwert und eignen sich hervorragend für die Heubereitung.
- **Huflattich** wird mit anderen Pflanzen gemischt gerne gefressen. Er beugt Aufgasungen vor. Die Blätter enthalten vor allem Schleimstoffe und Gerbstoff. Mit Rost befallene Blätter sind schädlich.
- **Großer Breitwegerich** enthält Schleimstoffe. Seine Verfütterung ist besonders wertvoll für Jungtiere.
- **Giersch** ist ein hartnäckiges Unkraut und eine alte Heilpflanze, die als schmerzlinderndes Mittel für Pflaster verwendet wurde. Von Meerschweinchen wird er gerne gefressen.
- **Kohldisteln** wachsen auf nassen Wiesen, in Gräben und an Bachufern. Die Stängel enthalten weißen Milchsaft.
- **Wiesenbärenklau** ist im Gegensatz zum Bärenklau (Herkulesstaude) ungiftig und wird gerne gefressen.
- Daneben gibt es eine ganze Reihe wild wachsender Pflanzen, die ebenfalls als Futterpflanzen genutzt werden können. Zu nennen sind **Beifuß, Gänsefingerkaut, Kamille, Melde, Ringelblume, Kapuzinerkresse** und **Ackerminze**.

Alle Kräuter sind sehr calciumreich!

Kultivierte Futterpflanzen

Leguminosen

Hierzu gehören die verschiedenen Kleearten, Luzerne, Süßlupine, Serradella, Wicke, Erbse und Bohne. Alle Leguminosen werden gerne gefressen, dürfen aber nur begrenzt angeboten werden, um Aufgasungen zu vermeiden. Vorsicht ist besonders bei der Verfütterung von jungem Klee geboten (stark gärende Substanz). Leguminosen haben einen hohen Eiweißgehalt.

Gemüse

- Es sollte nur hygienisch einwandfreies, nach Möglichkeit gewaschenes Gemüse verfüttert werden.
- Es eignen sich Möhren mit Grün, Tomaten, Gurken, Salat, Chicorée, Paprika, aber auch Futterrüben, gekochte Kartoffeln, Kohlrabi, Blumenkohl, Weißkohl und einige andere Kohlsorten.
- Das Füttern jeglicher Kohlsorten darf nur in geringen Mengen und nach langsamer Gewöhnung erfolgen.
- Chicorée ist wegen der leicht gärenden Inhaltsstoffe nur in kleinen Mengen zu verabreichen. Bei nicht begrenztem Angebot fressen die Tiere zu große Mengen dieses besonders wohlschmeckenden Saftfutters. Fehlen die gleichzeitige Heu- oder Raufuttergabe und -aufnahme, kann eine Magenüberladung schnell zu Tympanieerscheinungen, zu Enteritis und zum Tode des Tieres führen.

Zu den kultivierten Futterpflanzen zählen auch Mangold, Grünmais und Markstammkohl.

Heu

Als Rohfaserquelle wird es zu jeder Jahreszeit in ausreichender Menge benötigt, da bei Meerschweinchen die Cellulose für eine ungestörte Darmtätigkeit (Peristaltik) wichtig ist. Das intensive Beschäftigen mit diesem energiearmen, rohfaserreichen Futter sorgt für die physiologische Abnutzung der Incisivi und beugt dem Haarefressen aus Langeweile vor. Gutes Heu aus verschiedenen Gräsern ist das beste Grundfutter. Sehr gern fressen Meerschweinchen Klee- und Luzerneheu (Harnsteingefahr durch sehr hohen Calciumgehalt!), aber auch Bohnen- und Erbsenstroh. *Ein gutes Heu erkennt man daran*, dass es kaum staubt, absolut trocken und frei ist von Verunreinigungen durch Erde, Exkremente, Schimmel, Giftpflanzen, Fremdkörpern etc., außerdem angenehm würzig riecht, eine annähernd grüne Farbe hat und nicht zu fein ist mit einem ausreichenden Anteil fester Stängel. Die Verfütterung schlecht gelagerten, muffigen oder gar schimmeligen Heus kann zu schweren Verdauungsstörungen und zum Tod des Tieres führen.

■ Trockenfutter

Mischfutter

Mischfutter wird von den Besitzern selbst zusammengestellt oder ist als kommerzielles Mischfutter im Handel erhältlich. Letztere stellen ihrer Bezeichnung nach entweder Alleinfuttermittel oder Ergänzungsfuttermittel dar.

Der Begriff *Alleinfuttermittel* besagt, dass der alleinige Einsatz dieses Futters den Energie- und Nährstoffbedarf der Tiere für Erhaltung und Leistung decken kann. Die Realität zeigt jedoch, dass als Alleinfutter deklarierte Mischfutter nicht unbedingt ihrem Namen gerecht werden und nicht dem Bedarf des Meerschweinchens entsprechen. Es ist deshalb ratsam, die Deklarierung auf zu hohe bzw. niedrige Gehalte (vor allem in Bezug auf Mineralstoffe, Vitamine und Rohfaser) zu überprüfen. Häufig findet man im Heimtierbereich sogar Fertigfutter ohne jegliche Angaben zu Inhaltsstoffen. Auf diese verzichtet man besser, da die Gefahr der Fehleinschätzung hierbei besonders hoch ist und daraus leicht Erkrankungen der Tiere resultieren.

Ergänzungsfuttermittel sind nur für die Beifütterung bestimmt, zumal sie häufig große Mengen an Mineralstoffen, Spurenelementen oder Vitaminen enthalten. Sie sind beim Meerschweinchen – wenn überhaupt – nur in geringen Mengen bzw. genau dosiert einzusetzen. Zu den Ergänzungsfuttermitteln gehören außerdem sämtliche **Snacks und Leckereien** wie z. B. Knabberstangen. Sie sind fast immer sehr kalorienhaltig und führen besonders schnell zu Adipositas. *Salzlecksteine* (Nagersteine) sind Mineralergänzungsfuttermittel. Meerschweinchen haben jedoch normalerweise keinen so hohen Natriumbedarf, dass der Leckstein unentbehrlich wäre. Er stellt sogar in zweifacher Hinsicht eher eine Gefahr dar. Wenn gelangweilte Tiere vermehrt daran nagen und eventuell gleichzeitig noch eine unzureichende Flüssigkeitszufuhr besteht, können Natriumintoxikation und Urolithiasis (Calciumcarbonat im Leckstein!) die Folgen sein. Die Tiere sollten andere Möglichkeiten zum Nagen haben (z.B. Zweige von unbehandelten Obstbäumen). Auch Vitaminpräparate (z.B. Multivitamintropfen) sind Ergänzungsfuttermittel. Ihr Einsatz kann sinnvoll sein (z.B. Vitamin-C-Ergänzung bei unzureichender Grünfütterung), birgt aber auch Risiken (Vitamin-A/D-Überdosierung, siehe Vitamine).

Als *Kraftfutter* bezeichnet man Futtermittel, die einen höheren Energiewert und eine höhere Nährstoffkonzentration als das Grundfutter besitzen. Viele im Mischfutter enthaltene Komponenten gehören dazu. Beispiele sind Getreide, Haferflocken, Sonnenblumenkerne, Erdnüsse, Kleie und Kartoffelflocken. Vermehrte Kraftfuttergaben können bei kranken, schwachen, wachsenden, tragenden, laktierenden und eventuell auch bei älteren Meerschweinchen angebracht sein.

Im Gegensatz zum losen Fertigfutter stellen *Pellets* Mischfutter in einer speziellen Konfektionierung dar. Heu- oder Kraftfutterpellets enthalten viele Ballaststoffe und sind häufig mit Vitaminen, Mineralstoffen und Spurenelementen angereichert.

Kommerzielle Mischfutter

Sie bestehen meist aus einem überwiegenden Anteil Getreide, verschiedenen energiereichen Sämereien, Extrudaten Pellets, getrocknetem Gemüse, Backabfällen sowie aus weiteren Bestandteilen wie Johannisbrot etc.

- **Getreide:** Weizen, Hafer, Gerste, Buchweizen und Mais sind stärkereiche Komponenten und stören in zu großen Mengen das empfindliche Gleichgewicht der Darmflora. Ihr Proteingehalt ist mäßig. Getreide sind calcium-, natrium-, vitaminarm und phosphorreich.
- **Samen, Saaten und Nüsse:** Erdnüsse, Sonnenblumenkerne, Leinsamen, Kürbiskerne sind sehr fett- und auch proteinreich.
- **Extrudate:** geformte und eingefärbte, überwiegend aus Stärke bestehende Produkte, die häufig wie Gemüse aussehen oder eine Faserstruktur vortäuschen. In größeren Mengen verursachen sie Fermentationsstörungen im Dickdarm oder auch Obstipation.

Bei der Verabreichung von Trockenfutter muss man beachten, dass

- bei längerer oder unsachgemäßer Lagerung des Futters die auf der Packung angegebenen Gehalte nicht mehr den tatsächlichen Gehalten entsprechen, da bestimmte Inhaltsstoffe abgebaut (Vitamin C!) bzw. umgewandelt (Fettranzigkeit!) werden,
- Meerschweinchen bei einem zu reichhaltigen Futterangebot häufig nur die energiereichen, besonders wohlschmeckenden Komponenten selektieren. Dies führt zu Übergewicht, aber eventuell auch zu Mangelerscheinungen,
- unverpackt angebotenes Futter mit Schädlingen, Schimmelpilzen oder anderen Krankheitserregern kontaminiert sein kann,
- bei Rudelhaltung manche Tiere zu viel und andere zu wenig Mischfutter aufnehmen,
- jede Art von Trockenfütterung ein ausreichendes Trinkwasserangebot voraussetzt,
- das Verfüttern von Fertigfutter für andere Tierarten (z. B. Kaninchen, Hamster, Chinchilla) nicht zu empfehlen ist, da diese unter Umständen einen ganz anderen Bedarf haben,
- man v.a. wegen der Rohfaser nicht auf Heu verzichtet, auch wenn man so genanntes Alleinfutter füttert,
- Meerschweinchen meist zu viel Trockenfutter aufnehmen, wenn es unbegrenzt angeboten wird. Gründe dafür sind entweder Langeweile oder aber ein zu geringer Rohfaseranteil, den sie durch vermehrtes Fressen wettzumachen versuchen.

■ Bedarfsangaben

Meerschweinchen nehmen täglich etwa **4% ihres Körpergewichts** in Gramm Futter auf. Das heißt bei einem 800 g schweren Tier ca. 32 g pro

Tag. Die Menge der Futteraufnahme hängt natürlich vom Wasser-, Energie- und Rohfasergehalt des Futters sowie von individuellen (Gesundheitszustand, Trächtigkeit) und Umgebungsfaktoren ab (z.B. bei Kälte erhöhter Bedarf). Die Nahrung sollte 15–18 % Rohfaser und 14–18 % Rohprotein enthalten.
Der tägliche Vitamin-C-Bedarf liegt bei 10–20 mg.

■ Trinkwasser

Der Wasserbedarf von Meerschweinchen wird mit 50–100 ml/kg/Tag angegeben. Er ist abhängig von der Art des Futters, von der Raum- und Umgebungstemperatur, der relativen Luftfeuchtigkeit, aber auch von Leistungen (Bewegungsaktivität, Wachstum, Laktation), Gesundheitsstörungen wie z.B. Diarrhö und der fäkalen Wasserabgabe. Dementsprechend wurde auch schon eine Wasseraufnahme von bis zu 300 ml am Tag beobachtet. Sie hängt im Wesentlichen von der Futtermenge und dem Wassergehalt der Ration ab. Jederzeit *uneingeschränkt verfügbares, sauberes Trinkwasser* ist für Meerschweinchen absolut essenziell. Im Mittel werden 3 ml Wasser pro Gramm verzehrter Trockensubstanz aufgenommen.
Als Käfigausstattung haben sich Trinkflaschen mit Saugstutzen durchgesetzt. Mit Ascorbinsäure angereichertes und durch Zusatz von Citronensäure stabilisiertes Trinkwasser muss täglich erneuert werden.

■ Grundregeln der Fütterung

- Regelmäßiges, häufigeres Füttern kleiner Mengen statt großer Einmalportionen.
- Heu oder anderes Raufutter muss immer als Grundfutter ad libitum und vor Verschmutzung geschützt zur Deckung des Rohfaserbedarfs zur Verfügung stehen.
- Alleinige Heufütterung ist nicht bedarfsdeckend (geringe Energiedichte).
- Mit der Fütterung von jungem, frischem Grünfutter im Frühjahr sehr vorsichtig beginnen, bis sich die mikrobielle Dickdarmverdauung angepasst hat.
- Nicht gefressenes Grünfutter alsbald aus dem Käfig entfernen.
- Bei handelsüblichem Mischfutter auf Inhaltsstoffe achten und mit dem Bedarf der Tiere vergleichen, in die Beurteilung jedoch auch die daneben gereichten Futtermittel mit einbeziehen.
- Auf nicht deklarierte Fertigfutter verzichten.
- Bei Ergänzungsfuttermitteln Dosierung und Fütterungshinweise strengstens beachten.

- Wegen der großen Harnsteingefahr stark calciumhaltige Futtermittel wie Luzerneprodukte, alle Kräuter, Brokkoli etc. nur in wirklich geringen Mengen füttern (Tiere ab etwa 3 Jahren und Männchen sind besonders gefährdet).
- Trockenfutter, insbesondere Kraftfutter nur restriktiv verabreichen.
- Jedes Tier der Gruppe muss erhalten, was es braucht.
- Täglichen Vitamin-C-Bedarf decken durch angereichertes Trinkwasser oder besonders Vitamin-C-haltiges Grünfutter oder Obst.
- Trinkwasser muss immer zur freien Verfügung stehen.

Gehalte wichtiger Inhaltsstoffe im Futter

Tab. 1 Die aufgeführten Werte dienen der Orientierung, um Futterrationen beurteilen zu können. Sehr häufig wird der Gehalt in den einzelnen Futtermitteln über- oder unterschätzt, was fatale Folgen haben kann.
Wichtig ist nicht nur die Höhe des Wertes, sondern bei Calcium und Phosphor auch das Verhältnis der beiden zueinander (optimal 1,5 Ca : 1 P). Angaben auszugsweise nach Souci, Fachmann, Kraut: Die Zusammensetzung der Lebensmittel, medpharm, Stuttgart 1994.

Alle Angaben pro 100 g Frischmasse	Vitamin C (mg)	Calcium (mg)	Phosphor (mg)
• **Grünfutter**			
Brennnessel	200	190	61
Brokkoli	115	105	82
Chicorée	10	26	26
Endivien	10	54	54
Eisbergsalat	3	19	18
Fenchel	93	109	51
Futterrüben	35	40	25
Gurken	8	15	23
Klee	40	370	65
Kohlrabi	63	68	51
Kopfsalat	13	20	22
Löwenzahn	33	158	70
Luzerne, frisch	–	450	62
Luzerne, Heu	–	950	250
Mangold	39	103	39
Mais	12	2	83
Möhren	7	41	36
Paprika	140	10	29
Petersilienblatt	166	245	128
Tomaten	25	9	18
Weißkohl	47	49	29
• **Obst**			
Äpfel	12	7	12
Aprikosen	10	17	22
Bananen	11	8	27
Birnen	5	9	13
Erdbeeren	62	24	29
Hagebutten	1250	257	258
Kiwi	71	40	31
Mandarinen	32	33	19
Nektarinen	8	4	24
Orangen	50	42	22
Pfirsiche	10	8	21
Pflaumen	5	14	18
• **Sämereien**			
Erdnuss	0	40	341
Leinsamen	–	198	662
Sonnenblumenkerne, geschält	–	100	618

Verhalten

Meerschweinchen sind gesellige, hochkommunikative Tiere. Daraus ergibt sich, dass eine *Einzelhaltung nicht artgerecht* ist. Ihre Verhaltensweisen sind auf das Zusammenleben in der Familie bzw. im Rudel ausgerichtet. Soziale Beziehungen zwischen den Gruppenmitgliedern ergeben sich aus einer Anzahl von Verhaltensweisen, von denen einige angeboren sind und andere durch individuelle Erfahrungen und Lernprozesse erst allmählich als Verhaltensnormen etabliert werden.

Besonders schnell lernt ein Meerschweinchen, bestimmte Geräusche und Gerüche zu unterscheiden und zuzuordnen. Die Orientierung erfolgt sehr stark über das *Gehör*. Eine wichtige Rolle spielen dabei die Stimmfühlungslaute, durch die die Rudelmitglieder sich auch bei fehlendem Sichtkontakt verständigen. Der *Geruchsinn* und die Fähigkeit, verschiedene Duftnoten zu unterscheiden, dienen der Verständigung untereinander (z.B. über das Kaudalorgan). Meerschweinchen nehmen noch 1000-mal geringere Duftkonzentrationen als der Mensch wahr. Falls bei der Futteraufnahme ein geruchliches Unterscheiden der Komponenten nicht möglich ist, nehmen die Tiere eine Geschmacksprobe. Der ausgeprägte *Geschmackssinn* und die Erfahrung ermöglichen den Tieren, die Aufnahme nicht bekömmlicher Futtermittel weitgehend zu vermeiden. Verschiedene erfolgreiche Geschmacks-, Orts- und Farbdressuren sowie Dressuren auf Duftstoffe bestätigen die *Lernfähigkeit* von Meerschweinchen.

■ Verhalten von Männchen untereinander

Verhält sich ein Jungtier nicht männlich, so wird es nicht als Männchen erkannt. Für die Geschlechtsunterscheidung scheint demnach das Verhalten primär ausschlaggebend zu sein. *Typisch männliche Verhaltensweisen* sind neben dem Balzen, Bespringen und Drohen das gerichtete Gähnen, Jagen, Scharrmarkieren und das soziale Harnen.

Junge und erwachsene Männchen mit ausgeprägt männlichem Verhalten vermögen vor überlegenen Böcken weibliche Verhaltensweisen anzunehmen. Das dem Meerschweinchen fehlende *Demutsverhalten wird durch weibliche Verhaltensweisen ersetzt*, die den Gegner in Balzstimmung versetzen. Die Balz erfolgt in vielen Fällen nach einer genitalen Geruchskontrolle. Da dem Balzen auch Aufspringen folgt, ist es möglich, dass diese normalerweise *sexuell motivierten Verhaltensweisen ritualisiert* werden und nur Imponiergehabe ausdrücken.

■ Verhalten von Männchen gegenüber Weibchen

Das Bespringen von Weibchen ist in der Regel kein selbstständiges Verhalten, es kommt meist mit dem *Balzen* gekoppelt vor. Begattet werden ausschließlich hochbrünstige Weibchen. Sind Böcke während der Hochbrunst anwesend, so zeigt sich das Weibchen nach erfolgter erster *Kopulation* bis über 4 Stunden duldungsbereit und wird mehrfach gedeckt. Während der Kopulation pfeifen die Weibchen oft sehr laut, wohingegen die Böcke häufig purren. Danach wird jeder weitere Begattungsversuch abgewehrt.

Das Männchen erkennt das *Nahen der Brunst und der Geburt*. Das hochtragende Weibchen wird spätestens am Tag vor der Geburt vermehrt angebalzt und genital berochen. Gebiert es im Rudel, so deckt das Männchen es kurz nach der Geburt, da die Brunst innerhalb von Stunden wieder eintritt.

In den Funktionskreis intergeschlechtlicher Beziehungen gehören das Markieren, Blitzen und Anharnen.
Das *Markieren* durch Setzen von Duftmarken ist in sexuell motivierte Verhaltensweisen eingebaut. Hierbei werden aus den Perinealdrüsen winzige Spuren einer stark riechenden Flüssigkeit abgesondert. Markieren zeigen beide Geschlechter bereits ab dem 4. Lebenstag. Es erfolgt spontan, nach dem Urinieren, manchmal nach dem Kotabsatz und Sichstrecken, bei Männchen auch nach der Begattung, nach Kämpfen beim Sieger und auf den Plätzen der Gegner.

Beim *Blitzen* drücken die Männchen die Hoden vor und lassen in kurzer Folge die rosaroten Perinealdrüsentaschen als kleine Höcker aufblitzen. Dies ist meist in Gegenwart erwachsener Weibchen und in Verbindung mit dem Balzen zu beobachten.

Das *Anharnen* von Weibchen durch die Männchen ist ein typisches Verhalten und im Allgemeinen an eine gesteigerte Erregung der Männchen gekoppelt, die sich durch vermehrtes Balzen und Aufspringen bemerkbar machen kann. Das Harnverspritzen durch die Weibchen (manchmal über mehr als 50 cm hinweg) ist als Abwehrharnen zu deuten, und wird besonders dann gezeigt, wenn Männchen zu aufdringlich werden.

Verständigung untereinander

Tab. 2 Lautäußerungen des Meerschweinchens und ihre Bedeutung

Hohes und lautes Quieken	• Ruf nach Aufmerksamkeit • Tiere wollen gefüttert werden • Junge quieken, wenn sich die Mutter oder Amme von ihnen entfernt hat
Lautes schrilles Quietschen	• Tier wittert Gefahr oder hat Angst • Warnung für die Sippenmitglieder, sich in Sicherheit zu bringen
Glucksen, Gurren	• Zufriedenheitsausdruck • die Tiere zeigen, dass sie sich wohlfühlen
Scharren, Zischen, Zähneklappern	• Erregungsventil • Ausdruck von Aggression
Brummen, Knattern	• bei Aufregung • wenn Männchen Weibchen umwerben
Chirpen	• einer der seltensten Laute des Meerschweinchens; wahrscheinlich befindet sich das Tier sowohl in hoher Erregung als auch zusätzlich in einem starken Konflikt

Chirpen ist die Lautäußerung mit der größten Intensität. Es besteht aus einzelnen hohen, sehr voll klingenden Lautelementen (wie Vogelzwitschern). Mischlaute zwischen Stimmfühlungslauten und Chirpen sind möglich. Alle Meerschweinchen im Raum und in den Nachbarräumen reagieren bei diesen Lautäußerungen mit Erstarren. Erst nach 10 Minuten löst sich die Starre allmählich. Die Tiere beginnen zu ruhen, ohne sich zu bewegen. Beim geringsten Erschrecken bricht Panik aus.

Fortpflanzung

▪ Weiblicher Geschlechtszyklus

Junge Weibchen werden in der 3. oder **4. Lebenswoche erstmals brünstig**. In der 4. Woche können sie bereits erfolgreich gedeckt werden. Es ist ratsam, das Weibchen in diesem Alter noch nicht decken zu lassen (durchschnittliche **Zuchtreife erst mit 5–6 Monaten**).

Zyklusphasen

- Proöstrus → 1½ (½–4) Tage
- Östrus → 1 Tag mit einer Hochbrunst von 8–11 (5–14) Stunden
- Metöstrus → 2½–3 (1½–5) Tage
- Diöstrus → 15–16 ½ (14½–18) Tage

Meerschweinchen gehören zu den **polyöstrischen** Tieren. Die Brunst beginnt mit dem Einreißen der **Vaginalmembran**. Es handelt sich hierbei um einen echten epithelialen Verschluss, der durch Wachsen und Verkleben zweier Schleimhautleisten im Scheideneingang zustande kommt. Am Ende des Proöstrus wölbt das Scheidensekret diese Membran vor, die dann für die Brunstperiode einreißt und den Eingang der Scheide freigibt. Der Östrus dauert nahezu 24 Stunden mit einer Hochbrunst von ca. 10 Stunden. Anschließend ist die Vagina während des ganzen Metöstrus, des Diöstrus und eines Teiles des Proöstrus durch eine jeweils neu gebildete Vaginalmembran wieder fest verschlossen. Eine Befruchtung außerhalb der eigentlichen Brunst ist deshalb nicht möglich.
Die **Ovulation** erfolgt spontan 10 Stunden nach Brunstbeginn. Kommt es nicht zur Paarung, tritt die nächste Brunst nach etwa **16–19 Tagen** auf. Hat eine Befruchtung reifer Eizellen stattgefunden, dauert der Eitransport bis zum Uterus 6 Tage. Die **Nidation** erfolgt dann im Verlauf von 6–8 Stunden.

Anzeichen der Brunst

- Offene Scheide durch Einreißen der Vaginalmembran.
- Leichtes Anschwellen der äußeren Geschlechtsteile.
- Seröse Flüssigkeit am Scheidenausgang.
- Unruhe, Nervosität, Wühlen in der Einstreu.

Zwei Tage vor der Hochbrunst beginnen die Böcke die Weibchen durch Aufspringen und Balzen zu belästigen. Erstmals brünstige Tiere werden oft intensiv genital berochen. Neben vermehrter Balzaktivität ist dies ein Zeichen für die nahende Brunst.

■ Paarung

Bringt man Männchen und Weibchen erstmals in einem gemeinsamen Käfig unter, so muss man beachten, dass es zu Beißereien (bei nicht brünstigen Weibchen) oder zum stundenlangen Hetzen des Weibchens durch das Männchen kommen kann. Letzteres geht manchmal so weit, dass das Männchen das Weibchen sogar aus seinem Schutzhäuschen heraustreibt und ihm keine Ruhepause gönnt. Deshalb empfiehlt es sich, die Tiere vorher langsam aneinander zu gewöhnen und im gemeinsamen Käfig zu beobachten.

Die Paarung findet *meist nachts* statt. Der bei erfolgreicher Begattung gebildete *Scheidenschleimpfropf* (aus dem Sekret der männlichen Samenblasen bestehend) fällt schon nach wenigen Stunden heraus. Er wird als Zeichen für die vollzogene Begattung gewertet.

■ Trächtigkeit

Die Trächtigkeit dauert *durchschnittlich 68* (64–72) *Tage*. Schon 4 Wochen nach der Befruchtung lässt sie sich durch vorsichtiges Abtasten des Bauches (Differenzialdiagnose Ovarialzysten!) und mithilfe des Ultraschalls feststellen. Ab der 7. Woche ante partum sind bei der *Palpation* Bewegungen der Jungtiere im Mutterleib zu spüren. 6 – 7 Wochen vor der Geburt beginnt auch schon die *Zitzenschwellung*. Die regelmäßige *Gewichtskontrolle* des Muttertieres gibt einen zusätzlichen Hinweis auf das Vorliegen einer Trächtigkeit, da das Gewicht sehr schnell ansteigt. Bei Mehrlingsgeburten kann das Gewicht der Früchte nahezu die Hälfte des Körpergewichts der Mutter ausmachen. Spätestens 14 Tage ante partum ist die *Umfangsvermehrung* des Bauches nicht mehr zu übersehen. Bei Erstgebärenden sind meist nur ein oder zwei Jungtiere zu erwarten. Werden Muttertiere regelmäßig und in nicht zu großen Zeitabständen tragend, ist im Durchschnitt mit einer höheren Reproduktionsrate zu rechnen.

■ Geburt

Das Meerschweinchen ist ein Beispiel für eine Tierart, die trotz eines sehr *kleinen Beckens* verhältnismäßig *große Früchte* zur Welt bringt. Nur durch eine starke Erweiterung des Beckenringes in der Vorbereitungsphase ist die Geburt der relativ großen, voll entwickelten Meerschweinchenjungen möglich.

Abb. 19
Röntgenbild eines einjährigen, zwillingsträchtigen Meerschweinchens unter der Geburt.
Die geweitete Beckensymphyse ist deutlich erkennbar.

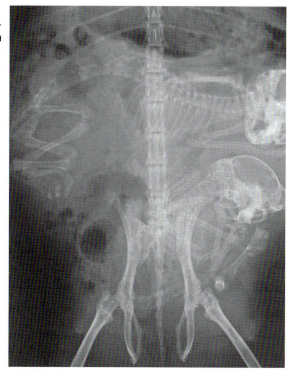

Geburtsanzeichen

Während man bei nicht trächtigen Weibchen den Symphysenrand als schmale, etwas gerundete Leiste fühlt, verbreitert und lockert sich bereits im letzten Drittel der Trächtigkeit der Symphysenspalt. In der entstehenden Lücke ist eine sehr elastische, breite Bandmasse fühlbar. Kurz vor der Geburt klafft die Schambeinfuge 1 ½–2 cm auseinander (Abb. 19). Damit ist das Maximum dieser als Geburtsvorbereitung aufzufassenden Gewebeveränderung erreicht. Bei der Untersuchung lässt sich bequem ein Finger in diesen Spalt einlegen (sog. *Daumenprobe*). Gleichzeitig werden die beiden *Hüftbeine* in den Kreuzhüftbeingelenken immer lockerer und ermöglichen eine *passive Beweglichkeit*. Sobald dieser Zustand erreicht ist, steht die Geburt bevor. Ansonsten gibt es nur wenige äußere Anzeichen, die auf die nahende Geburt hinweisen. Meerschweinchen zeigen keinerlei Unruhe vor der Geburt. Da es sich um nestflüchtende Tiere handelt, bauen sie auch kein Nest, wie das beispielsweise bei Kaninchen üblich ist.

Geburtsvorgang

Die Geburt erfolgt unabhängig von der Tageszeit, häufig jedoch **nachts**. Das Weibchen behält während der Geburt seine **hockende Stellung** bei. Die Hinterbeine sind in Spreizstellung auf dem Boden aufgesetzt. Intensive Beinarbeit trägt zur aktiven Erweiterung der Symphyse und des Beckenringes bei. Trotz der großen Jungen geht die Geburt meist erstaunlich **schnell und reibungslos** vonstatten. Meerschweinchen werden mit dem Kopf zuerst geboren. Unter dem Bauch und zwischen den Hinter- und Vorderbeinen hindurch, wird das Neugeborene nach vorn gezogen, aus den Eihäuten befreit und sauber geleckt. Meerschweinchen werden vollständig behaart und sehtüchtig geboren und bewegen sich schon kurz nach der Geburt selbstständig fort.

1½ – 13 Stunden nach beendeter Geburt wird das Weibchen wieder brünstig. Eine Paarung kann bereits zu diesem Zeitpunkt erfolgen und zu einer erneuten Trächtigkeit führen. Unter Umständen kann es noch 36 Stunden post partum zu einer erfolgreichen Begattung kommen.

■ Säugephase

Eine ausgesprochen intensive Pflege der Jungtiere gibt es bei Meerschweinchen nicht. Befinden sich mehrere laktierende Weibchen im Käfig, so saugen die Jungen auch bei fremden Müttern. Innerhalb von 14 Tagen verdoppeln sie ihr Geburtsgewicht von durchschnittlich 60–80 g.
Das Weibchen hat nur zwei unterbauchständige Zitzen. Dennoch kann es seine 2 – 4, in seltenen Fällen auch 6 Jungen 3 – 4 Wochen lang säugen, da diese zusätzlich selbstständig Futter aufnehmen. Letzteres erfolgt schon ab dem ersten Lebenstag, denn die bereits vorhandenen bleibenden Schneide- und Backenzähne ermöglichen das Zerkauen fester Nahrung. Nach 21–30 Tagen bzw. nach Erreichen eines Gewichtes von 160 g werden die *Jungtiere abgesetzt.* Danach versiegt der Milchfluss der Mutter.
Die *Rückbildung der Beckenveränderungen* mit dem Schluss der Schambeinfuge vollzieht sich innerhalb der ersten 10–12 Tage nach der Geburt.

Mutterlose Aufzucht

Im Gegensatz zu anderen Haustieren werden Meerschweinchen (wie andere Nager auch) schon während der Fetalentwicklung mit maternalen Antikörpern versorgt. Es besteht deshalb die Möglichkeit, bei Erkrankung oder Tod des Muttertieres die Neugeborenen auch ohne die ansonsten wegen der Antikörper essenzielle **Kolostralmilch** aufzuziehen. Diese Milch weist aber auch bei Meerschweinchen einen höheren Gehalt an Immunglobulinen auf, als die normale Milch. Außerdem enthält sie wesentlich

Tab. 3 Inhaltsstoffe in 100 g normaler Milch

Parameter	Meerschweinchen	Rind
• Trockensubstanz	19,8 g	13 g
• Energie	530 kJ	312 kJ
• Laktose	3 g	5 g
• Protein	8,9 g	3,5 g
• Fett	6,5 g	4,0 g

höhere Konzentrationen an Vitaminen und Spurenelementen.
Aufgrund der Tatsachen, dass die Neugeborenen nicht zwingend auf das Kolostrum angewiesen sind und sofort nach der Geburt festes Futter aufnehmen können, gestaltet sich die Handaufzucht von Meerschweinchen in der Regel unproblematisch. Auch trinken Meerschweinchen schon wenige Stunden nach der Geburt z. B. aus einer flachen Schale.

Die Jungtiere müssen *zumindest in der ersten Lebenswoche einen Muttermilchersatz* erhalten. Sowohl die Menge und die Temperatur (körperwarm) der Ersatzmilch als auch die Häufigkeit ihrer Verabreichung spielen eine wichtige Rolle. Die täglich benötigte Milchmenge von ca. 5–20 g (10–35% des Körpergewichts) ist auf 2–3 Mahlzeiten zu verteilen. Ein nicht zu unterschätzender Faktor bei der mutterlosen Aufzucht ist der hohe Energiebedarf der Neugeborenen. Er hängt v.a. von der Bewegungsleistung der Jungtiere ab, weniger von der Umgebungstemperatur, da Meerschweinchen bereits bei der Geburt über einen weit ausgereiften Thermoregulationsmechanismus verfügen (vgl. Physiologie der Temperaturregulation).

Die Ersatzmilch kann selbst zusammengestellt werden. Als Kohlenhydratquelle dient dabei Laktose. Im Vergleich zur Kuhmilch ist der Laktosegehalt in der Muttermilch des Meerschweinchens deutlich niedriger. Aus diesem Grund darf man die Nager *nicht mit reiner Kuhmilch aufziehen* (Dysbiosen, Durchfall!). Der Linolsäureanteil ist mit mehr als 20% des Milchfettes bedeutend höher als in der Rindermilch (2,4%), was ebenfalls bei der Zusammenstellung des Milchaustauschers und bei der Zufütterung beachtet werden muss.
Zur Fettsubstitution eignen sich deshalb Fette pflanzlicher Herkunft, wie z.B. Soja- oder Sonnenblumenöl.
Für die Verträglichkeit des Proteins ist der Albuminanteil von Bedeutung. Um Störungen zu vermeiden, verwendet man geronnenes Kasein (Magerquark) als Proteinquelle. Auch rohes Eigelb (einwandfreie Qualität!) oder gekochte pürierte Eier können die Proteinversorgung sichern.

Tab. 4 Milchaustauscher für Meerschweinchen (nach Kienzle und Landes, 1995)

Zutat	Anteil in %
• Magerquark	38
• Eigelb	5
• Magermilch	33
• Rahm (30% Fett)	7
• Vollmilch	48
• Speiseöl	1
• Mineralfutter (2 Ca: 1 P)	2

Der **Milchaustauscher muss täglich frisch zubereitet** und zwischen den Mahlzeiten gut gekühlt aufbewahrt werden. Vor der Verabreichung entnimmt man die benötigte Portion und **erwärmt** sie **auf Körpertemperatur**. Ab dem 2. Lebenstag kann man den Tieren zerkleinerte Alleinfutterpellets in Form von Brei füttern. Kombiniert mit jungem, zarten Heu bester Qualität stellt dies eine gute Möglichkeit dar, das Verdauungssystem langsam an strukturiertes Futter zu adaptieren. Ab dem 7. Lebenstag reicht bereits die alleinige Versorgung mit Festfutter aus.

Geschlechtsbestimmung

Bereits bei **Neugeborenen** ist das Geschlecht leicht zu bestimmen. Beim Männchen lässt sich der Penis aus dem deutlich augeprägten Präputium ausschachten, indem man leichten Druck auf die Bauchregion fingerbreit vor der Präputialöffnung ausübt und dann nach hinten streicht. Es ist ein deutlicher Abstand zwischen Genital- und Analöffnung erkennbar, der im Vergleich zum Weibchen größer ist. Durch die begrenzenden Hautwülste stellt sich die Geschlechtsregion des Männchens als länglicher Schlitz, die des Weibchens Y-förmig dar (Abb. 20a+b). Bei neugeborenen Weibchen erscheint die Harnröhrenmündung recht groß und wird von Laien manchmal mit dem Präputium verwechselt. Im Gegensatz zu männlichen Neugeborenen, sind bei den Weibchen die Zitzen häufig schon stärker ausgebildet.

Die Geschlechtsbestimmung **erwachsener Böckchen** ist einfach. Die Hoden sind sehr deutlich als zwei dicke Wülste rechts und links neben der Präputialtasche und dem Anus zu erkennen. Der sehr große Leistenspalt ermöglicht jedoch ein zeitweiliges Zurückziehen der Hoden in die Bauchhöhle.

Fortpflanzung **35**

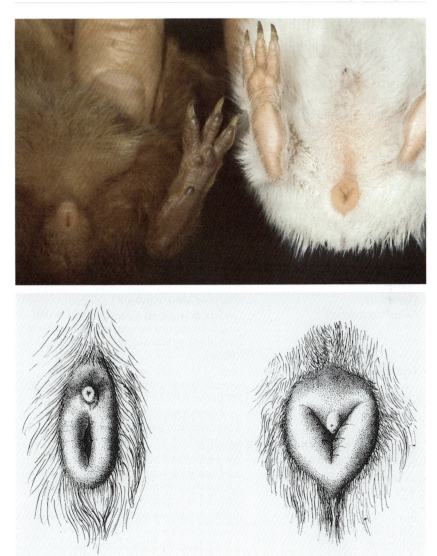

Abb. 20a+b
Geschlechtsbestimmung bei jungen Meerschweinchen. Beim Weibchen (jeweils rechts) gleicht die Geschlechtsregion einem Y. Zeichnung: Elisabeth Illert.

Biologische Daten des Meerschweinchens

Tab. 5 Wichtige (fortpflanzungs-) biologische Daten des Meerschweinchens

• Lebensalter	6–8 Jahre (bis 15 Jahre)
• Hodenabstieg	6. Lebenswoche
• Geschlechtsreife des Männchens	6.–10. Lebenswoche
• Zuchtreife des Männchens	2 ½ Monate
• Geschlechtsreife des Weibchens	4. Lebenswoche (Zeitpunkt des 1. Östrus mit Ovulation)
• Zuchtreife des Weibchens	5–6 (4–8) Monate; erstmaliges Decken spätestens mit 8 Monaten, sonst Geburtsprobleme wegen mangelnder Dehnfähigkeit der Beckensymphyse
• Brunstzyklus	16–19 Tage, polyöstrisch
• Hochbrunst	8–11 Stunden
• Ovulation	10 Stunden nach Beginn des Östrus
• Nidation (Eieinbettung)	6 Tage nach der Befruchtung
• Trächtigkeitsdauer	68 Tage (63–72 Tage)
• Plazentatyp	Placenta haemochorialis
• Geburtsanzeichen	24 Stunden vor der Geburt Verbreiterung und Öffnung des bereits vorher gelockerten Symphysenspalts auf ca. 2 cm (Daumenprobe)
• Erste Ovulation post partum	1½–13 Stunden nach erfolgter Geburt erneut Follikelsprung; erfolgreiches Decken ist zu diesem Zeitpunkt möglich
• Wurfgröße	2–3 (selten bis 6) Junge; sie sinkt mit zunehmendem Alter des Muttertieres (ab 3 Jahre)
• Durchschnittliches Geburtsgewicht	60–80 g
• Reife der Neugeborenen	Sie werden voll behaart, mit offenen Augen und bereits durchgebrochenen, bleibenden Zähnen geboren; feste Nahrung wird ab dem 1. Lebenstag aufgenommen
• Durchschnittliche Jungtiersterblichkeit	9,6 %, besonders bei Mehrlingsgeburten
• Säugezeit	21–28 Tage, ein Zitzenpaar vorhanden
• Absatzalter	21–28 Tage
• Tagesgewichtszunahme der Neugeborenen	4–7 g
• Wachstumsabschluss	8–15 Monate
• Mögliche Anzahl der Würfe /Jahr	3,7
• Empfohlene Anzahl der Würfe /Jahr	1–2, um die Tiere nicht zu überfordern

Anatomische und physiologische Besonderheiten

■ Skelett

Nach der Stellung der Gliedmaßen und nach der Gangart stellen Meerschweinchen eine **Übergangsform vom Sohlen- zum Zehengänger** dar. Sie können sich in geduckter oder erhobener Stellung sehr schnell fortbewegen.

- Von der Mittelfußreihe ist das Os metacarpale 1 weitgehend zurückgebildet.
- Sowohl Ulna und Radius als auch Tibia und Fibula sind gegeneinander nicht verschieblich.
- Die Zehen der Hintergliedmaßen sind auf 3, die Zehen der Vordergliedmaßen auf 4, reduziert. Gelegentlich kommen atavistische 5. Vorderfußzehen und 4. Hinterfußzehen vor.
- Meerschweinchen haben verbreiterte, harte, hufartige Krallen, die zu der Bezeichnung „Hufpfötler" geführt haben.
- Das Schlüsselbein ist fast vollständig zurückgebildet.
- Zahl der Wirbel: 7 Halswirbel, 12 Brustwirbel, 6 Lendenwirbel, 4 Kreuzbeinwirbel, etwa 7 Schwanzwirbel.
- Trotz vorhandener Schwanzwirbel haben Meerschweinchen keinen äußerlich sichtbaren Schwanz.

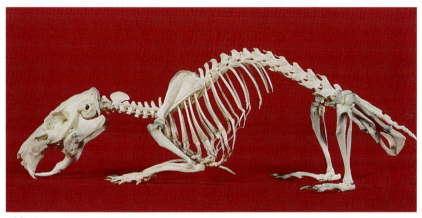

Abb. 21
Skelett eines Meerschweinchens in natürlicher Position.

- Die vier bis fünf letzten Rippen sind sehr gut beweglich. Sie enden frei, ohne durch eine Knorpelbrücke mit dem Brustbein verbunden zu sein. Ihre Stellung macht die ausgesprochene Brustatmung des Meerschweinchens möglich.

Haut

Im Vergleich zu anderen Kleinnagern ist die Haut des Meerschweinchens sehr derb, straff und faltenlos.

Fuß- und Ballenhaut

Fuß- und Ballenhaut haben einen eigenen Aufbau. Das Bindegewebe der Fußlederhaut enthält nur wenige elastische Fasern. Unterhautbindegewebe ist nicht vorhanden. Blutgefäße sind in dem straffen Gewebe nur spärlich zu finden. Schweiß- und Talgdrüsen sind stark atrophisch und rudimentär. Die Ballenhaut ist völlig haarlos. Sie lässt eine sehr dicke, verhornte Epidermis erkennen. Die Schichten der Lederhaut sind gut entwickelt. Das Bindegewebe der Ballenhaut enthält viele elastische Fasern. Talgdrüsen sind nicht zu finden. Ein Schweißdrüsenlager überdeckt das kräftige Polster aus Unterhautfettgewebe. Die Fußwurzelballen der Vorder- und Hinterextremitäten sind ungeteilt.

Hautdrüsen

Schweiß- und Talgdrüsen

sind in der Ballenhaut ausgebildet. Die Ohrhaut enthält Talgdrüsen in Form von Ausstülpungen der Haarfollikel. Weiterhin finden sich in der Skrotalhaut mächtige Talgdrüsentrauben. Präputial- und Analdrüsen fehlen den Meerschweinchen.

Kaudalorgan

Die Glandula caudalis (Kaudalorgan) ist ein im Bereich des Kreuzbeins ausgebildetes Drüsenfeld mit einer Anhäufung von Haar- und Talgfollikeln. Sie färbt sich durch das fetthaltige Talgdrüsensekret und abgestoßene Hornmassen je nach Haarfarbe schmutzig-gelb oder schwärzlich. Das Kaudalorgan wird als *akzessorische Geschlechtsdrüse* gedeutet. Beim geschlechtsreifen Männchen ist es am stärksten entwickelt. Es hat *Bedeutung* für den Gruppenzusammenhalt, das territoriale Verhalten, die Aufnahme von Jungtieren in die Erwachsenengruppe und das individuelle Erkennen.

Perinealdrüsen

Die Glandulae perineales (Perinealdrüsen) kommen nur beim Meerschweinchen vor. Es ist ein zwischen Anal- und Geschlechtsöffnung gelegenes Hautdrüsenorgan, dessen Ausführungsgänge in eine im Perineum gelegene, unpaare Hauttasche münden. **Perinealsack und -drüsen** sind bei beiden Geschlechtern ausgebildet, jedoch mit Abweichungen im Bau und Sekretionsmodus des aus Talgdrüsen bestehenden Drüsengewebes. Sie werden durch Androgene stimuliert und sind deshalb bei männlichen Tieren deutlicher ausgeprägt. In der von zwei Langwülsten verdeckten Hauttasche wird das fetthaltige *Perinealdrüsensekret* gesammelt. Erst sein längeres Verweilen in der Tasche soll zur Entwicklung von Duftstoffen führen. Die unterschiedliche Entwicklung der Drüsen bei beiden Geschlechtern, die Sekretion erst mit der Geschlechtsreife und besonders in der Brunstzeit, die Rückbildung nach Kastration und die Entwicklung quergestreifter Muskulatur an der Drüse (wodurch eine willkürliche Entleerung der Sekretreservoire ermöglicht wird) sprechen dafür, dass die Perinealdrüsen des Meerschweinchens ein *mit der Sexualität in Zusammenhang stehendes Duftorgan* darstellen.

Haarkleid

Das Haarkleid glatthaariger Meerschweinchen ist dicht und liegt dem Körper als eine fast vollständig geschlossene Decke eng an. Die kräftigen Haare sind vor allem am Kopf dick, steif und borstenähnlich. Am ganzen Körper sind sie in Gruppen von 6–9 Haaren und in Querreihen von 1 mm Entfernung angeordnet. Lediglich an der Außenseite der Ohrmuschel und an den Vorderfüßen stehen die Haare einzeln. Spärlich behaart sind die Ohren, die Innenseite der Oberschenkel, der Hodensack bei männlichen und die Schamlippen bei weiblichen Tieren. Einen *haarlosen Hautbezirk* findet man fast regelmäßig hinter dem Ohransatz. Stets sind Fußsohlen, Ballen und Zehen sowie ein enger Umkreis der beiden Zitzen haarlos.

Haarentwicklung und -zyklus

Die Haarentwicklung setzt beim Meerschweinchen am 27. Tag der Embryonalentwicklung mit der Bildung der ersten Haarfollikel ein. Bereits am 32. Tag haben sich die Haarfollikel über den größten Teil des Körpers ausgebreitet. Bei neugeborenen Meerschweinchen befindet sich das gesamte Haarkleid in einer aktiven Haarwachstumsphase (Anagenphase). Die Wachstumsperiode der ersten Haargeneration dauert 4–6 Wochen. Danach treten die Haare unabhängig voneinander in eine *Ruhephase* ein, die für jedes Haar eine bestimmte Zeit dauert und mit Lockerung und Ausfall des betreffenden Haares endet. Mit einer gewissen Schwankungsbreite besteht dann das Fell aus 16–40 % wachsenden Anagenhaaren. Das entspricht dem *Haarersatz*, der physiologisch dem Haarausfall folgt. Die Dauer des Haarzyklus wird beim Meerschweinchen auf durchschnittlich

16 Wochen (2–25 Wochen) geschätzt. Die **Wachstumsgeschwindigkeit** der Meerschweinchenhaare schwankt zwischen 0,22 und 0,83 mm (im Mittel 0,5 mm) pro Tag oder 2–5 mm pro Woche. Haben die Haare von Glatthaarmeerschweinchen eine durchschnittliche Länge von 17–18 mm und eine Dichte von etwa 162 Haaren pro cm^2 erreicht, wachsen sie nicht mehr weiter.

Einen großen Einfluss auf das Wachstum hat die Trächtigkeit. 4–5 Wochen vor der Geburt nimmt die Haarproduktion beim Meerschweinchen ab, um zum Zeitpunkt der Geburt ein Minimum zu erreichen. Für die Änderung im Ablauf des Haarzyklus ist direkt oder indirekt der Anstieg des Östrogenspiegels ab der 3. Trächtigkeitswoche verantwortlich. 1–4 Wochen nach der Geburt kommt es dann beim Muttertier zu einem *überstürzten Haarwachstum*, bei dem die wachsenden Haare die Ruhehaare aus den Follikeln verdrängen. Die Folge ist ein oftmals symmetrischer, flächenhafter Haarausfall an Flanken, Bauch und Innenschenkelregion. Ein derartiger Haarausfall wird als *Effluvium post partum* bezeichnet.

Sinnesorgane

Augen

Meerschweinchen werden mit geöffneten Augen geboren. Die Bulbi liegen geschützt in einer vollständig knöchernen Augenhöhle. Die Orbita wird zur Hälfte vom Bulbus, zur anderen Hälfte von Fettgewebe und zwei Drüsen ausgefüllt, der Glandula lacrimalis und der Glandula zygomatica. Der hintere Bulbuspol ist von einem ausgedehnten venösen Plexus ophthalmicus umgeben. Je ein Tränenpunkt befindet sich nasal am Ober- und Unterlid. Es liegt nur eine rudimentäre Membrana nicitans vor. Die Conjunctiva palpebralis enthält viel lymphatisches Gewebe. Die optischen Achsen beider Augen bilden einen Winkel von ca. 340 °, maximal stehen 76 ° als binokulares Gesichtsfeld zur Verfügung. Neben dem Zusammenhalt in der Gruppe ermöglicht ein großer Gesichtskreis das rechtzeitige Erkennen von Feinden.

Augenhintergrund

- Es ist kein Tapetum lucidum vorhanden.
- Charakteristisch sind die deutlich ausgeprägten Chorioideagefäße.
- Man findet einen variablen Gehalt an braunem, choriodalem Pigment vor.
- Der Sehnervenkopf ist blass, es fehlen retinale Blutgefäße.
- Der Discus nervi optici enthält ein feines Kapillargeflecht.
- Die Retina ist zäpfchenreich (2 Zäpfchenklassen als Basis für das *Farbsehen*).

Anatomische und physiologische Besonderheiten 41

Verschiedene Tests belegen, dass Meerschweinchen Rot, Gelb, Grün und Blau unterscheiden können. Die molekulare Analyse der Zäpfchenphotopigmente führte zu der Feststellung, dass Meerschweinchen nicht mehr den Rodentia zuzuordnen sind.

Gehör

Meerschweinchen haben ein gutes Gehör. Die Schnecke des Innenohres, als der mit Hörzellen versehene Teil des Ohres, weist 4 Windungen auf im Gegensatz zu Ratten, Mäusen und auch dem Menschen mit 2½ und dem Kaninchen mit 2 ¾ Windungen. Dadurch hören Meerschweinchen noch Töne bis zu einer Frequenz von 33 000 Schwingungen pro Sekunde. Die untere Hörgrenze wird für das Meerschweinchen mit 16 000 Hz angegeben.

Tastsinn

Gut entwickelte Tasthaare, die rund um Maul und Nase angeordnet sind, ermöglichen den Meerschweinchen, sich auch bei schlechten Lichtverhältnissen zu orientieren sowie Hindernisse zu umgehen oder zu ertasten. Sie dienen ebenfalls als Hilfe beim Auffinden von Durchschlupfmöglichkeiten.

Geruch- und Geschmackssinn

Der *Geruchsinn* und die Fähigkeit, verschiedene Duftnoten zu unterscheiden, dienen der Verständigung untereinander (z.B. über das Kaudalorgan). Meerschweinchen nehmen noch 1000-mal geringere Duftkonzentrationen als der Mensch wahr. Falls bei der Futteraufnahme ein geruchliches Unterscheiden der Komponenten nicht möglich ist, nehmen die Tiere eine Geschmacksprobe. Der ausgeprägte *Geschmackssinn* und die Erfahrung ermöglichen den Tieren, die Aufnahme nicht bekömmlicher Futtermittel weitgehend zu vermeiden.

■ Atmungsorgane

Trachea

Die Trachea des Meerschweinchens ist verhältnismäßig dickwandig, hat einen hufeisenförmigen seitlich leicht zusammengedrückten Querschnitt von 3–5 mm Durchmesser und eine Länge von bis zu 3,5 cm je nach Größe des Tieres. Die Knorpelringe sind wirbelsäulenwärts nicht vollständig geschlossen.

Lunge

Die Lungen umgeben das Herz weitgehend (eine Incisura cardiaca der Lungen macht beiderseits das Herz sichtbar). Auffallend sind die sehr tiefen Einschnitte zwischen den einzelnen Lungenlappen. Die anatomischen Verhältnisse der Meerschweinchenlunge weisen einige Besonderheiten auf, die die spezielle Disposition dieser Tiere für Atemwegserkrankungen erklären.

Das *lymphatische Gewebe* ist in der Meerschweinchenlunge nicht nur in verhältnismäßig großer Menge vorhanden, sondern zeigt auch eine ungewöhnlich starke Reaktionsfähigkeit auf die verschiedensten Reize. Schon bei geringfügiger Kontaminatin (durch Erreger, aber auch durch Staub etc.) vergrößern sich die lymphoiden Knötchen.

Die *Lungenarterien* sind mit perlschnurartig aneinander gereihten Muskelwülsten ausgestattet, die schon bei Neugeborenen stark entwickelt sind. Kontrahierte Muskelwülste können das Gefäßlumen einengen. Aufgrund der verringerten Durchblutung erhöht sich die Anfälligkeit des Gewebes.

Die *Bronchialwand* enthält gleichfalls Muskelringe aus glatter Muskulatur, die man nicht selten kontrahiert findet. Meerschweinchen sind anscheinend in der Lage, große Abschnitte der Lunge durch Kontraktion der Bronchien für die Atmung auszuschalten (atelektatische Bezirke). Gleichzeitig wird durch Konstriktion des dazu gehörenden Lungenarterienastes der für die Atmung ausgeschaltete Bezirk mit weniger Blut versorgt. Die *atelektatischen Bezirke* gehören beim Meerschweinchen zum physiologischen Lungenbild. Eine ähnliche Verdickung der Bronchialmuskulatur wird nur noch beim Igel nachgewiesen.

Die Lunge ist das Schockorgan des Meerschweinchens.

■ Herz

Das Herz liegt größtenteils links der Medianebene des Körpers. Die durchschnittliche Länge der Herzachse beträgt 2 cm, sein Umfang an der Basis 5–6 cm. Sein Gewicht wird mit *0,25–0,58 % (im Mittel 0,43 %) des Körpergewichtes* angegeben (= 2,1 g bei 500 g Körpergewicht). Die linke Vorkammer ist deutlich kleiner als die rechte.

■ Zähne und Mundhöhle

Zahnformel 1013/1013

Das Meerschweinchengebiss ist in hohem Maße an die Art der Nahrungszerkleinerung angepasst. Es besitzt je zwei Nage- oder *Schneidezähne* im Ober- und Unterkiefer (Abb. 22). Diese haben nur eine labiale Schmelzbeschichtung. Dadurch werden die unbeschichteten Zahnflächen mehr

Abb. 22
Schädel eines Meerschweinchens mit physiologischer Zahnstellung.

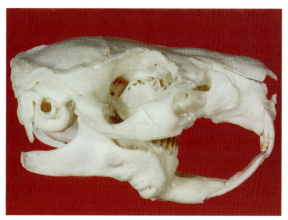

abgenutzt und die Zähne gleichzeitig geschärft. Das Abbeißen oder Abnagen mit den Incisivi erfolgt durch seitliche Unterkieferrotationen. Für den Kauvorgang wird die Nahrung durch vor- und rückwärtige Unterkieferverschiebungen sehr fein zwischen den Backenzähnen zerrieben. Dieser für Nager typische Kauvorgang ist möglich, weil beim Meerschweinchen das Kiefergelenk als Schlittengelenk mit einer rinnenartigen Gelenkgrube ausgebildet ist und eine kräftig entwickelte Kaumuskulatur die Schneide- und Mahlbewegungen des Unterkiefers unterstützt. Eckzähne fehlen.

Die *Backenzähne* weisen auf der Kaufläche quer stehende Schmelzleisten auf. Im Oberkiefer haben sie lingual und im Unterkiefer bukkal je eine tiefe Schmelzfalte. Die Kauflächen stehen schräg. Im Oberkiefer steigen sie von der lingualen Kauflächenkante im Winkel von 40 ° nach dorsolateral an, im Unterkiefer fallen sie entsprechend nach lingual ab. Alle Zähne wachsen zeitlebens und sind auf einen ständigen Abrieb angewiesen. Ist dieser ungenügend oder liegt eine Fehlstellung der Zähne vor, so entstehen Zahnkanten oder -spitzen. Diese können Schleimhautverletzungen verursachen. Backenzähne wachsen 1,2 bis 1,5 mm pro Woche. Eine zu starke Neigung der Unterkieferbackenzähne nach innen kann somit zur Brückenbildung, d.h. zur Berührung der lingualen Kauflächenkanten führen (Abb. 23). Unter dieser Brücke ist dann die Zunge in ihrer Beweglichkeit eingeschränkt.

Als Besonderheit sei erwähnt, dass der *Zahnwechsel* beim Meerschweinchen schon vor der Geburt stattfindet. Die zwischen dem 43. und 49. Trächtigkeitstag ausgebildeten und bis zum 55. Tag wieder resorbierten Milchzähne werden bis zum Geburtstermin durch bleibende Zähne ersetzt. Nur der M_3 hat bei der Geburt das Zahnfleisch noch nicht durchbrochen.

44 Anatomische und physiologische Besonderheiten

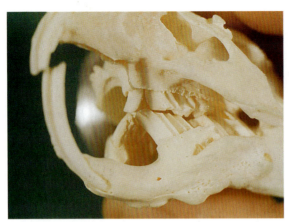

Abb. 23
Brückenbildung durch die Prämolaren und Molaren im Unterkiefer. Die Backenzähne des Oberkiefers sind auswärts gerichtet.

Die **Mundhöhle** des Meerschweinchens wird nach außen abgeschlossen durch wulstige Lippen, von denen die obere die für alle Nager und Kaninchen charakteristische mediane Spalte (Philtrum) aufweist. Diese ist aber beim Meerschweinchen nicht besonders ausgeprägt. An den Übergängen von Ober- und Unterlippe zieht die behaarte Lippenhaut weit in das Innere des Mundraumes als Inflexum pellitum. Sie bildet oberhalb der Mundwinkel zwei große vordere **Backenwülste**, deren Innenränder sich bei geschlossenen Kiefern hinter den Incisivi oberhalb der Zungenspitze berühren, so dass die Mundhöhle in einen *vorderen Nageraum* und einen *hinteren Kauraum* unterteilt wird. Die zwei hinteren Backenwülste liegen bei geschlossenem Kiefer hinter den Incisivi bis unmittelbar vor den Oberkieferprämolaren. Hinter den Oberkieferschneidezähnen liegt median ein langgestreckter Knorpelkörper, die Crista incisiva, an derem aboralen Ende die paarigen dünnen Nasengaumenkanäle münden. Diese Ductus incisivi verbinden den rostralen Abschnitt der Nasenhöhle mit der Mundhöhle. In die Ductus mündet beiderseits das paarige *Jacobson'sche Organ*. Dieses besteht aus zwei mit Riechepithel ausgekleideten Blindschläuchen, die in einer Knorpelscheide liegen. Das Jacobson'sche Organ dient der Wahrnehmung von Pheromonen. Der harte Gaumen geht aboral in das Gaumensegel über, das kein Zäpfchen ausbildet. Tonsillen besitzt das Meerschweinchen nicht.

Magen-Darm-Kanal

Magen

Der Magen liegt im Wesentlichen linksseitig im Bereich der 7. bis 11. Rippe. Er grenzt an Leber, Bauchspeicheldrüse, Dickdarmschlingen und Milz und kann sich je nach Füllungszustand bis zur Nabelgegend ausdehnen. An die

Bauchwand grenzt er in der Regel nur linksseitig. Der gefüllte Magen nimmt bis zu 19,4 % des Gesamtvolumens des Magen-Darm-Traktes ein. Sein *Fassungsvermögen* schwankt bei ausgewachsenen Tieren zwischen *20 und 30 ml*. Dem retortenförmigen, einhöhligen Magen fehlt eine Kardiadrüsenzone. Die gesamte Drüsenschleimhaut des Magens ist an der Bildung eines speichelähnlichen, sauren Verdauungssekretes beteiligt. Im Magen werden pH-Werte von 1,5 bis 2,0 gemessen. Die Muskulatur ist mit Ausnahme der Pylorusregion nur schwach entwickelt, weswegen Meerschweinchen nicht erbrechen können.

Dünndarm

Zur weiteren Verarbeitung wird der Mageninhalt nach einer Verweildauer von nur ½–3 Stunden portionsweise in den Dünndarm weitergeleitet. Der Dünndarm gliedert sich in drei Abschnitte: das U-förmige *Duodenum*, das sehr lange, an einem Gekröse girlandenartig aufgehängte *Jejunum* und das kurze *Ileum*.

Tab. 6 Darmlängen beim Meerschweinchen

• Dünndarm	Duodenum	10 cm
	Jejunum	133 cm
	Ileum	2–3 cm
• Dickdarm	Caecum	15 cm
	Colon	70 cm
	Rectum	sehr kurz
• Darmlänge insgesamt		225 (212 bis 249) cm

Im Duodenum werden dem nun bereits sehr flüssigen Nahrungsbrei alkalisch reagierende Gallensäfte zugeführt, die ihn neutralisieren. Über die Gallenblase, die nur eine geringe Speicherkapazität hat, wird der in der Leber produzierte dünnflüssige und wenig konzentrierte Gallensaft in relativ großer Menge (bis 228 ml/kg) in den Dünndarm ausgeschieden und zum Teil wieder rückresorbiert (enterohepatischer Kreislauf). Die im Gallensaft enthaltenen Gallensäuren sind besonders für die Fettverdauung von Bedeutung. Gleichzeitig regen sie die Darmperistaltik an. Die ständige Sekretion einer Flüssigkeit mit einem hohen Hydrogenkarbonatanteil durch die gesamte Dünndarmschleimhaut und die Dauersekretion der Gallenflüssigkeit sind erforderlich, um den Bakterien im Dickdarm günstige Bedingungen für das Aufschließen der Cellulose zu bieten. Die hydrogenkarbonathaltige Flüssigkeit dient der Neutralisierung der reichlich anfallenden Säureäquivalente im Caecum.

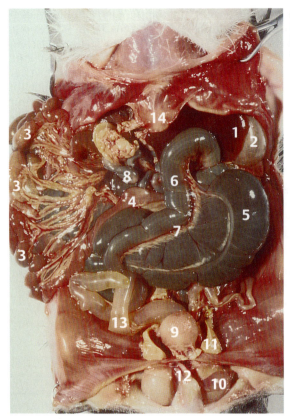

Abb. 24
Bauchsitus eines männlichen Meerschweinchens, ventrale Ansicht.
1 Leber, Lobus sinister lateralis
2 Magen
3 Jejunum
4 Ileum
5 Caecum
6 Ansa sinistra des Colon ascendens
7 Plica caecocolica
8 Colon descendens
9 Vesica urinaria
10 Hoden
11 Corpus adiposum testis
12 Penis
13 Vesicula seminalis dextra
14 Cartilago xiphoidea

Dickdarm

Am Dickdarm unterscheidet man **Caecum, Colon** und **Rectum**. Das Caecum liegt vorwiegend links und füllt ein Drittel der Bauchhöhle aus (Abb. 24). Es ist hufeisenförmig und wird in Kopf, Körper und Schwanz eingeteilt. Das Ileum mündet in den umfangreichen Blinddarmkopf und das Colon geht aus ihm hervor. Das Caecum ist durch drei Bandstreifen gerafft. In Caecum und Colon findet der Hauptverdauungsprozess statt.

Meerschweinchen sind in der Lage, größere Mengen rohfaserreicher Futtermittel aufzunehmen und im Blinddarm mithilfe bestimmter Bakterien zu verwerten. Die alkalische Wirkung des dauernd einströmenden Dünndarmsekretes unterstützt die aktive Tätigkeit dieser *Mikroorganismen*. Während des Gärungsprozesses werden die im Nahrungsbrei noch vorhandenen Kohlenhydrate abgebaut und die schwer verdauliche **Cellulose aufgeschlossen**. Die sich dabei bildenden organischen Säuren (Milchsäure, Essigsäure, Buttersäure, verschiedene flüchtige Fettsäuren) werden von der Blinddarmwand resorbiert und im Energiestoffwechsel verwertet. Im Anfangsabschnitt des Colons wird der Celluloseabbau fortgesetzt.

Eiweiße, die dem Abbau durch Enzyme in den vorderen Darmabschnitten entgangen sind, werden im Dickdarm mithilfe von Bakterien vergärt (*Eiweißfäulnis*) und resorptionsfähig gemacht. Der Nahrungsbrei erhält durch diese Fäulnisprozesse seinen typischen Fäkaliengeruch.

Der *Wasseranteil im Verdauungstrakt* des Meerschweinchens ist sehr hoch. Er beträgt je nach Fütterung 10–20 % des Körperwassers. Für den Hund wird der analoge Wert mit nur 3 % und für die Ratte mit 3–7 % angegeben. Nehmen Meerschweinchen über das Futter oder Trinkwasser zu wenig Flüssigkeit auf, wird dem Körpergewebe vermehrt Wasser entzogen. Die Flüssigkeitsresorption beschränkt sich im Wesentlichen auf das Colon und den Enddarm. Die in den Dickdarmabschnitten zunehmende Resorption von Wasser und von noch vorhandenen Nährstoffen führt zu einer Eindickung des Darminhaltes. Im Endabschnitt des Colons findet man bereits vorgebildete Kotballen. Wassergehalt, Form, Farbe und Geruch des abgesetzten Kotes richten sich weitgehend nach der Zusammensetzung des Futters und nach den vorhandenen Darmbakterien.

Die *Harnstoffspaltung* erfolgt im Blinddarm durch Ureasebildner. Harnstoff gelangt auf dem Wege der Diffusion über die Darmwand in den Blinddarm. Hier werden 45–77 % des Harnstoffs in Ammoniak und CO_2 gespalten. Bei anderen Tieren beträgt dieser Anteil nur 10–30 %. Das gewonnene Ammoniak wird von den Dickdarmbakterien als Stickstoffquelle zum Aufbau von Aminosäuren genutzt, während das CO_2 weitgehend abgeatmet wird.

Die *grampositive Darmflora* des Meerschweinchens nimmt, was ihre Zusammensetzung betrifft, im Vergleich mit der anderer Säugetiere eine Sonderstellung ein. So besteht sie vorwiegend aus

- sporenlosen Stäbchen, die den Milchsäurebakterien zugeordnet werden (z. B. *Bifidobacterium bifidum* und *Lactobacillus acidophilus*). Es sind Säurebildner und kohlenhydratspaltende Keime.
- grampositiven, sporenbildenden Eiweißzersetzern.

Das Zusammenspiel der beiden Keimgruppen ist unentbehrlich für die Aufrechterhaltung des Säure-Basen-Gleichgewichts. Im Dickdarm des Meerschweinchens herrscht im Gegensatz zu anderen Tierarten ein

Tab. 7 Durchschnittliche pH-Werte der Verdauungstraktabschnitte bei gesunden, erwachsenen Meerschweinchen

Verdauungsabschnitt	pH-Wert
• Magen	2,68
• Galle	8,22
• Duodenum	7,27
• Jejunum	7,27
• Ileum	7,45
• Caecum	6,05 (5,5–6,8)
• Colon	5,51 (5,0–6,0)

saures Milieu (pH 5,0–6,8). Dies verhindert eine Darmbesiedlung durch gramnegative coliforme Keime. Sie gehören beim Meerschweinchen nicht zur physiologischen Keimflora. Abgesehen von vereinzelten Darmpassanten, die mit dem Futter aufgenommen und in kurzer Zeit wieder ausgeschieden werden, ist der Darm gesunder Meerschweinchen frei von Colibakterien.

Neben dem Aufschließen der Cellulose sind die **mikrobielle Vitaminsynthese** und die Aufnahme des Vitaminkots für Meerschweinchen von lebenswichtiger Bedeutung. Die im Caecum gebildeten Vitamine des B-Komplexes und das Vitamin K sind Bestandteile des Blinddarmkots, der von den Meerschweinchen gefressen wird (*Caecotrophie*). Diese sogenannte Caecotrophe (auch Vitamin- oder Nachtkot) wird periodisch abgesetzt und ist nicht nur besonders vitamin-, sondern auch eiweißreich. Die Tiere nehmen den hellen, teigig-weichen, glänzenden und mit einer Schleimschicht überzogenen Kot meist sofort und direkt vom After auf. Die von den Dickdarmsymbionten gebildeten, im Blinddarm aber nicht resorbierbaren Eiweißstoffe und Vitamine werden nach der Aufnahme im Magen und im Dünndarm verwertet. Mit einem Gramm Caecotrophe werden dem Verdauungstrakt durchschnittlich 9,56 Milliarden Keime zugeführt. Werden Meerschweinchen an der Caecotrophie gehindert, wirkt ein solcher Entzug schon nach 2–3 Wochen tödlich.

Der regulär abgesetzte Kot besteht aus Stoffwechselschlacken und unverdauten Ballaststoffen. Erste Ausscheidungen wurden 4 Stunden nach der Futteraufnahme ermittelt. Durch das Kotfressen ist die gesamte Magen-Darm-Passage sehr lang (66,2 ± 3,7 Stunden).

Daten zur Verdauung

- Rohfaserbedarf: etwa 15 %,
- mikrobieller Aufschluss der Cellulose in Caecum und Colon,
- Dauersekretion von Gallenflüssigkeit,
- im gesamten Dünndarm, besonders aber im Ileum Dauersekretion einer Flüssigkeit mit einem hohen Hydrogenkarbonatanteil,
- pH-Wert im Dickdarm: 4,5–6,5,
- hoher Wasseranteil im Verdauungstrakt (10–20% des Körperwassers),
- Harnstoff gelangt in großen Mengen in das Caecum (enterohepatischer NH_3-Kreislauf), wird dort gespalten und dient dann als Stickstoffquelle für die Darmbakterien,
- Produkte der Darmbakterien sind u.a. Acetat, Propionsäure, Buttersäure und Glucose, die das Meerschweinchen im Stoffwechsel als Energiequellen nutzt,
- Synthese von Vitaminen des B-Komplexes (incl. Vitamin B_{12}) und von Vitamin K im Dickdarm,
- nach Aufnahme des Blinddarmkots (Caecotrophie) Verwertung von Eiweißstoffen, Spurenelementen und Vitaminen sowie Erneuerung der Darmflora,
- Darmflora:
  - grampositive, nicht sporenbildende Bakterien spalten Kohlenhydrate (vorwiegend Milchsäurebakterien),
  - grampositive, sporenbildende Bakterienarten fungieren als Eiweißzersetzer,
  - Anaerobier: man hat 18 Stämme isoliert, davon 11 pathogene. Sie bleiben ohne Hinzukommen resistenzmindernder Faktoren zahlenmäßig beschränkt,
  - *Escherichia coli* ist Darmpassant und nicht Darmsymbiont,
  - das saure Milieu im Dickdarm verhindert eine Besiedlung mit gramnegativen Keimen,
- lange Magen-Darm-Passage (66,2 ± 3,7 Stunden).

■ Leber

Die *Leber* ist durch tiefe Einschnitte deutlich gelappt. Im intrathorakalen Teil der Bauchhöhle liegt sie dem Zwerchfell an. Die linksseitige Begrenzung stellt der Magen, während die rechten Leberlappen an Darmschlingen grenzen. Feingeweblich ist die verhältnismäßig große Anzahl Kupffer'scher Sternzellen in der Leber zu erwähnen. In einer tiefen Furche zwischen linkem und rechtem Lobus medialis liegt die *Gallenblase* eingebettet. Sie hat die Größe einer kleinen Kirsche.

Milz

Die Milz des Meerschweinchens ist ein plattes, ovales Organ. Über das schmale Lig. gastrolienale ist sie mit der großen Kurvatur des Magens, und durch ein weiteres schwaches Band mit der linken Niere verbunden. Die Milzoberfläche ist bei guter Blutfüllung glatt, bei Kontraktion deutlich granuliert. Sie ist etwa 2,5–3 cm lang und 0,8–1 cm breit.

Harnapparat

Die *Nieren* liegen beiderseits der Lendenwirbelsäule. Der kaudale Rand der linken Niere reicht bis zur Mitte des 3. Lendenwirbels, der der rechten Niere ist im Bereich des 2. Lendenwirbels zu suchen. Ihre Oberflächen sind glatt. Aus den trichterförmigen Nierenbecken gehen die *Ureteren* hervor. Sie verlaufen dicht neben der Aorta in einer von der Lendenmuskulatur gebildeten Furche beckenwärts und münden mit schlitzförmigen Öffnungen eng beieinander in die *Blase*. Je nach Füllungszustand ist die Harnblase erbsen- bis kirschgroß. Die *Urethra* mündet beim Weibchen äußerlich sichtbar ventral der Vagina in einer flachen Grube der Clitoris. Beim Männchen endet sie im Penisspitzenbereich.

Geschlechtsorgane

Männliche Geschlechtsorgane

Penis

Bei männlichen Tieren ist ein langer, dünner *Penisknochen* ausgebildet, der im Röntgenbild gut erkennbar ist.

Hoden

Die Hoden werden nicht weit von der Niere entfernt angelegt. Sie wandern allmählich abwärts durch den sehr weiten Leistenkanal bis in eine nur schwach vorgewölbte Skrotaltasche. Hoden und Nebenhoden werden bei erwachsenen Tieren von einem mächtig ausgebildeten *Fettkörper* (Corpus adiposum testis, Abb. 57) kappenartig umhüllt. Die beiden von den Nebenhoden ausgehenden Samenleiter (Ductus deferentia) münden wie die akzessorischen Geschlechtsdrüsen in das Beckenstück der Harnröhre. Die Hoden haben eine *wechselnde Lage*. Der *sehr weite Leistenspalt* (Canalis vaginalis) ermöglicht ein zeitweiliges Zurückziehen der Hoden in die Bauchhöhle.

Akzessorische Geschlechtsdrüsen

Zu den paarigen akzessorischen Geschlechtsdrüsen gehören die bis 10 cm lange, stark geschlängelte, in die Beckenhöhle hineinragende *Vesicula seminalis* (Samenblasendrüse), die aus einem dorsalen und einem ventralen Lappen bestehende **Prostata** und die **Glandula bulbourethralis**.

Weibliche Geschlechtsorgane

Ovarien

Die Ovarien des Meerschweinchens liegen nahe dem hinteren Nierenpol (Abb. 25). Es sind längsovale, durchschnittlich 3–5 mm große Gebilde. Sie sind an einem sehr kurzen Gekröse befestigt. Ein Stiel fehlt. Blutgefäße und Nerven treten über das am hinteren Rand befestigte Gekröse in das Ovarialstroma ein. Die Zahl der heranreifenden Follikel ist beim Meerschweinchen geringer als bei anderen Nagern. Die reifen Eizellen werden vom Eileiter aufgenommen und in die Uterushörner weitergeleitet. Im Eileiter findet auch die Befruchtung statt.

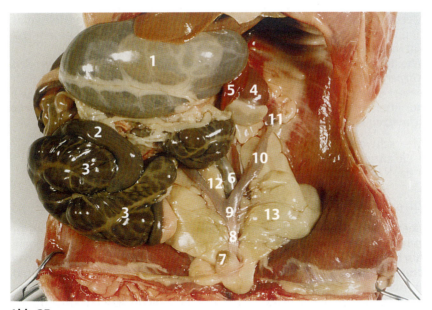

Abb. 25
Bauchsitus eines weiblichen Meerschweinchens, ventrale Ansicht.
1 Magen
2 Ansa sinistra coli
3 Caecum
4 linke Niere
5 Milz
6 Colon descendens
7 Vesica urinaria
8 Cervix uteri
9 Corpus uteri
10 Cornu uteri sinister
11 Ovarium sinistrum
12 Ligamentum intercornuale
13 Ligamentum latum uteri

Uterus

Der Uterus unterteilt sich in die beiden 3–5 cm langen *Uterushörner*, deren etwa 1 cm langer kaudaler Abschnitt unpaar ist, in den sehr kurzen *Uteruskörper* und in die *Cervix*.

Vagina

Die Vagina des erwachsenen Meerschweinchens ist etwa 3 bis 4 cm lang und etwa 0,6 cm breit. Sie endet kaudal in einem kurzen Vorhof. Das Endstück ist *meist epithelial verklebt* und nur zur Brunstzeit geöffnet.
Das Meerschweinchen besitzt eine Clitoris, die Clitorisdrüsen sind verkümmert.

■ Physiologie der Temperaturregulation

Meerschweinchen sind *bereits im Neugeborenenalter* zur Thermoregulation befähigt, was ihrem hohen Reifegrad als Nestflüchter mit einem voll entwickelten Haarkleid entspricht.
Wie bei allen kleinen warmblütigen Lebewesen mit einer *relativ großen Körperoberfläche* sind die wärmebildenden Mechanismen wesentlich besser entwickelt als die Regelung der Wärmeabgabe. Diese erfolgt aktiv nur über einen unvollkommenen Hechelmechanismus, da die Tiere *nicht schwitzen* können.

Meerschweinchen verfügen über zwei Arten der Wärmebildung:
- die zitterfreie Thermogenese,
- das Kältezittern.

Zitterfreie Thermogenese

Über diesen Wärmebildungsmechanismus verfügen Neugeborene und zu einem gewissen Teil auch kälteadaptierte erwachsene Meerschweinchen. Als hauptsächlicher Ort dieser chemischen Wärmebildung hat sich das *braune Fettgewebe* erwiesen, das besonders stark in der Nackenpartie und zwischen den Schulterblättern ausgebildet ist. Es macht bei neugeborenen Meerschweinchen etwa 5 % des Körpergewichts aus. Durch Verbrennung der unveresterten Fettsäuren des braunen Fettgewebes wird vermehrt Wärme produziert. Bei neugeborenen Meerschweinchen erfolgt die kälteinduzierte Wärmebildung zu mindestens 90 % über diesen Mechanismus. Durch die Aufzucht in warmer Umgebung verlieren die Jungtiere in der 3.–4. Lebenswoche die Fähigkeit zur zitterfreien Wärmebildung. Gesteuert wird diese Art der Thermogenese über das vegetative Nervensystem.

Kältezittern

Ab der 4. Lebenswoche können Meerschweinchen den Mechanismus des Kältezitterns nutzen, um sich zu erwärmen. Das braune Fettgewebe bildet sich in weißes Fettgewebe um.

■ Physiologische Daten

Tab. 8 Wichtige physiologische Daten des Meerschweinchens

• Körpertemperatur (rectal)	38,5 °C (37,4–39,7 °C) Neugeborene bis zum 3. Tag haben eine durchschnittliche Körpertemperatur von 37,8 °C; bei Jungtieren liegen die Werte im oberen Normbereich.
• Atemfrequenz	100–130 Züge/min
• Herzfrequenz	230–380 Schläge/min
• Blutmenge	ca. 6 % oder 1/20 des Körpergewichts
• Mittlerer arterieller Blutdruck	50–65 mmHg
• Optimale Umgebungstemperatur	20–22 °C
• Sehvermögen	gut; relativ großer Gesichtskreis; Unterscheidung der Spektralfarben, besonders von Rot und Gelb; das Verhältnis Stäbchen zu Zäpfchen beträgt 4–5:3.
• Hörvermögen	sehr gut; Wahrnehmung von Schwingungen im Bereich von 16 000–30 000 Hz (Mensch bis 20 000 Hz)
• Geruchsinn	sehr gut; Identifikation anderer Lebewesen am Geruch; Wahrnehmung von Duftstoffen in 1000-mal niedrigerer Konzentration als der Mensch

Allgemeine Untersuchung

Meerschweinchen reagieren in ungewohnter Umgebung schreckhaft. Werden sie in der Sprechstunde vorgestellt, sind *hastige Bewegungen und Zwang* während der Untersuchung *so gering wie möglich* zu halten, um Schocksituationen vorzubeugen. Zunächst wird das Tier im offenen Transportbehältnis belassen und während der Erhebung des Vorberichtes beobachtet. Aus Körperhaltung, Verhalten, Ernährungs- und Pflegezustand, Atemtätigkeit, Veränderungen der Körperoberfläche und der Umgebung der Körperöffnungen können diagnostisch wichtige Rückschlüsse gezogen werden.

Handhabung

Meerschweinchen fasst man am besten mit der einen Hand über Nacken- und Schulterbereich, mit der anderen Hand unterstützt man beim Hochheben das Hinterteil (Abb. 26). Auf dem Behandlungstisch muss dem Patienten Zeit bleiben, sich an die neue Umgebung zu gewöhnen. Das allgemeine Verhalten des Patienten kann wichtige Hinweise auf die Schwere der Erkrankung geben.

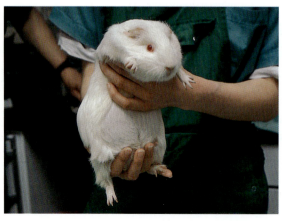

Abb. 26
Korrektes Aufnehmen eines Meerschweinchens.

Allgemeine Untersuchung **55**

■ Vorbericht

- Signalement.
- Haltungsart und -bedingungen (Einzeltier- oder Gruppenhaltung; Wohnungs-, Stall- oder Auslaufhaltung).
- Fütterung (Art des Futters, Futterumstellung, Futteraufnahme).
- Trinkgewohnheiten und Wasserangebot.
- Zuchtnutzung.
- Zeitpunkt, seit dem sich der Patient im Besitz des Halters befindet.
- Neuzukauf, Quarantänemaßnahmen.
- Vorerkrankungen, bei Gruppenhaltung auch im Bestand.
- Beobachtete Symptome.
- Bereits durchgeführte Behandlungen (Behandlungsart, verabreichte Medikamente).
- Weitere (erkrankte?) Heimtiere und ihr Kontakt zum Patienten.
- Krankheitserscheinungen bei Kontaktpersonen.

■ Befunderhebung

Haut und Anhangsorgane

- Haarloser Fleck hinter dem Ohr ist physiologisch.
- Die Ohrumgebung ist bevorzugter Sitz von Haarlingen.
- Beidseitiger symmetrischer Haarausfall im Flankenbereich tritt post partum und bei hormoneller Dysregulation auf.
- Ein entscheidendes Kriterium zur Beurteilung des Pflegezustands ist die Beschaffenheit des Krallen- und Ballenbereiches. Finden sich hier Kot- und Einstreuverklebungen, kann man auf Fehler in der Haltungshygiene schließen.
- Gesträubtes Fell, besonders im Nackenbereich gilt als unspezifisches Symptom für ein gestörtes Allgemeinbefinden.
- Hinter Umfangsvermehrungen in der Haut verbergen sich meist Atherome oder Talgdrüsenadenome.
- Prüfung der Analregion auf Kotverschmutzung.
- Füllungszustand der Perinealtaschen (Verstopfung der Perinealdrüsen).
- Hautturgor kontrollieren.

Atmungsorgane

- Atemfrequenz: 100 bis 130 / Minute.
- Kostoabdominaler Atmungstyp.
- Atemgeräusche: vesikulär.
- Anatomische Besonderheiten der Meerschweinchenlunge sind die Ursache für die spezielle Disposition dieser Tiere für Atemwegserkrankungen.

56 Allgemeine Untersuchung

- Die Dyspnoe ist Leitsymptom für Infektionskrankheiten des Respirationstraktes.

Herz-Kreislauf-System

- Pulsfrequenz: 230 bis 380 / Minute.
- In der Regel wird die Palpation des Herzspitzenstoßes bzw. die auskultatorische Bestimmung der Herzfrequenz erfolgen, und zwar links im 4. und rechts im 3. Interkostalraum.
- Zur Beurteilung des peripheren Kreislaufs ist die Temperatur der Extremitätenenden zu kontrollieren.
- Die Bestimmung der kapillaren Füllungszeit ist wie bei anderen Tierarten möglich.

Sichtbare Schleimhäute

- Eine rötliche (nicht blass rosa) Färbung der Konjunktiven ist physiologisch.
- Zyanotisch verfärbte Schleimhäute lassen auf eine akute Kreislaufinsuffizienz schließen.

Körperinnentemperatur

- Die Messung der Körperinnentemperatur (Abb. 27) erfolgt am günstigsten mit einem digitalen Thermometer. Der Normwertbereich ist bei erwachsenen Meerschweinchen 37,9–39,7 °C. Der Durchschnittswert Neugeborener liegt bei 37,8 °C.
- Aus klinischer Sicht ist auf die Bedeutung der Temperaturkontrolle

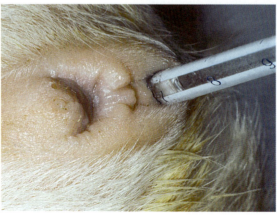

Abb. 27
Fiebermessen bei einem weiblichen Meerschweinchen.

besonders zur Prognosestellung zu verweisen. Bei stark gestörtem Allgemeinbefinden und Futterverweigerung sprechen Körpertemperaturen unter 37 °C, teilweise bis 34 °C, für ein bakteriell-toxisches Geschehen. Die Prognose ist vorsichtig zu stellen. Temperaturerhöhungen auf Werte über 40 °C treten seltener, meist bei bakteriellen Infektionen auf. Sie sind prognostisch günstiger einzuschätzen.

Verdauungsorgane

- Bei Futterresten im Mundwinkel gründliche Inspektion der Zahnlänge und -form.
- Bei Verletzungen der Wangen- und Zungenschleimhaut ebenfalls Zähne inspizieren.
- Bei der Palpation des Abdomens Tympanie, Koprostase und Tumoren in Betracht ziehen.
- Auskultation der Darmgeräusche.
- Perinealtaschensekret nicht mit Durchfall verwechseln.

Harnorgane

- Harnfarbe kann stark variieren.
- Gries im Harn ist physiologisch.
- Bei Hämaturie an Urolithiasis denken.

Geschlechtsorgane Männchen

- Auf periskrotale Entzündung untersuchen.
- Auf Phimose untersuchen.
- Auf Penisverletzungen untersuchen.
- Hoden können vorübergehend aufgezogen werden.
- Penisknochen vorhanden (Palpation).

Geschlechtsorgane Weibchen

- Bei der Bauchpalpation an Trächtigkeit und Ovarialzysten denken.
- Daumenprobe zur Überprüfung des Geburtstermins.
- Perinealtaschensekret nicht mit Ausfluss verwechseln.
- Gesäuge inspizieren (Mastitis).

Bewegungsapparat

- Bei Schwäche oder Lähmung der Hinterextremitäten an virusbedingte Meerschweinchenlähme denken.
- Als unspezifisches, aber auffälliges Symptom muss die hockende Stel-

lung eines Meerschweinchens mit seitlich weggespreizten Hinterbeinen gewertet werden (an Vitamin-C-Mangel denken, dabei ist eine Schmerzreaktion im Vergleich zur virusbedingten Lähme deutlich positiv).
- Stellung und Belastung der Gliedmaßen kontrollieren.
- Krallen kontrollieren (können einwachsen).
- Besonders häufig kommen Ballenentzündungen vor (Haltungs- und Pflegemängel).
- Eine geduckte Körperhaltung mit aufgezogenem Bauch und gekrümmtem Rücken weist auf ein gestörtes Allgemeinbefinden hin.

Lymphsystem

- Lymphknoten sind beim gesunden Meerschweinchen nicht fühlbar.
- Bei vergrößerten Lymphknoten im Halsbereich ist an eine Lymphadenitis zu denken (meist einseitig und eitrig-abszedierend).
- Bei generalisiertem Auftreten der Lymphknotenveränderungen ist vorrangig an Leukose zu denken.

Nervensystem

- Ein gestörtes Sensorium kann auf Stoffwechselentgleisungen wie Trächtigkeitstoxikose und Fettmobilisationssyndrom hinweisen.
- Motilitätsstörungen findet man auch bei einer Unterversorgung mit Vitamin C.
- Starker Juckreiz kann zu krampfartigen Zuständen führen, die an Epilepsie erinnern.

Spezielle Untersuchung

Röntgendiagnostik

Die Röntgenuntersuchung ist ein nicht invasives, bildgebendes Verfahren, das darauf beruht, Körperstrukturen aufgrund ihres unterschiedlichen Absorptionsverhaltens gegenüber Röntgenstrahlen als *Summationsbild* wiederzugeben. Die Untersuchung ohne Verwendung von Kontrastmitteln ist mit vertretbarem Aufwand durchzuführen. Verschiedene Kontrastmitteltechniken können je nach Befund entweder für sich allein oder in Ergänzung mit anderen bildgebenden Verfahren zusätzliche Informationen liefern.

Da jede Röntgenuntersuchung mit einer Strahlenexposition einher geht, sollte sie nur dann vorgenommen werden, wenn davon auszugehen ist, dass ein im Röntgenbild darstellbares krankhaftes Geschehen vorliegt.

Technische Voraussetzungen

Spezifische *Anforderungen an die Röntgentechnik bei der Untersuchung von Meerschweinchen* ergeben sich im Wesentlichen aus zwei Aspekten:

1. Will man subtile Veränderungen bei kleinen Tieren abbilden, erfordert dies die Verwendung von Film-Folien-Kombinationen mit einer sehr hohen Ortsauflösung.
2. Insbesondere die hohe Atemfrequenz verursacht eine stärkere Bewegung des zu röntgenden Tieres. Bei Aufnahmen des Körperstammes muss die Röntgentechnik daher so ausgerichtet werden, dass die Bewegungsunschärfe auf ein vertretbares – d.h. die Befunderhebung nicht störendes – Maß beschränkt wird.

Da diese beiden Anforderungen aus technischen Gründen nicht gleichzeitig realisiert werden können, müssen Kompromisse eingegangen werden.

Das Ziel, Röntgenaufnahmen mit einer hohen Ortsauflösung zu erhalten, erfordert die *Verwendung fein zeichnender Film-Folien-Kombinationen* (Systemempfindlichkeit S<100). Hochverstärkende Film-Folien-Kombinationen (S>400) sind ungeeignet, da kleine Details aufgrund der systemimmanenten Unschärfe des Abbildungssystems („Materialunschärfe") nicht abzubilden sind.

Die Bewegungsunschärfe wird unterdrückt, wenn die *Belichtungszeit kleiner als 0,02 Sekunden* ist. Dies ist insbesondere für Aufnahmen des Körperstammes von Bedeutung.

Für **Aufnahmen des Kopfes sowie der Gliedmaßen** können Film-Folien-Kombinationen verwendet werden, die üblicherweise in der Mammografie zum Einsatz kommen. Der Vorteil hierbei liegt in einer sehr großen Detailerkennbarkeit (S=25). Voraussetzung ist jedoch, dass die Untersuchung am narkotisierten Patienten durchgeführt wird. Die mit Mammografiesystemen angestrebten hohen Feinkontraste erfordern Belichtungen mit einem vergleichsweise hohen mAs-Produkt (also relativ lange Belichtungszeiten) bei gleichzeitig niedrigem kV-Wert (Bewegungsunschärfe!, Strahlenschutz!) und einem insgesamt relativ hohen Dosisbedarf.

Die Röntgenuntersuchung des Kopfes erfolgt stets in Narkose. Für die Untersuchung des Gliedmaßenskeletts ist die Allgemeinanästhesie zu empfehlen bzw. in einigen Fällen zwingend, da eine adäquate Lagerung dadurch erheblich erleichtert bzw. überhaupt erst ermöglicht wird. Zudem entfällt die Strahlenexposition von Personen, die sonst zum Fixieren des Tieres erforderlich sind. Streustrahlenraster dürfen nicht verwendet werden.

Röntgenkontrastdarstellung

Zur Kontrolle der Magen-Darm-Passagezeit und zum Nachweis von Prozessen, die den Darmkanal einengen oder die Passage behindern, werden je nach Größe des Tieres bis zu 5 ml des 1:2 mit Wasser verdünnten, dickbreiigen Bariumsulfats in kleinen Portionen von 0,5 ml in die Backentasche eingegeben. Das Tier hat so genügend Zeit, den Kontrastbrei abzuschlucken.

Zur **Darstellung des Rectums und Colons** ist ein Kontrasteinlauf weniger zeitaufwendig. Das **Bariumsulfat** wird körperwarm als 1:5 mit Wasser verdünnte Aufschwemmung über einen Katheter oder eine Knopfkanüle in das Rectum appliziert. Für die **Darstellung der harnableitenden Organe** verwenden wir als **jodhaltiges Kontrastmittel** Peritrast® 31 % in einer Dosierung von 2–3 ml. Das Kontrastmittel wird über einen Venoflexkatheter oder eine Flexyle Nr. 0,5 nach vorheriger Entleerung der Blase retrograd verabreicht. Der Katheter darf nur 3–4,5 cm über die Harnröhre in die Blase eingeführt werden, um Blasenperforationen zu vermeiden. Es empfiehlt sich, eine vorherige Markierung am Katheter anzubringen. Bei jodempfindlichen Patienten wird Telebrix® für die retrograde Urografie in gleicher Dosierung empfohlen. Die retrograde Cystografie und Pyelografie ist ohne großen Material- und Zeitaufwand beim sedierten Meerschweinchen durchführbar. Es lassen sich Aussagen über die Lage und Größe der Nieren, über Verlauf und Stärke der Ureteren und über Harnblasenwandveränderungen treffen. Bei männlichen Tieren stellen sich im laterolateralen Strahlengang die ebenfalls mit Kontrastmittel gefüllten Samenblasen (Gll. vesiculares) als schlauchförmig geschlängelte, der Blase eng anliegende Verschattung dar.

Labordiagnostik

Blutentnahme

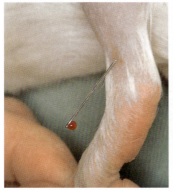
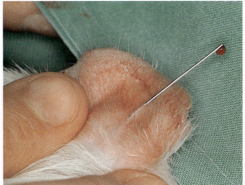

Abb. 28
Blutentnahme aus der Vena saphena.

Abb. 29
Blutentnahme aus der Ohrarterie. Das Gefäß muss anschließend eine Minute lang komprimiert werden.

Blutuntersuchung

Auffällig ist der **lymphozytäre Charakter** des Differenzialblutbildes. Eine Besonderheit in der Granulozytenreihe sind die eosinophilen Granula der neutrophilen Granulozyten und die daraus resultierende Bezeichnung als „*pseudoeosinophile Granulozyten*". Diese Zellen unterscheiden sich eindeutig von den eigentlichen eosinophilen Granulozyten durch ihre Zartheit und die viel geringere Dichte ihrer Granula. Auffällig im Blutbild ist weiterhin das paranukleäre Vorkommen so genannter „**Kurloff'scher Körperchen**" in den mononukleären Leukozyten und hier besonders in den großen Lymphozyten. Über die Herkunft und Funktion dieser Körperchen bestehen verschiedene Hypothesen. Man findet sie beim Meerschweinchen in 0–5 % aller Leukozyten.

Harnentnahme

Die Harnentnahme gestaltet sich relativ einfach. Spontaner Harnabsatz lässt sich oft schon durch Druck auf die gefüllte Harnblase auslösen. Das *Katheterisieren* ist beim weiblichen Tier mit einem dünnen elastischen Harnkatheter für Katzen oder einer Ernährungssonde (2–3 mm Durchmesser) möglich. Die außerhalb des Vestibulums mündende Harnröhre ist leicht zugänglich. Der Katheter muss zunächst nach kaudal und nach

Tab. 9 Blutbild des Meerschweinchens

Parameter	Wert	Einheit
• Erythrozyten	4,5–7	$T/l = 10^{12}/l$
• Hämoglobin	110–161	g/l
• Hämatokrit	0,37–0,48	l/l
• Leukozyten	5–18	$G/l = 10^9/l$
• Basophile	0–3	%
• Eosinophile	1–5	%
• Pseudoeosinophile (Stabkernige)	0–0,25	%
• Pseudoeosinophile (Segmentkernige)	20–44	%
• Lymphozyten	39–80	%
• Monozyten	3–12	%

Tab. 10 Serologische und biochemische Parameter des Meerschweinchens (Normwerte)

Parameter	Wert	Einheit
• Calcium	2,2–2,54	mmol/l
• Chlorid	90–115	mmol/l
• Kalium	3,8–7,9	mmol/l
• Natrium	120–152	mmol/l
• Anorg. Phosphat	1,4–2,1	mmol/l
• Magnesium	1	mmol/l
• ALT (GPT)	38–51	U/l
• Albumin	21–39	g/l
• Harnstoff	1,5–5,3	mmol/l
• Kreatinin	88,4–159,1	µmol/l
• Eiweiß, gesamt	46–62	g/l
• Bilirubin, gesamt	5,1–15,4	µmol/l
• Glukose	2,8–6,6	mmol/l

Erreichen der Flexur nach kranial geführt werden. Beim männlichen Meerschweinchen können dünne, sehr flexible Venoflexkatheter, Flexylen- oder Katerkatheter (1 mm Durchmesser) verwendet werden (Xylocaingel!). Die Harnröhrenmündung ist beim ausgeschachteten Penis in der doppelt gefälteten Schleimhauttasche des Präputiums einige Millimeter unterhalb der Penisspitze zu finden. Es sei darauf hingewiesen, dass auch ein geübter Untersucher ein Fehlleiten des Katheters in die der Blase anliegende, paarige Samenblase nicht immer verhindern kann.

Harnuntersuchung

Zunächst werden folgende Eigenschaften des Harns geprüft: Transparenz, Farbe, Geruch und Menge.
Der Harn gesunder Meerschweinchen ist transparent, selten milchig-trüb. Die **Farbe variiert** von hellgelb bis bernsteinfarben. Der Geruch des frisch abgesetzten Harnes ist arttypisch. Das Harnvolumen beträgt 35–51 ml /kg/d. Es steht in Beziehung zur Wasseraufnahme. Meerschweinchen setzen den Harn oft in kleinen Mengen (1–3 ml) ab.
Für die **chemische Untersuchung** des Harns eignen sich kommerziell erhältliche Urinanalyse-Teststreifen (z.B. Combur-Test®). Der physiologische pH-Wert liegt beim Meerschweinchen zwischen 8 und 9. Eine Proteinurie soll bei Nagern physiologisch sein. Von besonderer klinischer Bedeutung ist die Harnuntersuchung zur Diagnose einer Trächtigkeitstoxikose und des Fettmobilisationssyndroms (Harn-pH-Abnahme und erhöhter Ketonkörpergehalt). Bei Hämaturie sollte möglichst eine röntgenologische Untersuchung zur Abklärung einer Urolithiasis erfolgen.
Nach dem Zentrifugieren des Harns in einer Mikrohämatokrit-Zentrifuge werden kristalline und organische Harnniederschläge durch eine **mikroskopische Untersuchung des Harnsediments** bestimmt. Das Sediment gesunder Tiere enthält einige Rund- und Plattenepithelzellen, Urate, Tripelphosphate und vereinzelt oder vermehrt Bakterien. Als physiologisch wird auch das Vorhandensein von Calciumoxalat und amorphem Calciumcarbonat beurteilt.

Tab. 11 Bestimmung ausgewählter Parameter im Harn

Parameter	Methode
• Harnfarbe	grobsinnlich im Glaszylinder
• Transparenz	grobsinnlich im Glaszylinder
• Geruch	grobsinnlich im Glaszylinder
• Reaktion	Indikatorpapier
• Eiweißnachweis	Kochprobe in Serologieröhrchen (80x80 mm)
• Glucosenachweis	Biophan-Teststreifen
• Ketonkörpergehalt	qualitativer Azeton-Nachweis mit Reagnost-Testtabletten
• Kristalline und organische Harnniederschläge	mikroskopische Untersuchung des Harnsediments nach Zentrifugieren

Applikation beim Meerschweinchen

■ Orale Applikation

Für die orale Verabreichung von Medikamenten hat sich die Eingabe mit einer Spritze als günstig erwiesen. Hierbei kann genau dosiert und die Aufnahme kontrolliert werden. Bei fixiertem, aber **nicht zu hoch gestrecktem Kopf** wird der Konus der Spritze seitlich durch das Diastema hindurch geschoben und das Präparat eingegeben. Es ist darauf zu achten, dass der Schluckreflex ausgelöst wird und das Tier sich **nicht verschluckt**. Soll der Besitzer die Medikamenteneingabe über mehrere Tage fortsetzen, ist es zweckmäßig, dass die erste Eingabe in seinem Beisein erfolgt, um ihm die Applikationstechnik zu demonstrieren. Eine weitere Möglichkeit der oralen Applikation stellt die Verabreichung mithilfe der Magensonde (flexibler Katheter von 1,5–2 mm Durchmesser) dar, die ebenfalls über das Diastema erfolgt. Die Sonde wird dabei durch einen Tuberkulinspritzenkonus geschützt. Die Magensondierung kann auch zur lebenswichtigen künstlichen Ernährung anorektischer Meerschweinchen genutzt werden.

■ Subkutane Injektion

Die subkutane Injektion ist die in der Meerschweinchenpraxis am häufigsten praktizierte Applikationsart zur Verabreichung von Medikamenten. Sie erfolgt **im Nacken** oder auch im Bereich der **seitlichen Brustwand**, wo die Haut weniger derb und leichter zu durchstechen ist als im Nacken. Die s.c. Injektion ist für die Tiere mit nur **minimalem Stress** verbunden.

■ Intramuskuläre Injektion

Bei der intramuskulären Injektion sollten wegen der nur **geringen Oberschenkelmuskulatur** nicht mehr als 0,3–0,5 ml nicht zu tief in die Muskulatur einer Extremität appliziert werden (Abb. 30).

■ Intravenöse Injektion

Die intravenöse Injektion ist wegen der technischen Schwierigkeiten in der Meerschweinchenpraxis von geringer Bedeutung. Im unsedierten Zustand sind Venen für die Punktion nur schwer zugänglich. Ohne Sedierung lässt sich eine Blutentnahme oder eine i.v. Injektion in der Regel nur über die **Vena saphena** nach Fixation des Tieres durch eine Hilfsperson und Rasur der Injektionsstelle durchführen. Im sedierten Zustand ist auch die Injektion in den **Venenwinkel** (Abb. 31) möglich.

Abb. 30
Intramuskuläre Injektion in den Oberschenkel.

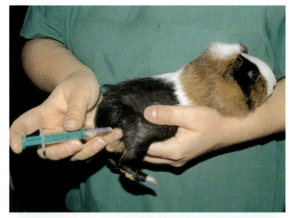

Abb. 31
Intravenöse Injektion in den Venenwinkel nach Blutaspiration.

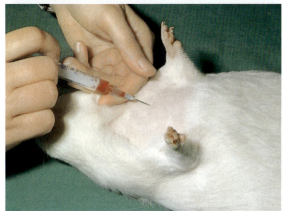

▪ Intraperitoneale Injektion

Die Injektion erfolgt *paramedian 2 cm kranial des Schambeinrandes* nach vorheriger Rasur und Hautdesinfektion. Die Sicherheit wird erhöht, wenn die vordere Körperhälfte bei der Injektion tiefer gehalten wird. Trotz aller Vorsichtsmaßnahmen kommt es in *30 %* der Fälle zu *Fehlinjektionen* in die Harnblase oder den Darm.

Krankheiten des Meerschweinchens

Hauterkrankungen

Bei der Untersuchung der Haut ist dem Vorbericht die nötige Beachtung zu schenken. Fragen nach beobachteten Hautveränderungen, Hautläsionen, Juckreiz oder Haarausfall sind genauso wichtig wie Auskünfte über eventuellen Zukauf von Tieren, Art der Haltung, Fütterung und Umweltbedingungen. In die Untersuchung sind die gesamte Körperoberfläche, die Schleimhäute, Gehörgänge, Ballen und Krallen mit einzubeziehen.

Hauterkrankungen können durch verschiedene **direkt auf die Haut einwirkende Faktoren** wie Ektoparasitenbefall, Pilzinfektionen und Hautverletzungen bedingt sein. Ihnen liegen aber möglicherweise auch **indirekte Ursachen** zugrunde, beispielsweise Stoffwechselstörungen, Organkrankheiten, Mängel in der Ernährung, unsachgemäße Haltungsbedingungen, latent oder chronisch verlaufende Allgemeininfektionen oder starker Endoparasitenbefall. Bei Patienten mit Hautproblematik sollte deshalb eine kurze Untersuchung auf Erkrankungen des Zirkulationsapparates, des Respirationstraktes und der Verdauungsorgane erfolgen.
Eine Voraussetzung für die Hautuntersuchung sind gute Lichtverhältnisse und eine Lupe, um Lokalisation und Erscheinungsbild einer genauen Adspektion zu unterziehen.

Spezielle Untersuchungsmethoden der Haut sind:
- mikroskopische Haaruntersuchung,
- Wood'sche Lampe,
- Hautgeschabsel,
- Pilzkultur,
- bakteriologische Untersuchung,
- parasitologische Untersuchung.

Ektoparasitosen

Ektoparasitenbefall ist nicht zuletzt eine *Faktorenkrankheit*, deren Entstehung maßgeblich von den jeweiligen Haltungs- und Ernährungsbedingungen abhängt. Die häufigsten beim Meerschweinchen vorkommenden Ektoparasiten sind Haarlinge und Milben.
Symptome eines Ektoparasitenbefalls können sein: schwacher bis starker Juckreiz, Scheuern, Unruhe, Dermatitis, Kratzekzem, Krustenbildung,

Schuppen, Haarverlust, Haarbruch, bei starkem Juckreiz krampfartige Zustände, die an Epilepsie erinnern, zunehmende Abmagerung und Infektionsanfälligkeit.

Haarlingsbefall

Ätiologie: Die drei beim Meerschweinchen vorkommenden Haarlingsarten sind: *Gliricola porcelli, Gyropus ovalis und Trimenopon hispidum.* Bei Haarlingen ist der Kopf breiter als der Brustabschnitt; sie besitzen drei Beinpaare und Mundwerkzeuge. Adulte Weibchen legen gedeckelte Eier, aus denen sich über drei Larvenstadien geschlechtsreife Haarlinge entwickeln. Die Larvenstadien unterscheiden sich untereinander morphologisch wenig. Die Lebensdauer der Haarlinge beträgt 2–3 Monate. Sie ernähren sich von Hautschuppen, Hautabsonderungen wie z. B. Drüsensekreten und gelegentlich auch von Blut (Trimenopon hispidum, der dafür die Oberhaut mit den Mundwerkzeugen verletzt). Die Einschleppung und Übertragung erfolgt vor allem durch neu zugekaufte Tiere, aber auch durch Gegenstände (Bürste, Käfigeinrichtung, Einstreu). *Die Stärke des Befalls und die Schadwirkung sind abhängig von der Widerstandskraft des Wirtes.* Bevorzugter Sitz der Haarlinge sind die Ohren- und Augenumgebung sowie der Hals. Bei starkem Befall findet man sie an Kopf und

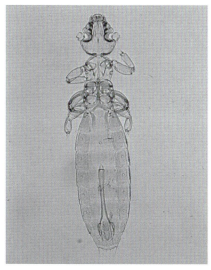

Abb. 32
Gliricola porcelli, Männchen, 20fache Vergrößerung.

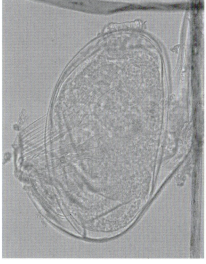

Abb. 33
Ei von Gliricola porcelli, 50fache Vergrößerung.

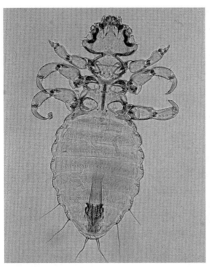

Abb. 34
Gyropus ovalis, Männchen, 20fache Vergrößerung.

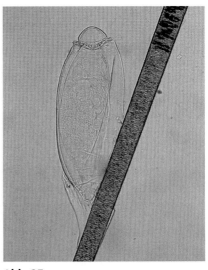

Abb. 35
Ei von Gyropus ovalis, 20fache Vergrößerung.

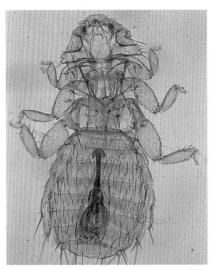

Abb. 36
Trimenopon hispidum, Männchen, 16fache Vergrößerung.

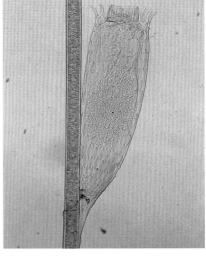

Abb. 37
Ei von Trimenopon hispidum, 20fache Vergrößerung.

Hauterkrankungen **69**

Tab. 12 Differenzierung der Haarlinge und ihrer Eier (nach Schmäschke 1999)

Haarling	Körper	Eiablage	Eier
• **Gliricola porcelli**	weiblich 1,4 mm lang, männlich 1,2 mm lang, weißlich bis gelbbraun gefärbt, schlank	Innenseite der Vorderbeine, Ellenbogenbereich, vorwiegend an feinen, kurzen Haaren	beide Pole breit gerundet mit Kittsubstanz in einer Art Tragevorrichtung an den Haaren befestigt, letztere umschließt das Ei am unteren Eipol glatte Oberfläche Eideckel mit kronenartiger Struktur
• **Gyropus ovalis**	weiblich 1,4 mm lang, männlich 1,1 mm lang, weißlich gefärbt, breiter Kopf	bevorzugt an Kopf und Ohrbasis sowie Halsbereich, vorwiegend an stärkeren Haaren	oval, Eideckel wird von perlschnurartigem Ring umgeben, am unteren stumpf zugespitzten Pol mit Kittsubstanz an den Haaren befestigt, Eischale weist eine schwach strukturierte Oberfläche auf
• **Trimenopon hispidum**	weiblich 1,7–2,3 mm lang, männlich 1,6–2,2 mm lang, größter Haarling	laterale Kopfpartien, bei starkem Befall auch Hals-, Nacken- und Rückenbereich, an stärkeren, kurzen sowie langen Haaren, bis zu 4 Eier am gleichen Haar	am unteren kappenförmigen Eipol spitzwinklig mit Kittsubstanz am Haar befestigt, wabenartige Struktur der Oberfläche, längliche Einzelwaben sind in Reihen angeordnet, Eideckel mit kronenartigem Aufsatz

Rücken. Nur Gliricola porcelli ist überwiegend im Bereich der Achselhöhlen und auf der Innenseite der Vorderbeine anzutreffen.

Klinisches Bild: Die lebhaft beweglichen Haarlinge rufen beim Meerschweinchen Hautreizung und -entzündung, Kratzekzeme, Haarbruch und Haarverlust an den bevorzugten Hautstellen hervor. Bei starkem Befall, besonders im Kopf-Hals-Bereich, können Juckreiz und Unruhe so stark werden, dass reflektorisch das Bild epileptiformer Anfälle ausgelöst wird. Die Tiere magern ab und sind anfällig für Infektionskrankheiten (vor allem Pneumonien). Bei derart vorgeschädigten Meerschweinchen ist der Therapieerfolg entweder verzögert oder er bleibt häufig aus.

Diagnose: Die Diagnose wird anhand der parasitologischen Untersuchung (Nachweis der Parasiten selbst oder ihrer Eier) gestellt. Hierzu werden Hautgeschabsel oder Haarproben entnommen und mikroskopisch untersucht. Die Diagnose ist auch makroskopisch mit der Handlupe möglich.

Therapie: Behandelt wird mit Ivermectin (0,2–0,4 mg/kg Ivomec® wässrige Injektionslösung für Rinder subkutan), Phoxim (Badebehandlung, Anwendung siehe Liste der beim Meerschweinchen einsetzbaren Arzneimittel) und Propoxur (Bolfo®-Puder oder -Spray, auch zur Umgebungsbehandlung). Aufgrund der fehlenden oviziden Wirkung muss die Behandlung nach 10–14 Tagen wiederholt werden. Mit gutem Erfolg wird Fipronil (Frontline-Spray) angewandt: Um eine gute Verteilung des Wirkstoffes im Fell zu erreichen, sollten 6 Pumpstöße auf einen Handschuh gesprüht und dann ins Fell eingerieben werden.

Während der gesamten Therapiedauer muss unbedingt die unmittelbare **Umgebung der Tiere** (Käfig, evtl. Auslauf etc.) *mitbehandelt* werden. Gegenstände, mit denen die Tiere in Berührung kommen (Kleidung und Futternäpfe etc.) sind häufig zu waschen, andere Gegenstände wie das Schlafhäuschen, Bürsten oder Transportkäfige sind ebenfalls zu behandeln, um eine Reinfektion zu vermeiden. Daneben erreicht man durch Maßnahmen wie Staubsaugen, häufiges Putzen, aber v.a. auch durch das Abschneiden der Haare an besonders befallenen Stellen eine nicht zu unterschätzende Reduktion der Parasitenzahl.

Milbenbefall

Neben der so genannten Pelzmilbe (*Chirodiscoides caviae*) kommt beim Meerschweinchen die Räudemilbe (*Trixacarus caviae*) vor. Bei gemeinsamer Haltung mit Kaninchen ist auch eine Ansteckung mit der Kaninchenräudemilbe (*Sarcoptes scabiei varietas cuniculi*) möglich.

Milben sind Spinnentiere. Kopf und Thorax sind zu einem Kopf-Bruststück zusammengewachsen. Die vier Beinpaare tragen häufig gestielte Haftscheiben. Die Mundwerkzeuge der Milben werden entsprechend der Spe-

Abb. 38
Chirodiscoides caviae, Männchen,
50fache Vergrößerung.

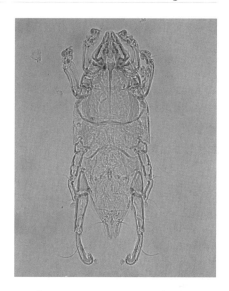

zies und ihrer Nahrungsaufnahme zum Beißen, Stechen oder Saugen eingesetzt. Die Übertragung von Milben erfolgt durch direkten oder indirekten Kontakt.

Pelzmilbe (Chirodiscoides caviae)

Ätiologie: Pelzmilben sind nur 0,3–0,4 mm groß und mit bloßem Auge kaum erkennbar. Sie ernähren sich von Hautausscheidungen des Wirtes. Mit ihren kurzen, Haftscheiben tragenden ersten Beinpaaren, die zu Klammerorganen umgeformt sind, halten sich die Milben an den Haaren fest. Die Eier werden einzeln an je einem Haar befestigt. Pelzmilben gelten als *relativ harmlose Fellbewohner*. Man findet sie ausschließlich an den hinteren Rückenpartien und an den Außenseiten der Oberschenkel.

Klinisches Bild: Erst bei Massenbefall verursachen Pelzmilben Juckreiz, Haarkleid- und Hautveränderungen.

Diagnose: Es genügt die mikroskopische Untersuchung tief abgeschnittener oder ausgezupfter Haare oder eines Abklatschpräparates (mit durchsichtigem Klebeband).

Therapie: Es empfiehlt sich eine Therapie wie bei den Haarlingen.

Räudemilbe (Trixacarus caviae)

Ätiologie: Räudemilben sind *Grabmilben*. Ihr Lebensraum umfasst neben der Hautoberfläche auch das Stratum corneum. Dort graben die graviden weiblichen Parasiten tunnelartige Gänge, in denen sie ihre Eier ablegen.

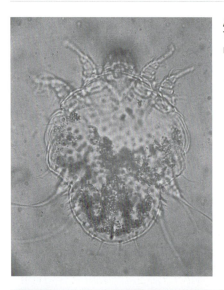

Abb. 39
Trixacarus caviae, 128fache Vergrößerung.

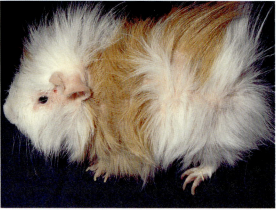

Abb. 40
Befall mit Trixacarus caviae.

Die Larven bewegen sich auf die gleiche Weise zurück zur Hautoberfläche. Die Irritation der Haut ist einerseits mechanisch durch die Mundwerkzeuge, andererseits durch die Abgabe von Speicheldrüsensekret und die Aufnahme von Lymphe und Gewebsflüssigkeit bedingt. Die Entwicklung vom Ei bis zum geschlechtsreifen Weibchen erfolgt in 2–3 Wochen. Prädisponierend für eine Räudeerkrankung sind Belastungssituationen und mangelhafte Haltungsbedingungen (Trächtigkeit, Stress, qualitative und quantitative Mangelernährung, Vitamin-C- und -A-Mangel).

Klinisches Bild: Befallene Tiere zeigen ähnliche Hautveränderungen wie bei einer Hautpilz-Erkrankung. Zunächst sind die schuppig-krustigen Entzündungen auf die Lippen und den Nasenrücken beschränkt. Im Verlauf von einigen Wochen werden auch andere Körperregionen befallen. Die Haut ist durch schuppige, kleieartige Beläge und borkige Krusten gekennzeichnet (Abb. 40). Sie ist verdickt, gefaltet und nicht selten dunkel pigmentiert. Außerdem fällt eine so genannte Brillenbildung auf. Hinzu kommt ein sich ausbreitender asymmetrischer Haarverlust. Eine generalisierte Räude wird nicht selten durch sekundäre Keimbesiedlung kompliziert. Es besteht *starker Juckreiz*. Mit zunehmenden Hautveränderungen steigt die Unruhe der Tiere; sie magern ab und sterben an Entkräftung. Jungtiere können besonders schwer erkranken, wobei an Epilepsie erinnernde Anfälle zu beobachten sind.

Diagnose: Zum Nachweis der Räudemilben ist die mikroskopische Untersuchung eines tiefen Hautgeschabsels, aus dem Randbereich der veränderten Hautbezirke erforderlich, welches mit 10%iger Kalilauge aufbereitet wird. Ein negativer Befund schließt Milben als Ursache für die Hautveränderungen nicht aus. Oft ist jedoch die Entnahme eines Hautgeschabsels problematisch, da die Tiere mit schrillen Lautäußerungen und Abwehrbewegungen reagieren, so dass eine Behandlung nur aufgrund klinischer Symptome erfolgt.

Therapie: siehe Haarbalgmilbe.

Haarbalgmilbe (Demodex caviae)

Ätiologie: Die Demodikose wird in seltenen Fällen auch beim Meerschweinchen nachgewiesen. Inwieweit ein Immundefizit eine Rolle bei der Krankheitsentstehung spielt, ist ungeklärt.

Klinisches Bild: Demodex-Milben bleiben *beim Meerschweinchen meist symptomlos*. In Einzelfällen können schütterer Haarwuchs an den Körperseiten, Unterschenkeln und am Bauch sowie geringgradiger Pruritus auf den Befall hinweisen. In schweren Fällen zeigen sich ein ausgeprägter Haarverlust mit Erythem, Hautverdickung und squamopapulösen Effloreszenzen. Der Pruritus ist nicht so hochgradig ausgeprägt wie bei Trixacarus caviae.

Diagnose: Der Nachweis erfolgt über ein Hautgeschabsel, das man anfertigt, nachdem Milben mit der Gewebsflüssigkeit aus den Haarbälgen einer gequetschten Hautfalte hochgedrückt werden. Die Probe wird mit KOH 10% versetzt. Nach 20 Minuten Einwirkungsdauer wird eine mikroskopische Untersuchung durchgeführt (Objektiv 1:10). Demodex-Milben werden in geringer Zahl auch in gesunder Haut nachgewiesen.

Therapie: Für die Räude- und Demodikosebehandlung ist Ivermectin das Mittel der Wahl. Es werden 3x 0,2–0,4 mg/kg s.c. im Abstand von jeweils

7–10 Tagen injiziert. Meist zeigt sich schon eine Woche nach der ersten Injektion eine deutliche Besserung. In der Praxis wird auch Doramectin (Dectomax® Injektionslösung für Rinder) in einer Dosierung von 0,5 mg /kg (3x im Abstand von 14 Tagen s.c.) verwendet. Bei chronischen Fällen kann zusätzlich Amitraz als Waschlösung 2x wöchentlich über 3 Wochen angewendet werden. Auch Ectovet-Shampoo wird gerne zur Milbenbehandlung genutzt. Die Behandlung ist 2- bis 3-mal in 4–7tägigem Abstand zu wiederholen. Nach allen Badebehandlungen sind die Tiere zu trocknen und vor Zugluft zu schützen. Der Käfig und die Umgebung des Tieres sind im Behandlungszeitraum mehrmals zu reinigen und zu desinfizieren. Das Scheren der Haare beschleunigt die Abheilung der Hautveränderungen. Starker Juckreiz, auch nach Absterben der Milben, kann durch Auftragen von Anaesthesin® 10%-Salbe (2x täglich auf die verkrusteten Hautbezirke) gelindert werden.

Unterstützt wird die Heilung durch zusätzliche Gaben von Vitamin C bzw. Multivitaminen und die Verbesserung der Haltungsbedingungen, da vor allem Stressfaktoren zur Manifestation der Erkrankung führen sollen.

Raubmilbe (Cheyletiella parasitivorax)

Ätiologie: Raubmilben leben in der oberflächlichen Schicht der Epidermis. Die wenig wirtsspezifischen Parasiten ernähren sich nur dann von Hautpartikeln des Wirtes, wenn auf diesem keine weiteren Milbenarten vorkommen, die die eigentliche Nahrung der Raubmilben darstellen. Die Weibchen heften ihre Eier mithilfe einer speziellen Klebesubstanz an die Haare des Wirtes.

Cheyletiellen werden häufig auf Ausstellungen übertragen. Der Kontakt bzw. die gemeinsame Haltung mit Kaninchen kann ebenfalls zu einer Ansteckung führen. Auch eine indirekte Übertragung (durch Vektoren wie Flöhe, Fliegen, Haare) ist denkbar.

Klinisches Bild: Es fallen Unruhe, Juckreiz und Schuppenbildung (große Schuppen) auf. Man findet die Milben vorwiegend in der Interskapularregion und auf dem Rücken. Besonders bei Jungtieren zeigen sich räudeähnliche Hautveränderungen.

Diagnose: Raubmilben sind über die Klebestreifenmethode mikroskopisch nachzuweisen (Objektiv 1:10). Differenzialdiagnostisch muss der Befall mit Räudemilben ausgeschlossen werden.

Therapie: Die Therapie kann mit Propoxur (Bolfo®-Spray oder -Puder) erfolgen. Um eine Reinfektion durch ausschlüpfende Larven zu verhindern, sollte 14 Tage später nachbehandelt werden. In der Praxis wird vielfach die Behandlung mit Ivermectin (3x im Abstand von 7–10 Tagen) vorgezogen. Für die Umgebungsbehandlung (siehe Therapie Haarlinge) empfehlen sich adultizid wirkende Kontaktinsektizide zur Flohbehandlung.

Hauterkrankungen

Tab. 13 Ektoparasiten des Meerschweinchens

Parasit	Lokalisation	Schadwirkung/Symptome
Haarlinge		
Gliricola porcelli	• Achselhöhle und Innenfläche der Vorderbeine	• ernährt sich von Hautdrüsensekreten und Serum
Gyropus ovalis	• Ohrbasis, • bei stärkerem Befall auch seitlicher Hals- und Kopfbereich und Rücken	• ernährt sich von Hautdrüsensekreten und Serum
Trimenopon hispidum	• seitliche Kopfpartien, • bei massivem Befall auch Hals-Nacken- und Rückenbereich	• nimmt Blut aus Kratzwunden auf, • Krankheitsüberträger
Milben		
Chirodiscoides caviae (Pelzmilbe)	• hintere Rückenpartie • Außenseite der Oberschenkel	• relativ harmloser Fell bewohner, • ernährt sich von Hautausscheidungen, • erst bei Massenbefall Juckreiz, Haarkleid- und Hautveränderungen
Trixacarus caviae (Räudemilbe)	• Lippen, Nasenrücken, • bei Generalisation Achselgegend, Gesicht, Rücken (Körperräude)	• besonders starker Juckreiz, • Dermatitis mit Hautfältelung, und borkigen Krusten • häufig bakterielle Sekundärinfektionen
Demodex caviae (Haarbalgmilbe)	• vereinzelt schütterer Haarwuchs an den Körperseiten, Unterschenkeln und am Bauch	• bleibt beim Meerschweinchen meist symptomlos
Cheyletiella parasitivorax (Raubmilbe)	• Interskapularregion, Rücken, • Hauptwirt des wenig wirtsspezifischen Parasits ist das Kaninchen	• ernährt sich von anderen Milben bzw. von Hautpartikeln des Wirtes, wenn keine Beutemilben vorhanden sind, • große Schuppen, • unterschiedlich ausgeprägter Juckreiz mit Hautveränderungen

Herbstgrasmilbe (Trombicula autumnalis)

Ätiologie: Meerschweinchen können wie viele andere Tierarten auch von den Larvenstadien der Herbstgrasmilbe befallen werden, die an Grashalmen und anderen Pflanzen zu finden sind. Die adulten Milben leben im Erdboden. *Die Larven treten in der Regel in Massen und vor allem im Spätsommer und Herbst auf.* Sie verletzen die oberen Hautschichten und ernähren sich von Wirtsgewebe und Blut.

Klinisches Bild: Bevorzugt an den dünnen Hautpartien erkennt man größere Ansammlungen von Milben an ihrer hellroten Färbung. Es kommt zu Hautrötungen, Juckreiz und zur Quaddelbildung.

Therapie: Es genügt das Betupfen der befallenen Stellen mit einem mit Frontline® getränkten Wattestäbchen.

Flohbefall

Ätiologie: Es gibt keine für das Meerschweinchen wirtsspezifischen Flöhe, jedoch sind die Tiere für *wirtsfremde Flöhe* durchaus empfänglich. Dabei kann es sich um einen Befall mit dem Menschenfloh (Pulex irritans), dem Rattenfloh (Nosopsyllus fasciatus), dem Katzenfloh (Ctenocephalides felis) oder dem Kaninchenfloh (Spilopsyllus cuniculi) handeln.

Klinisches Bild: Neben Pruritus und Ekzemen findet man den typischen Flohkot, der den Befall nachweist.

Therapie: Die Flohbehandlung erfolgt mit den gebräuchlichen adultizid wirkenden Kontaktinsektiziden wie z.B. Fipronil (Frontline®), wobei 6 Pumpstöße nicht direkt auf das Tier, sondern zunächst auf einen Einmalhandschuh gesprüht werden, mit dem man dann den Wirkstoff über das Fell verteilt. Erfolgreich ist ebenfalls das Einstäuben mit Bolfo-Puder (Wirkstoff: Propoxur). Eine Umgebungsbehandlung (siehe Therapie Haarlinge) ist unabdingbar.

Myiasis

Ätiologie: Calliphoridae (Schmeißfliegen) legen ihre Eier in Hautläsionen und an verschmutzten oder entzündeten Hautpartien ab, wobei die Anogenitalregion häufig betroffen ist. Ursachen für die Verschmutzung des Felles können z.B. eine Enteritis oder Inkontinenz sein. Die sich entwickelnden Fliegenmaden ernähren sich von Wirtsgewebe und Wundsekreten.

Klinisches Bild: Die Haut wird von den Maden großflächig zerstört. Bakterielle Sekundärinfektionen sind häufig. Unbehandelt führt die Myiasis zu einer starken Schwächung des Tieres oder zum Tod.

Hauterkrankungen

Therapie: Die Larven werden manuell entfernt. Nach vorheriger Rasur erfolgt eine Wundreinigung mit 3%iger Wasserstoffsuperoxydlösung oder Lavaseptlösung. Man verabreicht 0,2 mg/kg Ivermectin s.c. Auch durch den Einsatz von Fenthion (Tiguvon® 10) im Spot-on-Verfahren bei einer Dosierung von 1 Tropfen/100 g werden die Maden abgetötet.

Pododermatitis

Die Ballenentzündung (Pododermatitis) kommt in *drei Verlaufsformen* vor:
- *aseptische* Form (bei Druck, Nässe, Fehlbelastung)
- *abszedierende* Form (Infektion nach Läsionen der Ballen-/Sohlenhaut)
- *chronische* Form (fibröse Granulombildung)

Ätiologie: Für die Ausbildung einer Pododermatitis sind unter anderem *Fehler in der Fütterung und Haltung*, Leberverfettung, ein Mangel an ungesättigten Fettsäuren und eine Keimbesiedlung verantwortlich zu machen. Nachteilig wirken sich die Haltung auf ungeeignetem Untergrund (Drahtboden, fußkalt), mangelhafte Hygiene, Bodennässe und Bewegungsmangel auf die Ballenhaut aus. Besonders häufig erkranken gut genährte Tiere.

Begünstigt wird die Pododermatitis durch eine unphysiologische Belastung der Füße in Folge zu lang gewachsener, oft korkenzieherartig verbogener Krallen (Abb. 41). Der ganze Fuß wird dadurch zur Seite verdreht. Dauert dieser Zustand zu lange, kommt es zu Drucknekrosen. Unter Umständen wachsen die Nägel in die Ballen ein und bereiten dem Tier zusätzliche Schmerzen. Kleine Verletzungen, Abschuppung oder Nekrosen bereiten einer Staphylokokken- oder Streptokokkeninfektion den

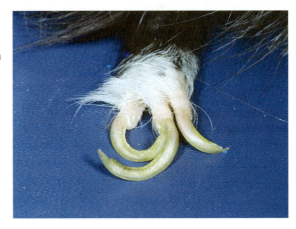

Abb. 41
Extremes Krallenwachstum an der Hinterextremität aufgrund von mangelnder Pflege.

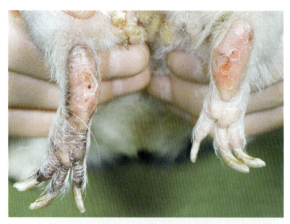

Abb. 42
Pododermatitis.

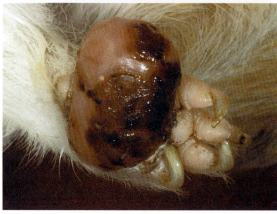

Abb. 43
Chronische Pododermatitis mit Granulombildung und Ballenabszess.

Weg. Bei Hospitalismus von Staphylokokken im Käfig und Stallmilieu sind besonders Jungtiere gefährdet.

Klinisches Bild: Die Ballenhaut bekommt ein dünnes, pergamentartiges Aussehen. Die entzündeten Ballen sind schmerzhaft. Geschädigte oder abgestorbene Hautschuppen lösen sich ab (Abb. 42). Nach Keimbesiedlung können sich ein nässend-schorfiges Ekzem oder Ballenabszesse entwickeln. Bei der chronischen Form bilden sich durch Bindegewebsproliferation geschwulstartige, fibröse Granulome (Abb. 43).

Therapie: Die Krallen sind zu schneiden; Haltungs- und Fütterungsmängel (zu wenig essenzielle Fettsäuren und Vitamine) sowie sonstige resistenzmindernde Faktoren müssen beseitigt werden. Wichtig ist eine trockene, weiche und saubere Unterlage (dicke Heumatte, Zellstoff). Der

Käfig muss dementsprechend täglich gereinigt werden. Eine Lokalbehandlung mit Wund- und Heilsalben oder -ölen bringt oft nur zeitweiligen Erfolg. Das Gleiche gilt für die lokale antibiotische Behandlung. Bei Pyodermie ist die lokale Behandlung durch eine allgemeine Antibiose mit Trimethoprim-Sulfonamid oder Enrofloxacin zu ergänzen. Ballenabszesse sind zu spalten. Eine Behandlung fibröser Granulome ist schwierig. Die chirurgische Versorgung bringt wegen der schlechten Heilungstendenz im Ballenbereich nicht immer den gewünschten Erfolg. Werden die Granulome herausgeschält, sollten die nachfolgende Wundbehandlung und Heilung durch Pfotenverbände unterstützt werden. Nässende Wunden können unter dem Polsterverband mit Traumeelsalbe® oder Deshisan-Wundpulver versorgt werden. Die Verbände sind im Abstand von 2–3 Tagen zu wechseln.
Die Prognose ist bei der Pododermatitis immer vorsichtig zu stellen. Bei tiefen Ulzerationen mit Knochenbeteiligung ist sie infaust.

Periskrotale Dermatitis

Ätiologie: Die Ausführungsgänge der Perinealdrüsen, die im Perinealtaschenbereich münden, können bei älteren Böcken und einzeln gehaltenen Meerschweinchen verstopfen, wodurch es zu Sekretansammlungen und lokaler Entzündung kommen kann.

Klinisches Bild: Man findet fettige, schmierige, teilweise abgetrocknete Massen zwischen den beiden Hälften des Hodensackes, die Verklebungen, Verklumpungen und Dermatitis verursachen.

Therapie: Die Anschoppung im Perinealdrüsenbereich ist zu beseitigen. Verklebte Hautregionen müssen gereinigt werden. Meist genügt die Wundversorgung mit einem Sulfonamid-Wundpuder oder einer entzündungshemmenden, abdeckenden Salbe. In den entzündeten Regionen ist auf Fliegenmadenbefall zu achten.

Alopezie

Physiologische Alopezie

Physiologisch sind der kontinuierliche Haarausfall im Rahmen des *Haarzyklus* und das *Effluvium post partum*.
Ebenfalls physiologisch sind die **haarlosen Hautbezirke** hinter der Ohrmuschel, an den Fußsohlen, Ballen und Zehen sowie die spärliche Behaarung an den Ohren, den Innenseiten der Oberschenkel und am Skrotum.
Das Effluvium post partum entsteht durch hormonale Beeinflussung des Haarzyklus während der Trächtigkeit. Im letzten Drittel der Trächtigkeit, häufiger aber in der Nachgeburtsperiode kommt es zu plötzlichem Haar-

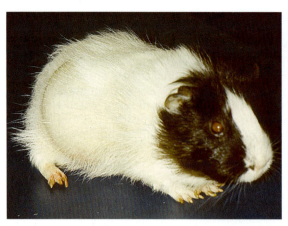

Abb. 44
Alopezie im Flankenbereich aufgrund von Ovarialzysten.

ausfall und Kahlheit in den charakteristischen Hautregionen. Die durch Östrogeneinwirkung während der Trächtigkeit und Laktation ablaufenden Veränderungen in Haut und Haarkleid können zu einer 90–100%igen Wachstumsruhe der Haare und zu nachfolgendem massivem Haarverlust führen. Besonders häufig sind Muttertiere bei intensiver Zuchtnutzung betroffen. Das klinische Bild des postpartalen Haarausfalls ähnelt sehr dem der pathologischen Alopezie.

Pathologische Alopezie

Ätiologie: Diese Form eines flächenhaften Haarausfalls ohne Hautveränderungen kommt beim Meerschweinchen häufig vor. Die Ursache ist ein *erhöhter Hormonspiegel* in Folge hormonal aktiver Ovarialzysten oder einer Östrogenbehandlung.

Klinisches Bild: Es zeigt sich ein beidseitig symmetrischer Haarausfall mit Kahlheit der Flanken, des Bauches und der inneren Oberschenkel. Auffällig ist in der Anfangsphase eine zunehmende Lichtung des Haarkleides im Flankenbereich (Abb. 44). Durch den Östrogenüberschuss lassen sich die gelockerten Haare büschelweise auszupfen.

Therapie: Bei *Ovarialzysten* (siehe Erkrankung der weiblichen Geschlechtsorgane) kann die hormonale Dysregulation durch die subkutane Applikation von Choriogonadotropin oder Chlormadinonacetat (10 mg/ Tier, nach 5–6 Monaten wiederholen) oder durch die Kastration behoben werden.

Dermatomykosen

Dermatomykosen werden beim Meerschweinchen fast ausschließlich durch **Trichophyton mentagrophytes** (Ring- oder Glatzflechte) verursacht. Selten sind sie auf andere Trichophyton- oder auf **Microsporum-Arten** zurückzuführen. Wegen der Übertragbarkeit auf den Menschen (**Zoonose**) sind Hautkrankheiten, die nur den kleinsten Verdacht einer Pilzinfektion aufkommen lassen, diagnostisch abzuklären. Als besonders gefährdet gelten Kinder, die zu ihren Meerschweinchen einen sehr engen Kontakt pflegen. Nicht selten gibt es Tiere, die latent mit Trichophyton mentagrophytes infiziert sind. Viele Autoren weisen auf das hohe Risiko der Übertragung von Mykosen auf Kontaktpersonen hin.

Ätiologie: Die Übertragung geschieht sowohl durch direkten Kontakt mit infizierten Tieren als auch indirekt durch Zwischenträger, denen Pilze oder Sporen anhaften (Putzzeug, Einstreu). Zugekaufte, infizierte Meerschweinchen können bis zu 12 Monate lang symptomlose Sporenträger sein und eine Infektionsquelle darstellen. In abgelösten Borken und Schuppen bleiben die Pilze monatelang ansteckungsfähig. Infektionsbegünstigende Faktoren sind schlechte Haltungsbedingungen, zu hohe Luftfeuchtigkeit, zu hohe Besatzdichte und eine geschwächte Konstitution (bevorzugt junge und alte Tiere betroffen). Auch mangelnde Hautpflege, Ektoparasitenbefall sowie mechanische Einflüsse (Kratzen und Scheuern) setzen die Widerstandskraft der Haut herab und schaffen geeignete Bedingungen für die Ausbreitung der Pilze. Die Hyphen dringen in Haare, Haarwurzeln und Haarbälge ein und umspinnen sie mit einem feinen Myzelgeflecht. Die geschädigten Haare brechen ab oder fallen aus.

Klinisches Bild: Die **Trichophytie** äußert sich beim Meerschweinchen zunächst in Form von runden, haarlosen Stellen im Bereich des Nasenrückens, der Schnauze und der Augenumgebung. Im weiteren Verlauf breiten sich die Veränderungen auf den Rücken und die Gliedmaßen aus. Charakteristisch sind die von einem erhöhten Randsaum umgebenen, teils nässenden, teils von Schuppen und Krusten überlagerten Kahlstellen. Der Krankheitsverlauf wird durch bakterielle Sekundärinfektion kompliziert, wobei Schmutzkeime in die vorgeschädigten Haarbälge eindringen und zur Bläschen- oder Eiterpustelbildung führen. Der Juckreiz ist nur gering ausgeprägt, nimmt aber bei Sekundärinfektion zu.
Die beim Meerschweinchen selten beschriebene **Microsporum-gypseum-**Infektion verläuft vielfach ohne auffällige klinische Krankheitserscheinungen oder mit nur unspezifischen Veränderungen. Sie kann jedoch in Einzelfällen dem klinischen Bild der Trichophytie entsprechen.

Diagnose: Die Probennahme erfolgt im Randbereich der Veränderung. Benötigt werden einige Haare sowie oberflächlich mit einem Skalpell abgeschabte Schuppen. Diese werden dann auf einen Spezialnährboden mit Farbindikator (Fungassay®, Janssen-Cilag) aufgebracht und bebrütet. Der kulturelle Nachweis von Trichophyton-Arten gelingt in bis zu 40 % der Fälle. Es schließt sich die mikroskopische Untersuchung auf Pilzhyphen und Sporen an. Eine Microsporum-Infektion ist mithilfe der UV-Licht-Untersuchung *(Wood'sche Lampe)* anhand einer charakteristischen gelb-grünen Fluoreszenz zu erkennen, jedoch ist eine fehlende Fluoreszenz nicht beweisend für einen negativen Befund.

Therapie: In die lokale Behandlung sind sowohl die befallenen Stellen als auch die umgebenden Hautbezirke einzubeziehen. Vorher sind die veränderten Hautpartien und ihre Umgebung zu scheren. Die Anwendung von lokal wirkenden Antimykotika ist dann angezeigt, wenn die Hautveränderungen gering und wenig ausgedehnt sind. Hierfür eigenen sich Clotrimazol-Präparate oder Enilconazol, 1:50 verdünnt, 1-mal täglich über 4 Tage in 3- bis 4-tägigen Intervallen. Zusätzlich erfolgt eine lokale Jodglycerolpinselung. Eine Erfolg versprechende Behandlung ist die orale Verabreichung von Griseofulvin in Form von Tabletten, 25–30 mg/kg über 3 Wochen. Für die systemische Behandlung mit Ketoconazol 20 mg/kg 1-mal täglich als Suspension oral verabreicht ist Vorsicht geboten. Es können dabei Magen-Darm-Symptome auftreten. Bei Leberschädigungen ist Ketoconazol nicht einzusetzen! Gegen die bakteriellen Infektionen kann systemisch Enrofloxacin verabreicht werden.

Wichtig ist die Verbesserung der Hygiene, der Haltungsbedingungen und der Fütterung. Erkrankte Tiere sind zu isolieren, getrennt zu pflegen und von Kindern fern zu halten. Bei der Pflege und Reinigung sollten sowohl erkrankte als auch symptomlose Tiere eines betroffenen Bestandes mit Gummihandschuhen angefasst werden. Zur Hände- und Geräte-Desinfektion sind hautpilzwirksame Mittel zu verwenden. Dermatomykosen sind Zoonosen!

Allergien

Ätiologie: Auslösende Ursachen sind in vielen Fällen die verwendete Einstreu. Als *Allergene* wirkten Heustaub, Stroh, Sägemehl, Hobelspäne (v.a. von exotischen Holzarten), Katzenstreu. Shampoo- oder Seifenhaarwäschen, wie sie gar nicht so selten bei Langhaarmeerschweinchen praktiziert werden, können ebenfalls allergische Reaktionen auslösen.

Klinisches Bild: Pruritus, Dermatitis und Alopezie stehen im Vordergrund der Symptomatik. Es kann starke Unruhe auftreten; das Allgemeinbefinden ist dann nicht selten gestört. Die Tiere erkranken an einer Konjunktivitis unterschiedlichen Grades.

Diagnose: Nach Abstellen der auslösenden Ursache (z.B. Einstreuwechsel) tritt bei einer allergischen Reaktion eine Besserung ein. Differenzialdiagnostisch sind parasitologische oder mykologische Ursachen durch gezielte Untersuchung auszuschließen.

Therapie: Nachdem das Allergen aus der Umgebung der Tiere entfernt wurde, normalisiert sich die Haut auch ohne Medikamentengabe. Die Einstreu ist zu wechseln oder bis zum Abklingen des Juckreizes und der Dermatitis ganz zu entfernen. Als Unterlage eignet sich in diesem Fall Zellstoff. Bei stark ausgeprägtem Juckreiz ist jedoch eine systemische Behandlung mit Corticosteroiden angezeigt (1 mg/kg Prednisolon oder Dexamethason s.c.). Die Konjunktivitis wird mit Vitamin-A- oder corticosteroidhaltigen Augentropfen bzw. Augensalben behandelt.

Hautverletzungen

Ätiologie: Hautverletzungen kommen durch Beißereien oder andere *Traumatisierung* (z.B. an scharfen Kanten) zu Stande. Soziale Auseinandersetzungen und *Rangordnungskämpfe* führen v.a. bei geschlechtsreifen Männchen zu Bissverletzungen. Eine zu hohe Besatzdichte oder räumliche Beengtheit sowie ungenügende oder zu späte Gewöhnung der Tiere aneinander können die Ursachen dafür sein. Verletzungen größeren Ausmaßes können durch Fremdeinwirkung, besonders durch fleischfressende Haus- und Wildtiere bzw. Greifvögel (siehe Haltung), verursacht werden.

Klinisches Bild: Rangordnungskämpfe verursachen zahlreiche oberflächliche, frische bzw. zum Teil verschorfte Wunden am Rücken und an den Flanken sowie zerbissene Ohrränder.

Therapie: Nach evtl. vorheriger Anästhesie sind bestehende Blutungen zu stillen und die Wunde und ihre Umgebung zu säubern. Oft genügt bei Flächenblutungen bereits eine Drucktamponade oder das Auflegen eines Gelaspon®-Schwammes (Hämostyptikum). Über eine operative Wundversorgung entscheiden Zustand und Größe der Verletzung. Kleine Wunden heilen bei entsprechender Wundversorgung ohne Wundverschluss. Größere, frische Wunden sind chirurgisch zu versorgen. Bei sozialen Auseinandersetzungen sind unverträgliche Tiere zu trennen, andernfalls ist die Besatzdichte im Käfig zu verringern.

Neoplasien der Haut

Ätiologie und klinisches Bild: Als Hauttumoren bezeichnet man neoplastische Umfangsvermehrungen der Haut und Unterhaut. Die Häufigkeit ihres Vorkommens steigt mit zunehmendem Lebensalter. Bei Meerschweinchen sind ca. 15% aller Neubildungen Hauttumoren. Sie sind im Allgemeinen *gutartig und operabel.* Zu ihnen zählen die *Talgdrüsenadenome, Fibropapillome und Lipome.* Talgdrüsenadenome bilden sich nach sekundärer Anschoppung von Talgdrüsensekret, Haarfragmenten und Keratin durch verlegte Drüsenausgänge. Besonders häufig erkrankt das Drüsenfeld der Glandula caudalis in der Sakralgegend etwa 1 cm

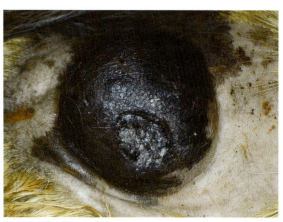

Abb. 45
Stark pigmentiertes Talgdrüsenadenom mit Hautläsion im Lendenwirbelbereich.

dorsal des Anus. Talgdrüsenadenome (Atherom, Trichofollikulom) kommen aber auch in anderen Hautregionen vor. Sie sind durch eine dünne, schwarz pigmentierte, fast haarlose Haut gekennzeichnet (Abb. 45). Sie weisen feste Konsistenz auf und enthalten ein talgiges graues Sekret. Spontan entleerte oder ausgedrückte Adenome hinterlassen große, sehr schlecht heilende Wunden. Talgdrüsenadenome und Lipome sind auf der Unterlage gut verschieblich.

Mammatumoren sind seltener. Sie werden sowohl bei weiblichen als auch bei männlichen Meerschweinchen diagnostiziert und können gutartig oder auch bösartig sein. Gutartige Mammatumoren sind in der Regel gut abgesetzt und stellen bei der operativen Entfernung kein Problem dar. Bei *malignen Tumoren* sind Rezidive keine Seltenheit. *Plattenepithelkarzinome* und *Talgdrüsenadenokarzinome* kommen ebenfalls beim Meerschweinchen vor.

Diagnose: Die Diagnose wird aufgrund der Lokalisation, der Konsistenz und eventuell der Punktion gestellt. Bei Verdacht auf Malignität kann die Diagnose durch eine Nadelbiopsie gesichert und danach weitere Schritte erwogen werden.

Therapie: Nach Allgemeinanästhesie, Rasur und Desinfektion des Operationsfeldes lassen sich gutartige Tumoren nach lanzett- oder kreisförmiger Hautumschneidung samt Kapsel relativ einfach herausschälen. Bei großen Wundflächen verhindert eine anschließende Raffung des Unterhautbindegewebes eine Höhlenbildung. Die Haut wird mit Einzelknopfnähten oder rückläufigen Nähten verschlossen. Zur Wundabdeckung eignet sich ein Spray-Verband.

Zur Cheilitis siehe fütterungsbedingte Erkrankungen.

Ohrerkrankungen

■ Otitis externa

Die Otitis externa betrifft sowohl die Ohrmuschel als auch den äußeren Gehörgang. Sie tritt einerseits selbstständig auf, kann aber andererseits auch in Zusammenhang mit generalisierten Hauterkrankungen oder als Folge einer Mittelohrentzündung vorkommen.

Ätiologie: In der Praxis häufiger auftretende Befunde an der **Ohrmuschel** sind Bissverletzungen verursacht durch Haltungsfehler (Rangordnungskämpfe durch zu hohe Besatzdichte oder ungenügende Gewöhnung der Tiere aneinander) sowie Dermatitiden unterschiedlicher Ursache (Kratzverletzungen infolge Ektoparasitenbefalls, allergische Reaktionen, Mykosen). Für die seltener beobachtete *Erkrankung des äußeren Gehörganges*, welche zumeist mit einer vermehrten Zerumen- und Exsudatbildung einhergeht, kommen v.a. Fremdkörper, Milben und starke Verschmutzung als entzündungsauslösende Faktoren in Betracht. Es können dabei Zeruminalpfröpfe oder sogar eine Otitis purulenta entstehen. Milben spielen als Erreger die größte Rolle. Während bei Trixacarus-caviae-Befall (siehe Ektoparasitosen) v.a. die Ohrmuscheln betroffen sind (Kopfräude), werden die äußeren Gehörgänge eher von Kaninchenräudemilben (Psoroptes cuniculi) besiedelt. Eine hohe Luftfeuchtigkeit begünstigt die Ansiedelung von Pilzen im Gehörgang.

Klinisches Bild: Bei der Otitis externa fallen Unruhe, Kopfschütteln und Juckreiz auf. Die entzündete Haut ist gerötet und verdickt. Bei Epitheldefekten (Erosionen, Ulzera) kommt es zur Exsudation, die je nach Art des Erregers serös, eitrig oder hämorrhagisch sein kann. Der äußere Gehörgang kann durch Exsudat oder krümelige Massen (z.B. gelbbraune, großschuppige, bröckelige Krusten bei der Psoroptes-Räude) verlegt sein. Dicke, graugelbe, fettige Krusten auf den Ohrmuscheln charakterisieren die Kopfräude.
Bei bakterieller Infektion ist oft das umliegende Fell durchfeuchtet und verklebt.

Diagnose: Bringt man etwas von dem krümeligen Material aus dem äußeren Gehörgang auf ein schwarzes Papier auf, so sind die Ohrräudemilben bei guter Lichtquelle bereits ohne Mikroskop erkennbar. Sicherer ist der Nachweis von Räudemilben, wenn die Probe anschließend mit 10%iger Kalilauge versetzt und 30 Minuten stehen gelassen wird. Wenn man sofort mikroskopisch untersuchen will, erwärmt man den Objektträger etwa 15 Sekunden lang vorsichtig über der Flamme.
Bei bakteriellen Infektionen ist die kulturelle Ermittlung der beteiligten Erreger sowie die Feststellung ihrer Resistenz gegenüber Chemotherapeutika (Antibiogramm) anzuraten.

Therapie: Die Behandlung der Otitis externa richtet sich nach dem Erregerspektrum. Nach vorherigem Reinigen des Gehörganges mit einem Watteträger ohne alkoholhaltige Ohrreinigungsmittel werden entzündungshemmende oder antibiotisch wirkende Salben bzw. Ohrentropfen, erforderlichenfalls auch Antiparasitika (z.B. 2–3 Tropfen Ivomec S® 0,27% in Verdünnung 1:50 mit Propylenglykol, 2x nach je einer Woche wiederholt) in das betroffene Ohr gegeben.

■ Otitis media und Otitis interna

Ätiologie: Die Otitis media und die Otitis interna treten beim Meerschweinchen relativ häufig auf. Ursächlich handelt es sich meist um Staphylokokken, hämolysierende Streptokokken, jedoch wird auch von Infektionen mit Diplokokken, Bordetellen und Klebsiellen berichtet.

Klinisches Bild: Oft besteht gleichzeitig eine Infektion der oberen Atemwege (Rhinitis, Tracheitis, Konjunktivitis). Bei beiden Otitisformen ist das Allgemeinbefinden je nach Schwere der Infektion und ihrer Ausdehnung mehr oder weniger stark beeinträchtigt (Apathie, Fressunlust, Fieber).
Die akute ein- oder beidseitige *Otitis media* bleibt oft klinisch stumm, die chronische Form verläuft ebenfalls unauffällig. Im Mittelohr sammelt sich reichlich Eiter an. Später treten Knochenveränderungen hinzu. Ist das Trommelfell perforiert, findet man Haut und Haarkleid in der Ohrumgebung mit Exsudat verschmiert.
Die akute *Otitis interna* kann aus einer akuten oder chronischen Mittelohrentzündung hervorgehen. Durch die Beeinträchtigung des Vestibularapparates entstehen Gleichgewichtsstörungen. Der Kopf wird zur erkrankten Seite gehalten oder das Tier legt ihn auf den Boden, die gesunde Seite nach oben. Typisch sind Dreh-, Kreis- und Rollbewegungen zur erkrankten Seite hin. Unsicherer Gang, Ataxien und Nystagmus weisen gleichfalls auf eine Otitis interna hin. Differenzialdiagnostisch muss an eine Meningoenzephalitis gedacht werden.

Diagnose: Das klinische Bild legt den Verdacht einer Erkrankung des inneren Ohres nahe. Bei narkotisierten Meerschweinchen kann die Otitis media zu einem hohen Prozentsatz röntgenologisch diagnostiziert werden (Darstellung der angefüllten Bulla tympanica).

Therapie: Eine Behandlung der Otitis interna bzw. media mit Breitspektrumantibiotika bringt meist nicht den gewünschten Erfolg. Bei stark gestörtem Allgemeinbefinden ist eine Euthanasie anzuraten.

Augenerkrankungen

Abgesehen von den traumatisch bedingten Erkrankungen kommen beim Meerschweinchen relativ *wenige primäre Augenkrankheiten* vor. Im Vordergrund stehen erworbene Erkrankungen, die sich vor allem auf die vorderen Augenabschnitte (Augenlider, Lidränder, Bindehäute, Tränendrüsen und die Hornhaut) beschränken und oft Symptome bakterieller und viraler Infektionskrankheiten des Respirationstraktes sind.
Den verhältnismäßig großen Augen der Meerschweinchen *fehlt der natürliche Schutz durch eine Nickhaut,* die nur rudimentär angelegt ist. Äußere Reize können deshalb schneller auf das Auge einwirken.
Nichtinfektiöse Entzündungen können durch exogene Noxen wie beispielsweise Staub- und Schmutzpartikel (Einstreu) und reizende Gase, durch fehlerhafte Haltungsbedingungen (Zugluft), mechanische Irritationen (z.B. Fremdkörper, Parasiten), aber auch durch Allergene (Blütenpollen, Arzneimittel) ausgelöst werden.

Konjunktivitis

Ätiologie: *Nichtinfektiöse Entzündungen* durch äußere Reize, wie auch erregerbedingte Entzündungen der Bindehäute sind in ihrer Erscheinungsform abhängig von der Art und Menge der Noxe bzw. der Erreger, die auf das Tier einwirken, sowie von der Widerstandskraft des Tieres. Letztere wird wiederum beeinflusst von den Haltungsbedingungen, der Fütterung etc.
Folgende *Erreger* von Atemwegsinfektionen können neben respiratorischen Krankheitserscheinungen auch eine akute oder chronische Bindehautentzündung verursachen:
Bordetellen, Pasteurella multocida, Pseudomonaden, Staphylokokken, Streptococcus pneumoniae, das Virus der lymphozytären Choriomeningitis (Arena-Virus), das die Speicheldrüsenvirusinfektion verursachende Cytomegalovirus (Herpesvirus) und Mykoplasmen.
Auch bei einer generalisierten lymphatischen Leukose werden sowohl in den Augenlidern als auch in den Konjunktiven hochgradige leukotische Infiltrationen nachgewiesen.
Zu den nichtinfektiösen Ursachen für Konjunktividen zählen die Irritation durch Fremdkörper (z.B. Einspießen von Einstreumaterial), allergische Reaktionen sowie fehlerhafte Haltungsbedingungen (z.B. Zugluft, Staub).

Klinisches Bild: Die akute Konjunktivitis äußert sich in beidseitiger Rötung und Schwellung der Bindehaut (Chemosis), in deutlicher Gefäßinjektion, in Exsudation (je nach Stadium und Erregertyp serös, schleimig, eitrig oder hämorrhagisch) und evtl. auch in Lichtscheu.

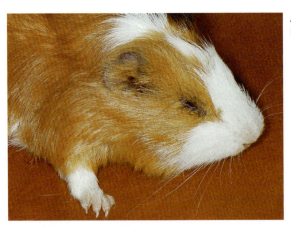

Abb. 46
Purulente Konjunktivitis.

Durch eingetrocknetes Exsudat entstehen Krusten, die die Lider verkleben (Abb. 46). Greift die Entzündung auf die äußere Haut über, verursacht sie Haarausfall (Brillenbildung).
Liegt eine Atemwegsinfektion zugrunde, sind neben einer serösen oder purulenten Konjunktivitis häufig Inappetenz, Abmagerung, struppiges Fell, Nasenausfluss und Atembeschwerden zu beobachten.

Diagnose: Das klinische Bild ist meist eindeutig. Zu beachten ist jedoch die Tatsache, dass die physiologische Färbung der Konjunktiven beim Meerschweinchen nicht blass-rosa, sondern rötlich ist. Es ist eine mikrobiologische Untersuchung mit kulturellem Erregernachweis angezeigt. Eine Erregerresistenzbestimmung gibt Sicherheit für die Therapie.

Therapie: Zunächst reinigt und spült man das Auge und seine Umgebung mit körperwarmer, physiologischer Kochsalzlösung. Warme Fencheltee-kompressen 2- bis 3-mal täglich wirken hyperämisierend. Chemotherapeutisch wirkende Augentropfen oder Augensalbe auf Chloramphenicol- oder Sulfonamidbasis können 3- bis 5-mal täglich lokal angewendet werden (entsprechend Antibiogramm). Ist der Allgemeinzustand stark gestört, sollten systemische Antibiotika zusätzlich eingesetzt werden. Bei einer nichtinfektiösen Bindehautentzündung sind Vitamin-A-haltige Augenpräparate ausreichend.

■ Blepharitis

Lidentzündungen betreffen entweder das ganze Lid oder nur den Lidrand. Die Blepharitis kann Begleitsymptom einer Konjunktivitis sein, oder sie leitet sich aus Krankheiten der umliegenden Haut ab.

Augenerkrankungen

Ätiologie: Gesunde Tiere putzen und pflegen ihre Haut und ihr Fell, was für die Gesunderhaltung wichtig ist. Bei gestörtem Allgemeinbefinden wird dieser Putztrieb vernachlässigt oder sogar eingestellt. Dadurch wird dem Haften und Eindringen von Erregern Vorschub geleistet. Zudem gelangen auch bei übertriebenem Putzverhalten und Kratzen (z.B. bei Ektoparasitenbefall) Erreger über die Konjunktiven bzw. kleine Hautläsionen in die Lidhaut und breiten sich aus. Neben dem Lidrand werden die Lidranddrüsen von Keimen besiedelt. Dabei reagiert die Lidhaut mit starker Ödematisierung. Meist ist die Blepharitis *Ausdruck geschädigter Abwehrmechanismen der Haut*. Eine Mangelernährung (v.a. Vitamin-C- und Fettsäuremangel) begünstigt eine Blepharitis.

Klinisches Bild: Die Blepharitis äußert sich in eitrig-schmierigen Belägen der Lider, Ödematisierung und Krustenbildung. Die Lider sind hochgradig verdickt und schmerzhaft.

Diagnose: Die Diagnose ergibt sich aus dem klinischen Bild. Es ist auf das Vorliegen von Grundkrankheiten zu achten.

Therapie: Wichtig ist eine Verbesserung der hygienischen Situation. Etwaige Grunderkrankungen sind zu behandeln (Ektoparasitenbefall siehe Kapitel Hauterkrankungen).
Die Behandlung der Blepharitis erfolgt lokal und symptomatisch. Die Lidränder sind sorgfältig zu reinigen. Schuppen und Borken werden mit Vitamin-A-haltigem Öl (Vitadral®) oder hautwarmen feuchten Kompressen gelöst, anschließend wird mit antiseptischer Augensalbe (Noviform® 1%) oder Vitamin-A-haltigen Augensalben behandelt. Bei bakterieller Infektion richtet sich die Therapie nach dem Erregerspektrum. Zusätzlich können bei phlegmonösen Entzündungen hyperämisierende Maßnahmen und bei allergischen Reaktionen Corticosteroide zur Anwendung kommen.

■ Keratitis

Ätiologie: Hauptsächliche Auslöser einer Hornhautentzündung sind oberflächliche Verletzungen durch in der Umgebung der Tiere vorkommende Fremdkörper wie Heu, Stroh und verholzte Stängelteile. Auch greift häufig die Entzündung der Bindehaut auf die Hornhaut über (Keratokonjunktivitis). Resistenzmindernde Faktoren, wie gestörtes Allgemeinbefinden, bakterielle oder virale Keimbesiedlung der Bindehaut, aber auch mangelnde Tränenproduktion oder chronische Irritation können das physiologische Milieu der Hornhaut stören. Keime siedeln sich auf der Hornhaut an. Schon kleinste Läsionen ermöglichen dann ein Eindringen in das Hornhautstroma und die Ausbildung einer Keratitis mit Hornhautödem und Gewebezerfall (Ulzeration). Meerschweinchen werden jedoch häufig

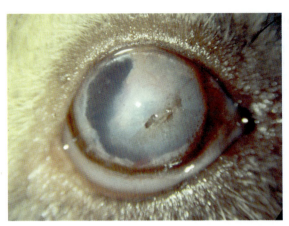

Abb. 47
Tiefe Keratitis.

erst dann in der Praxis vorgestellt, wenn sich die Hornhaut zu trüben beginnt. Chirurgische Eingriffe am Auge sind dann erforderlich, wenn eine perforierende Läsion der Hornhaut vorliegt. Bei einer Verletzung der Hornhaut ist immer damit zu rechnen, dass in die Wunde gelangte Schmutzkeime zur Panophthalmie führen können.

Klinisches Bild: Bei der Untersuchung fällt außer dem Hornhautdefekt eine von der Läsion ausgehende Eintrübung durch ein Hornhautödem auf. Im Gegensatz zur *oberflächlichen*, durch das Ödem matt bis milchig-blau erscheinenden *Verletzung der Kornea*, zeigt sich bei einer *tiefen Keratitis* die Eintrübung variierend, nämlich von einem schwachen Belag (Ödem) bis hin zu einem dichten Stroma, hervorgerufen durch Vaskularisierung und Pigmenteinlagerung (Abb. 47). Der Patient zeigt Schmerzempfinden, Lichtscheu und Juckreiz.

Diagnose: Mit Hilfe der Fluoresceinlösung lässt sich das Ausmaß der Läsion ermitteln. Bei einem Blepharospasmus als Ausdruck starker Schmerzen kann zur Erleichterung der Untersuchung ein Lokalanästhetikum ins Auge eingeträufelt werden. Der Verdacht einer mangelnden Tränenproduktion kann mithilfe des Tränentests nach Schirmer geprüft werden.

Therapie: Bei oberflächlichen Hornhautläsionen verabreicht man mindestens 5-mal täglich Chloramphenicol-haltige Augentropfen oder -salbe, wenn notwendig Tränenersatzlösungen auf der Basis von Methylcellulose. Bei tieferen Läsionen wird am narkotisierten Tier eine partielle Bindehautdeckung der Hornhaut oder ein Verschluss der Lidränder angelegt, um das Auge vor weiteren Verletzungen durch Scheuern und Kratzen zu schützen. Ein oder zwei rückläufige Fäden werden zwischen Lidhaut und Conjunctiva so geführt, dass die Fäden nicht mit der Hornhaut in Berührung kommen. Es ist zu beachten, dass zwischen zwei Knopfnähten ein genügend großer Zwischenraum bleibt, durch den antibiotisch wirkende Augensalbe oder -tropfen auf das Auge aufgebracht werden können. Der Verschluss bleibt für 2 Wochen bestehen. Über die Notwendigkeit einer anschließenden konservativen oder chirurgischen Weiterbehandlung entscheidet der klinische Befund.

Fibrinablagerungen

Bei *Jungtieren* findet man nicht selten punktförmige Fibrinablagerungen in der vorderen Augenkammer, die aber nach kurzer Zeit ohne Behandlung verschwinden. Als auslösende Ursache kann eine *Uveitis* angenommen werden. Die Uvea reagiert auf Erreger mit zelliger Infiltration und Abscheidung zelliger Bestandteile ins Kammerwasser. Sie besitzt eine ausgeprägte immunologische Sensibilität. Durch das Freiwerden unterschiedlicher Antigene werden Entzündungsschübe mit Prostaglandinausschüttung ausgelöst. Prostaglandine lockern die Blut-Kammerwasser-Schranke, wodurch dem Einströmen in das Kammerwasser Vorschub geleistet wird. Im Ergebnis einer schubweisen Abgabe antigenwirkender Bakterien und ihrer Toxine (z.B. im Zusammenhang mit Fokuserkrankungen oder Allergenen bei Virusinfektionen und Parasitosen) kann die Uvea mit sehr akut verlaufender, fibrinöser Entzündung reagieren (Schmidt 1993). Bei älteren Tieren konnten derartige Fibrinabscheidungen bisher nicht festgestellt werden.

Panophthalmitis

Ätiologie: Vornehmlich durch perforierende Hornhaut- oder Skleralwunden oder ulzerierende Keratitiden kommt es zu einer *eitrigen Entzündung des Bulbus*. Beteiligt sind v.a. Staphylococcus aureus und Streptokokken. Gelegentlich führen auch Abszesse und Fremdkörper im Zahnwurzelbereich der letzten Molaren zu einer Panophthalmitis.

Diagnose: Die Diagnose kann aufgrund des klinischen Bildes gestellt werden. Wegen der starken Schmerzhaftigkeit sollte vor Untersuchungsbeginn Ocybuprocain ins Auge geträufelt werden.

Therapie: Im Anfangsstadium kann eine intensive Therapie sowohl lokal als auch systemisch mit einem Chemotherapeutikum versucht werden. Meist kommen therapeutische Maßnahmen zur Rettung des Auges zu spät. Dann ist die Bulbusexstirpation (siehe Therapie Exophthalmus) die einzige Möglichkeit, eine Ausbreitung des infektiösen Prozesses auf die Orbita zu verhindern. Die Fremdkörpersuche, Abszesseröffnung und Drainage erfolgt hinter dem letzten Molaren.

Exophthalmus

Ätiologie: Für einen plötzlich auftretenden Exophthalmus bzw. eine Luxatio bulbi kommen verschiedene Ursachen in Frage. Häufig handelt es sich um die Folge eines Unfalls, von Beißereien oder anderen äußeren Traumen. Abszesse oder Neubildungen im Augenhintergrund (z.B. bei Leukose, siehe dort) können ebenfalls einen Exophthalmus verursachen.

Klinisches Bild: Ist der Bulbus aus der Orbita vorgedrückt, strangulieren die Augenlider ringförmig den vorgelagerten Augapfel. Schon innerhalb kurzer Zeit entwickelt sich ein Stauungsödem mit Anschwellen der Bulbusbindehaut (Chemosis). Die aufgrund des Traumas entstehende Blutung in der Orbita und das Ödem verstärken die Verlagerung zusätzlich. Die nicht mehr von den Augenlidern bedeckte Hornhautoberfläche trübt sich und trocknet ein. Ist die Pupille eng gestellt, kann der Sehnerv noch intakt sein.

Therapie: Zur Erhaltung der Funktionsfähigkeit des Auges ist schnelle Hilfe notwendig. Auflegen kalter Kompressen und sofortiges Feuchthalten der Hornhaut sollten schon vom Besitzer vorgenommen werden. In der tierärztlichen Praxis wird nach Versorgen der Hornhaut mit fetthaltiger antibiotischer Augensalbe und feuchten Kühlkompressen das Tier narkotisiert und das *Auge reponiert*, wenn erforderlich, nach lateraler Kanthotomie.
Zur Verhinderung eines erneuten Vorfalls des rückverlagerten, gestauten Bulbus werden die Lider durch rückläufige Nähte für 14 Tage verschlossen. Das Auge ist dann über einen Spalt im medialen Augenwinkel 5-mal täglich mit antibiotischen Augentropfen zu versorgen. Ist eine Reposition des Bulbus nicht möglich (Abszess oder Neubildung im Hintergrund der Orbita) oder ist der Bulbus zu sehr geschädigt (nach Hornhautperforation oder durch eine bereits bestehende Panophthalmitis), muss der Bulbus exstirpiert werden.

Bulbusexstirpation
Vorgehen: Umschneidung der Lidränder, Freipräparieren und Entfernen der Tränendrüse, Trennen der Bindehaut von der äußeren Haut, den äußeren Augenmuskeln und den bulbären Faszien unter Durchschneidung des Sehnervs und der Bulbusgefäße. Die starke Blutung der A. ophthalmica externa kann durch eine Drucktamponade (Vasenoltamponadestreifen) eingedämmt werden. 24 Stunden später kann der Tampon ohne Verklebungen entfernt werden. Findet sich in der Tiefe der Augenhöhle ein Abszess, ist er gründlich auszuräumen. Die Lidränder werden bis auf einen kleinen Spalt im medialen Augenwinkel mit Knopfnähten zu einem Ankyloblepharon vereinigt. Die Hautfäden sind nach 10 Tagen zu ziehen.

Atemwegserkrankungen

Atemwegsinfektionen kommt eine **hohe Bedeutung unter den Krankheiten des Meerschweinchens** zu. Die besondere Anfälligkeit der Nager dafür erklärt sich einerseits aus der anatomischen Beschaffenheit ihres Atmungsapparates (siehe anatomische und physiologische Besonderheiten). Dass dieses Organsystem jedoch so häufig erkrankt, liegt v.a. an den oft nicht optimalen Haltungsbedingungen und den verschiedenen auf das Meerschweinchen einwirkenden Infektionsquellen.

Ätiologie: Häufig sind entscheidende **Haltungsfehler** für das Zustandekommen einer klinisch manifesten Atemwegsinfektion verantwortlich. Zugluft, plötzliche Temperaturwechsel, Bodennässe, Unterkühlung und Überhitzung bei zu geringer Luftfeuchtigkeit während der Heizperiode, ungenügendes Trocknen des nassen Fells nach dem Baden sowie Hypovitaminosen, Mangelernährung, andere Grundkrankheiten und Stresssituationen (zu hohe Besatzdichte, permanente Angst) können die körpereigenen Widerstandskräfte schwächen und für eine Atemwegsinfektion empfänglich machen.

Zahlreiche Bakterien und Viren verursachen akut oder chronisch verlaufende Erkrankungen mit unterschiedlich stark ausgeprägten Symptomen (siehe bakterielle Infektionen mit vorwiegend respiratorischer Symptomatik und Virusinfektionen). Meerschweinchen infizieren sich durch Niesen, Husten, Tröpfcheninfektion und Staubaufwirbelung, durch zugekaufte, gesund erscheinende Tiere, die Keimträger und Ausscheider sind, oder in seltenen Fällen auch durch den Menschen. In Beständen können Erreger unter Umständen durch infizierte Schadnager eingeschleppt oder durch verunreinigtes Futter aufgenommen werden.

Klinisches Bild: Je nach Organbesiedlung und Ausbreitung des Erregers entwickeln sich unterschiedliche Symptome. Rhinitis, Konjunktivitis und seröser Augenausfluss sind oft erste Krankheitszeichen. Bei einer Ausweitung des Infektionsgeschehens kann es zu purulentem Nasenausfluss mit Verkrustungen im Nasenbereich kommen. Zu beachten ist das Fell im Bereich der Innenflächen der Vorderextremitäten, das durch das ständige Wischen der Nase verschmutzt und verklebt. Dieser Befund kann einen wichtigen Hinweis auf das Vorliegen einer Erkrankung liefern, sofern andere Symptome weniger ausgeprägt sind. Neben Niesen, Keuchen und Husten fallen erschwerte Atmung bzw. Atembeschleunigung auf.
Isolierte, nicht exsudative Bronchitiden sind klinisch stumm. Ist die Lungenentzündung Teilerscheinung eines generalisierten Infektes (Sepsis, Septikopyämie), so dominieren oft die Symptome anderer, vom gleichen Erreger befallenen Organe.
Besitzer stellen erkrankte Tiere meist relativ spät aufgrund ihrer Teilnahmslosigkeit in der Praxis vor.

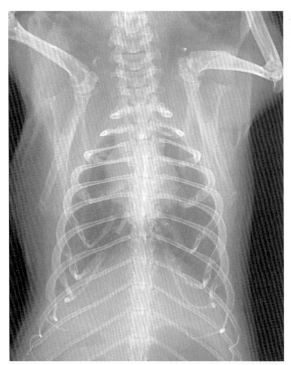

Abb. 48a+b
Röntgenologischer
Normalbefund Thorax.

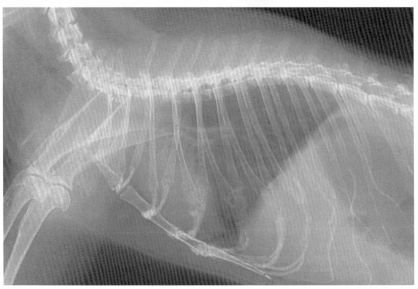

Abmagerung, Inappetenz, Fieber, fast geschlossene Augen, glanzloses und gesträubtes Fell und flache, hochfrequente Atmung deuten in ihrer Kombination auf eine Pneumonie hin. Sie stellt eine der häufigsten Todesursachen dar, v.a. wenn Meerschweinchen in größeren Beständen gehalten werden. Chronisch erkrankte Tiere können nach 6–8 Wochen sterben.

Diagnose: Oft erschwert der Mangel an eindeutigen Symptomen eine diagnostische Aussage. Eine röntgenologische Untersuchung ist im Verdachtsfall angebracht. Es schließt sich die Ermittlung des Erregerspektrums (kultureller Erregernachweis) und der Resistenzlage *(Antibiogramm)* an. Bei Erkrankungen großer Bestände ist eine Sektion anzustreben.

Therapie: Je nach Empfindlichkeit des Erregers erfolgt die Auswahl eines parenteral zu verabreichenden Breitspektrumantibiotikums. Geeignet sind Chloramphenicol, Enrofloxacin oder eine Trimethoprim-Sulfonamid-Kombination. Unterstützend wirken Vitamin-C- oder Multivitamingaben, Paramunitätsinducer und Mukolytica. Bei stark gestörtem Allgemeinbefinden, Futterverweigerung und Exsikkose ist die subkutane Applikation von Glucose 5%ig und Vollelektrolytlösung angezeigt. Die speziellen Behandlungshinweise sind im Kapitel Bakterielle Erkrankungen mit vorwiegend respiratorischer Symptomatik erläutert.

Prophylaxe: Die Prophylaxe von Atemwegserkrankungen umfasst vorwiegend gute Haltungsbedingungen (s.o.) und strenge hygienische Maßnahmen. Insbesondere beim Zukauf von Tieren muss immer eine Quarantänezeit eingehalten werden.

Herz-Kreislauf-Erkrankungen

Herz- und Kreislauferkrankungen werden beim Meerschweinchen nur selten beobachtet. Jedoch können Stress und hohe Temperaturen über einen längeren Zeitraum hinweg zu einer Herz-Kreislaufinsuffizienz führen.

■ Überhitzung

Ätiologie: Werden Meerschweinchen hohen Umgebungstemperaturen oder intensiver Sonneneinstrahlung ausgesetzt, ohne dass sie sich an einen kühlen, schattigen Platz zurückziehen können, so kommt es sehr schnell zu einer Überhitzung der Tiere, besonders wenn zusätzlich die relative Luftfeuchtigkeit hoch ist und eine stärkere Luftbewegung fehlt. Was die Wärmeabgabe betrifft, so verfügt das Meerschweinchen über ein lediglich *gering ausgeprägtes Thermoregulationssystem* (siehe anatomische und physiologische Besonderheiten). Meerschweinchen können nicht schwitzen und im Gegensatz zum Hund ist der Hechelmechanismus nur sehr unvollkommen entwickelt. In ihrer natürlichen Umgebung müssen sich die Tiere v.a. kühleren Temperaturen anpassen können, weshalb sie ein dichtes Fell besitzen. Letzteres erschwert die Wärmeabgabe zusätzlich. Die Überhitzung wird begünstigt durch ein fehlendes oder *unzureichendes Trinkwasserangebot*. Besonders gefährdet sind schwere, fette oder trächtige Tiere.

Klinisches Bild: Symptome sind völlige Teilnahmslosigkeit, schnelle, flache Atmung, erhöhter, schwacher Puls und zyanotische Schleimhäute.

Diagnose: Dem Vorbericht und der Temperaturmessung kommen bei dieser Erkrankung besondere Bedeutung zu. Das sehr plötzliche Auftreten schwerer Symptome gibt einen Hinweis darauf, dass es sich um ein nichtinfektiöses Geschehen handeln könnte.

Therapie: Wird die Ursache nicht schnell erkannt und eine Behandlung eingeleitet, sterben die betroffenen Tiere an Kreislaufversagen. Der Patient muss *sofort* an einen kühlen, dunklen Ort gebracht und in ein nasses, kaltes Tuch eingewickelt werden. Nasse, kalte Kopfkompressen und das Eintauchen von Gliedmaßen in kühles, nicht zu kaltes Wasser tragen zum schnelleren Abklingen des Wärmestaus bei. *Auf keinen Fall dürfen die Tiere mit dem ganzen Körper in kaltes Wasser getaucht werden,* da Schockgefahr besteht. Zur Verhinderung eines Kreislaufversagens werden schnell wirkende Corticoide verabreicht. Auf eine ausreichende subkutane Flüssigkeitssubstitution ist zu achten.

Hypertrophe Kardiomyopathie

Ätiologie: Beim Meerschweinchen kommt vorwiegend die hypertrophe Kardiomyopathie (linksventrikuläre Hypertrophie) mit vergrößertem Herzen und verstärktem Herzspitzenstoß vor. Wichtig ist die Anamnese, die oft eine Erkrankung anderer Organe als auslösende Ursache für eine meist schon fortgeschrittene Erkrankung des Herz-Kreislauf-Apparates erkennen lässt. Erreger gelangen über die Blutbahn in das Myokard und verursachen dort eine diffuse interstitielle Entzündung oder im Falle von Staphylococcus aureus kleinere oder größere Abszesse im Myokard. Derartige Schädigungen des Herzens werden bei Meerschweinchen aber erst postmortal diagnostiziert.

Klinisches Bild: Meerschweinchen mit dem klinischen Bild einer Herzinsuffizienz sind bewegungsunlustig, fressen schlecht und verlieren an Gewicht. Auffällig können Dyspnoe, zyanotische Schleimhäute und kalte Extremitäten sein.

Diagnose: Neben der Anamnese umfasst die diagnostische Untersuchung des Herz-Kreislaufsystems die Adspektion, Palpation und Auskultation. Bei der Adspektion werden Verhalten, Körperhaltung und Atemtyp vermerkt. Der Herzschlag ist am besten in der Nähe der Herzspitze am linken Rand des Sternums zu palpieren. Bei der Auskultation lassen sich gedämpfte Herztöne ermitteln. Auf Herzgeräusche ist zu achten. Mögliche Befunde bei der Untersuchung des Abdomens können Ascites oder Lebervergrößerung sein.

Die Verdachtsdiagnose einer Herzinsuffizienz kann durch Röntgenaufnahmen, EKG und Sonografie erhärtet werden. Im Röntgenbild ist ein vergrößerter Herzschatten und ein Lungenödem zu erkennen. Die Vorhofvergrößerung ergibt bei dorso-ventralem Strahlengang das Bild einer verbreiterten Herzbasis. Das Lungenödem ist durch wolkige Verdichtungen gekennzeichnet.

Das Elektrokardiogramm wird in rechter Seitenlage abgenommen. Registriert werden die bipolaren Extremitätenableitungen nach Einthoven. Die Elektroden werden mithilfe von Krokodilklemmen an der mit Alkohol angefeuchteten Haut über den Olecrana bzw. den Tuberositates tibiae befestigt. Die Schreibgeschwindigkeit beträgt üblicherweise 50 mm/s. Es ist wichtig, dass das EKG immer im Zusammenhang mit den klinischen Befunden interpretiert wird.

Therapie: Sehr gut vertragen wird Crataegus (2- bis 3-mal täglich 1-2 Tropfen eingeben). Eine Medikation mit Digoxin ist möglich, z.B. mit Lanitop®-Liquidum (1-mal täglich 1 Tropfen) oder Lenoxin®-Liquidum für Kinder (0,1-0,2 ml/kg per os, 1-mal täglich). Bei einem Lungenödem wird zur Steigerung der Diurese Furosemid eingesetzt. Bei Herz-Kreislaufschwäche nach Infektionskrankheiten, einer Septikämie oder Intoxikation kann Etilefrin als Effortil® einmal 0,05-0,1 ml/kg injiziert und dann in Tropfenform (1-mal täglich 1 Tropfen per os) weiter verabreicht werden. Mit Antitox (5 ml s.c. inj.) kann eine günstige Wirkung bei Intoxikationen mit Stoffwechselstörung und Leberbeteiligung erzielt werden. Eine zusätzliche Versorgung mit Glucose 5%ig ist hilfreich.

Erkrankungen des Verdauungstraktes

Zu den am häufigsten in der tierärztlichen Sprechstunde diagnostizierten Erkrankungen gehören beim Meerschweinchen die Verdauungsstörungen. Fast immer liegen *fehlerhafte Haltungsbedingungen* bzw. eine *Fehlernährung* zugrunde, wenn solche Beschwerden auftreten. Hinzu kommt, dass die anatomische und physiologische Beschaffenheit des Verdauungs-

98 Krankheiten des Meerschweinchens

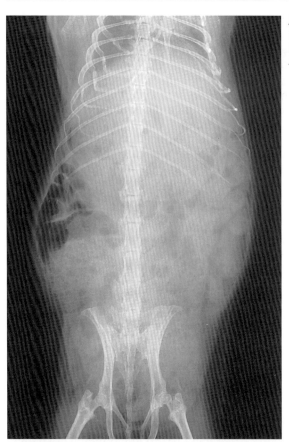

Abb. 49a+b
Röntgenologischer Normalbefund Abdomen.

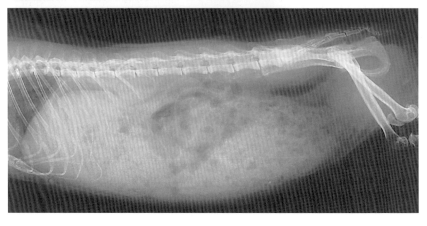

traktes (siehe dort) die Tiere *sehr anfällig* für diese Erkrankungen macht. Alle Faktoren, die das natürliche Gleichgewicht im Magen-Darm-Kanal stören, die v.a. die Zusammensetzung des Darminhaltes, die Magen-Darm-Motilität oder die Sekretion der Verdauungsenzyme verändern, können Erkrankungsursachen sein. *Verschiebungen in der Zusammensetzung der Darmflora* sind die Folge. Die empfindlichen, grampositiven, zellulosespaltenden Keime werden verdrängt, und es kommt zu einem *Überwiegen der coliformen Keime.* Deren toxische Stoffwechselprodukte irritieren die Darmschleimhaut und wirken entzündungsauslösend. Die massenhafte Vermehrung koliformer Keime kann schließlich einen Endotoxinschock herbeiführen. Von den einzelnen Abschnitten des Verdauungskanals ist das *Caecum besonders empfindlich.* Von einer Dysbiose erholen sich Meerschweinchen oft nur sehr langsam. Es kommt leicht zu Rezidiven. Ein Anzeichen für eine noch nicht ganz wiederhergestellte Darmflora oder für ein beginnendes Rezidiv ist das Absetzen von stinkenden, aneinander klebenden Kotballen (häufig schubweises Absetzen größerer Mengen, manchmal unter Schmerzäußerung).

Verdauungsstörungen sind vermeidbar, wenn die Anforderungen an
- die Art und Qualität des Futters,
- die Menge des Futters und an die Verteilung über den Tag,
- die Käfighygiene,
- die Art der Verabreichung des Futters (z.B. Raufe, welkes Frischfutter entfernen),
- das Flüssigkeitsangebot

bei der täglichen Versorgung berücksichtigt werden (siehe Fütterung).

■ Chemotherapeutikaempfindlichkeit

Meerschweinchen reagieren besonders empfindlich auf die systemische Applikation von Penicillin und anderen Chemotherapeutika mit einseitiger Wirkung auf die überwiegend grampositive Darmflora. Wenn die physiologische Keimflora des Dickdarms durch Chemotherapeutika in ihrer Entwicklung gehemmt oder vernichtet wird, können sich koliforme Keime und Clostridien im gesamten Darmkanal massenhaft vermehren. Die Resorption der von ihnen gebildeten Endotoxine führt zu dem im Abschnitt „Coliseptikämie" beschriebenen, meist sehr schweren Krankheitsverlauf und zum schnellen Tod des erkrankten Tieres.

Generell gilt, dass jeder Einsatz von Chemotherapeutika beim Meerschweinchen sehr gut überdacht sein will, da es sich als sehr schwierig erweisen kann, die häufig resultierende Dysbiose in den Griff zu bekommen. Wie schon erwähnt, erholen sich die Tiere oft nur schwer davon. Es ist zu beachten, dass manche Tiere unter einer antibiotischen Medikation einen plötzlichen Heißhunger entwickeln, und zwar wahllos auf alles, was ihnen rohfaserähnlich erscheint (Tapete, Stoff, Kunststoff).

Gut vertragen werden von Meerschweinchen **Chloramphenicol, Enrofloxacin und Trimethoprim**. Enrofloxacin und Trimethoprim-Kombinationen sind sowohl für die parenterale als auch orale Verabreichung geeignet und als Chemotherapeutika für Meerschweinchen die Mittel der Wahl. Um die Schädigung der natürlichen Darmflora durch eine Antibiose in Grenzen zu halten, sollte eine kurze Therapiedauer angestrebt, und die Darmflora mit der Verabreichung von Jogurt, Quark und Vitamin B unterstützt werden.

Für Meerschweinchen **ungeeignete Chemotherapeutika** sind: Penicillin, Ampicillin, Amoxicillin, Erythromycin, Lincomycin, Bacitracin, Spiramycin, Streptomycin, Tylosin. Auch Tetracyclin ist nur bei strenger Indikationsstellung angezeigt. Bei einem notwendigen Einsatz von Tetracyclin sollte eine unterstützende Behandlung mit Vitamin-B-Komplex über 5 Tage peroral erfolgen.

Erkrankungen der Mundhöhle

Gastrointestinale Erkrankungen gehören zu den häufigsten Vorstellungsgründen für Meerschweinchen in der tierärztlichen Praxis, wobei die Mundhöhle häufiger Ausgangspunkt ist. Erkrankungen der Mundhöhle und der Zähne beeinträchtigen die Futteraufnahme, das Zerkleinern der Nahrung sowie das Transportieren und Abschlucken des Futters. Folgeerscheinungen sind Störungen im Verdauungsablauf, Beeinträchtigung der für die Verdauung notwendigen Keimflora, Flüssigkeitsdefizit, Abmagerung, Stoffwechselstörungen und erhöhte Anfälligkeit gegenüber Infektionskrankheiten.

Das Längenwachstum der Schneidezähne beträgt (mm/Woche):
- Unterkiefer: 1,2–1,9
- Oberkiefer: 1,4–1,7

Zahnanomalien

Ätiologie: Pathogenetisch spielen mangelnde Abnutzung, Stellungsanomalien der Kiefer, Fehlstellungen der Backenzähne durch veränderte Neigungswinkel, Verlust des Gegenzahnes, Zahnfrakturen, Zahnfachentzündungen, Missbildungen, Verletzung und Entzündung im Bereich der Maulschleimhaut sowie Abszessbildung eine Rolle.

Als auslösende Ursachen für die Entwicklung von Zahnanomalien werden verantwortlich gemacht:
- Die Dauer der Futteraufnahme und die Intensität des Kauaktes sind für das Wachstum und die Abnutzung der Zähne wichtiger als die Härte des angebotenen Futters bzw. der benagbaren Ersatzobjekte. Durch die Verfütterung von ausreichend strukturiertem Material (v.a. Heu, aber auch Grünfutter) sind die Tiere gezwungen, sich entsprechend lange mit

der Nahrungsaufnahme (Kauen) zu beschäftigen, zumal sie davon große Mengen aufnehmen müssen, um ihren Energiebedarf zu decken. Dies ist entscheidend für die Abnutzung der ständig nachwachsenden Zähne. Bei Verfütterung von vorwiegend Körner- und Pelletfutter, sind die Tiere schneller satt, kauen weniger lange und nutzen die Zähne nicht ausreichend ab.
- Genetische Faktoren, die einen wesentlichen Einfluss auf die Ausbildung von Stellungsanomalien der Zähne und auf übermäßiges Längenwachstum des Unterkiefers zu haben scheinen. Dafür spricht das oft familiengehäufte Auftreten der Anomalien.
- Störungen im Calcium-Phosphor-Haushalt (nach Fehlernährung, besonders in der Wachstumsperiode der Tiere).
- In seltenen Fällen eine hyalinschollige Degeneration der Kaumuskulatur. Die Tiere können aufgrund der Schmerzen nicht kauen.

Klinisches Bild: Fehlstellungen, durch die sich die Reibeflächen des Ober- und Unterkiefers nicht mehr vollständig überdecken, führen auf Dauer zur Ausbildung von *Zahnspitzen*. Entsprechend ihrer auswärts gerichteten Stellung verletzen die überstehenden bukkalen Zahnspitzen des Oberkiefers die Wangenschleimhaut. Die Backenzähne des Unterkiefers weisen bereits physiologisch eine leichte Neigung nach lingual auf. Dort entstehende Zahnspitzen führen zur Reizung und Entzündung der Zungenschleimhaut und im weiteren Verlauf zur *„Brückenbildung"* (Abb. 50 und 23). Die unter der Zahnbrücke eingeschlossene Zunge ist nicht mehr in der Lage, Futter zu transportieren. Die Folgen sind reduzierte Nahrungsaufnahme, Abmagerung und Verdauungsprobleme.
Bei *Zahnfachentzündungen* und -veränderungen kommt es zur Fehlbelastung während des Kauvorgangs. Die Zahnfächer können sich weiten und

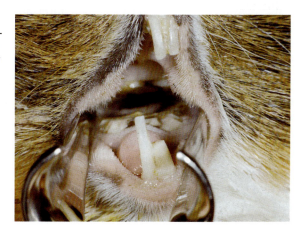

Abb. 50
Unregelmäßiges Wachstum der Schneidezähne und Brückenbildung der Backenzähne.

die Backenzähne lockern sich. Es entstehen Knochenauftreibungen, bakterielle Infektionen und Kieferabszesse.
Zu lange oder missgebildete Incisivi behindern ebenfalls die Futteraufnahme oder machen sie ganz unmöglich. Heu und harte Futterbestandteile werden nicht mehr gefressen. Bei fortschreitendem Prozess wird die Nahrungsaufnahme, trotz anfänglich gutem Appetit, immer schwieriger. Häufig ist zu beobachten, dass abgebissene Grashalme oder anderes Futter sofort wieder fallen gelassen wird. Als frühzeitiges Symptom fallen zerkleinerte Futterreste in den Mundwinkeln und eine speichelverschmierte Unterkiefer- und Kehlregion auf. Häufig tritt auch Durchfall auf.

Diagnose: Die Diagnose ist leicht zu stellen. Die Länge und Stellung der Schneidezähne können am einfachsten durch Anheben der Lippen beurteilt werden. Zur Untersuchung der Mundhöhle muss der Kopf gut fixiert werden. Mit Hilfe eines Mundöffners und Wangenspreizers oder eines Otoskops mit aufgesetztem Trichter verschafft sich der Untersucher einen Einblick. Um Stresssituationen vorzubeugen, ist die Untersuchung so kurz wie möglich zu halten. Zur Not muss vor der Adspektion der Mundhöhlenverhältnisse sediert werden. Noch vorhandene Futterreste sind auszuräumen. Eine gute Lichtquelle, wie z.B. eine Stirnlupe mit Beleuchtung, ist unabdingbar. Ein Maulspatel wird nun an den Zahnreihen entlang geführt, um auch in den Schleimhautfalten verborgene Zahnspitzen zu erkennen. Zur Einschätzung der Kiefer- und Zahnqualität sowie zur Identifizierung von Infektionsherden sind Röntgenaufnahmen notwendig.

Therapie: Die Therapie der Malokklusion hat die Wiederherstellung normaler Zahnverhältnisse zum Ziel. Zu lang gewachsene Schneidezähne werden einzeln mit der Korrekturzange für Schneidezähne oder mit einer elektrisch betriebenen Schleifmaschine mit Diamantscheibe gekürzt. Dabei werden die Zunge und die Lippen durch einen Spatel geschützt. Die Korrektur der Backenzähne erfolgt am sedierten Tier durch Abkneifen der einzelnen Zahnspitzen mit einer kleinen Korrekturzange, wobei die Wangenschleimhaut bzw. die Zunge mit dem Maulspatel zur Seite gedrückt werden. Zur anschließenden Glättung wird eine Zahnfeile mit feiner Körnung verwendet. Fehlgestellte Nagezähne sind nach vorheriger Röntgenuntersuchung zu extrahieren. Die Extraktion der Backenzähne gestaltet sich auch bei Lockerung schwierig. Erst nachdem der veränderte Zahn aus der bindegewebigen Verbindung von Zahn und Alveole gelöst ist, kann er mit leicht ziehenden, drehenden Bewegungen mit einer Zahnzange extrahiert werden. Eine regelmäßige Kontrolle des nachwachsenden Gegenzahnes ist danach erforderlich.

Kieferabszesse sind möglichst zu spalten und auszuräumen. Danach wird die Abszesshöhle mit verdünnter Lavasept- oder einer körperwarmen PVP-Jodlösung gespült und mit 2–3 Leukasekegeln versehen. Um die

Infektion zu kontrollieren, sollte eine orale, lokale oder parenterale Therapie mit Chemotherapeutika durchgeführt werden.
Beginnen die Tiere nach der Korrektur nicht wieder zu fressen, ist eine Zwangsfütterung mit Weichfutter in Breiform bis zur selbstständigen Futteraufnahme zu empfehlen. Geeignet sind die für die Kleinkindernahrung hergestellten Breie, die Möhren, Äpfel, Reis oder Bananen enthalten (Säuglingsfertignahrung auf Obst-Gemüse-Basis). Gemahlene oder zerstampfte Meerschweinchenpellets (Rohfaser!) gemischt mit Gemüsebrei, Haferschleim oder Ähnlichem können vorübergehend als Ersatznahrung gefüttert werden. Außerdem ist für eine ausreichende Vitamin-C-Zufuhr zu sorgen.

Prognose: Eine Aussicht auf Heilung ist nur gegeben, wenn Zahnanomalien frühzeitig erkannt und behoben werden und die Tiere über eine noch gute Kondition verfügen. Bestehen bereits Stoffwechsel- und Verdauungsstörungen mit oder ohne Durchfall und Futterverweigerung, beginnen Meerschweinchen auch nach der Zahnkorrektur oft nicht wieder zu fressen.
Die Langzeitprognose ist sehr vorsichtig zu stellen, da Stellungsanomalien der Zähne immer wiederkehrende Störungen verursachen.

Tympanie

Ätiologie: Der Verdauungstrakt der Meerschweinchen ist besonders anfällig gegenüber Futterstoffen, die Gärungs- und Fäulnisprozesse in Gang setzen. Verdorbenes, zu kaltes, erhitztes oder überlagertes Grünfutter, anwelke Gemüseabfälle, größere Mengen Brot und Backwaren, Kohlgewächse, Klee und junges Gras (besonders im Frühjahr, bei unzureichender Gewöhnung an den Weidegang) können zu einer Magenaufblähung führen, v.a. wenn die Futterumstellung plötzlich erfolgt und die Tiere sich nicht adaptieren konnten. Gleichzeitig kann auch das Caecum aufgasen, denn der Blinddarm ist immerhin die größte Gärkammer im Verdauungstrakt des Meerschweinchens. Auch eine Magenüberladung kann Ursache einer Tympanie sein. Sie entsteht durch ein Sich-Überfressen der Tiere mit ad libitum zur Verfügung stehendem Kraftfutter in Kombination mit einem zu geringen Raufaserangebot, fehlendem Nagematerial, geringer Bewegung und Adipositas. Leicht entwickelt sich daraus eine Magen-Darm-Atonie.

Klinisches Bild: Die Krankheitssymptome entwickeln sich schon kurz nach der Fütterung. Die Tiere zeigen ein aufgetriebenes, schmerzhaftes Abdomen und sind apathisch oder unruhig. Oft wird ein typisches Zähneknirschen beobachtet. Infolge kolikartiger Schmerzen und gleichzeitiger Atemnot kann es zur Kreislaufinsuffizienz kommen. Die im Magen und besonders im Caecum gestauten Gase (Abb. 51) üben einen starken Druck

104 Krankheiten des Meerschweinchens

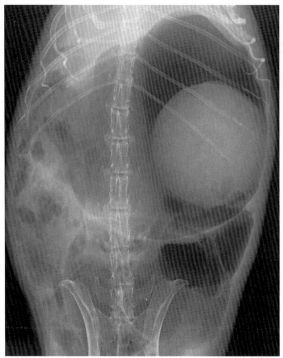

Abb. 51
Vierjähriges männliches Meerschweinchen mit deutlicher Aufgasung verschiedener Abschnitte des Magen-Darm-Traktes. Im hochgradig gasgefüllten Magen ist ein runder Gastrolith mit schalenartigem Aufbau erkennbar.

aus und verursachen eine gestörte oder gar unterbrochene Blutversorgung der betroffenen Abschnitte. Bei der Auskultation des Abdomens fallen trommelartige Perkussionsgeräusche auf; in fortgeschrittenen Fällen zeigt sich ein schockartiger Verlauf mit zunehmender Atemnot, flachem Puls und zyanotisch verfärbten Schleimhäuten und Ohren.

Diagnose: Das klinische Bild ergibt in Zusammenhang mit einer Röntgenaufnahme und dem Vorbericht eine eindeutige Diagnose. Bei der Magenüberladung lässt sich der prall gefüllte Magen gut palpieren und röntgenologisch darstellen. Wird die Erkrankung rechtzeitig erkannt und behandelt, ist die Prognose gut.

Therapie: Zunächst sollte dem Tier das Futter entzogen werden. *Leichte bis mittelgradige Fälle* lassen sich oft mit einem Antitympanikum wie Sabsimplex® (alle 4–6 Stunden 10–15 Tropfen per os) beheben. Zusätzlich kann Metoclopramid (2–4 Tropfen 1- bis 2-mal täglich per os) oder Nux vomica (0,5–1,0 ml s.c.) appliziert werden. Die weitere Verabreichung von Nux vomica (5–10 Tropfen alle 4 Stunden per os) durch den Besitzer bis zur Symptomfreiheit hat sich als günstig erwiesen. Als Spasmoanalgetikum ist Metamizol-Na in einer Dosierung von 0,1–0,2 ml/kg s.c. einzusetzen. Bei einer Gärungsdyspepsie kann das Huminsäurepräparat Dysticum® (Vertrieb: Albrecht) in einer Dosierung von 250–500 mg/kg über mehrere Tage zur Bindung und zur weiteren Unterdrückung der Gärung eingegeben werden. In **hochgradigen Fällen** einer Magentympanie mit Kreislaufsymptomatik ist eine **Schockbehandlung** durchzuführen. Bei perakuten Fällen muss neben kreislaufstabilisierenden Maßnahmen für das Schieben einer Magensonde gesorgt werden. Dazu kann ein flexibler Katheter von 1,5–2 mm Durchmesser verwendet werden. Über das Diastema, geschützt durch eine präparierte Tuberkulinkonusröhre wird der Katheter bei gestrecktem Kopf bis in den Magen geschoben. Die entweichenden Gase dürfen nur in kleinen Schüben abgelassen werden, um einen Kreislaufzusammenbruch zu verhindern. Es obliegt der Entscheidung des behandelnden Tierarztes, nach Behebung der Tympanie bzw. der Magenüberladung in Abhängigkeit vom Allgemeinzustand des Patienten, eine antibiotische Therapie einzuleiten, um einer bereits beginnenden oder evtl. nachfolgenden coliformen Besiedlung entgegenzuwirken. Chloramphenicol, Baytril® oder eine Trimethoprim-Sulfonamid-Kombination können s.c. injiziert und in den Folgetagen dem Besitzer zur oralen Applikation mitgegeben werden.

Bei der **Magenüberladung** sind zur Stimulation der Magenentleerung geeignete motilitätssteigernde Substanzen einzusetzen. Geeignet sind: Pericol, Stulmisan® oder Konstigmin®. Gut bewährt hat sich vor allem in der Nachsorge die Verabreichung von Kolosan N PLV ad usus vet, um inappetente Tiere wieder zur Nahrungsaufnahme anzuregen (alle Präparate siehe Medikamentenanhang). Die schnelle Verflüssigung des verdichteten Mageninhaltes ist anzustreben. Dabei ist eine Rehydrierung mittels Elektrolytinfusionen oder per os entscheidend. Zum Gleitfähigmachen oder zum Aufweichen werden auch flüssiges Paraffin und die Gabe von frischem Ananassaft empfohlen.

Nicht zuletzt sei erwähnt, dass Wärmeanwendungen und Bauchmassagen in weniger schweren Fällen enorm hilfreich sein können (siehe Therapie der Obstipation).

Zur Stabilisierung bzw. zur Wiederherstellung der Darmflora leisten Präparate mit Milchsäurebakterien gute Dienste (z.B. Bird Bene Bac®). Außerdem können Sauerkrautsaft, Jogurt oder aufgeschwemmte Kotballen gesunder Meerschweinchen zur Unterstützung verabreicht werden. Eine normale Darmflora kann jedoch nur dann wieder aufgebaut werden, wenn den Keimen genügend strukturiertes, zellulosehaltiges Material zum Abbau zur Verfügung steht. Aus diesem Grund ist ein gutes Wiesenheu für die Wiederherstellung der Magen-Darm-Funktion unerlässlich. Manche Tiere nehmen gerne Einstreupellets aus Stroh auf. In sehr geringen Mengen verabreicht (Vorsicht: starkes Quellen im Magen-Darm-Kanal, Gefahr der Obstipation!) können sie überschüssige Flüssigkeit im Darm binden, als Rohfaserquelle und zur Anregung der Peristaltik dienen.

Obstipation

Ätiologie: Betroffen sind vor allem Teilabschnitte des Dickdarms, besonders der Blinddarm.
Auslösende Ursachen sind Fütterungsfehler, insbesondere ein Überangebot an stärkereichen und ein Mangel an rohfaserhaltigen Komponenten im Futter, Bewegungsmangel, Zahnanomalien und bei adipösen Tieren auch Hepatopathien. *Hauptursache ist jedoch ein zu geringes oder fehlendes Wasserangebot.* Dysbiosen münden ebenfalls häufig in Verstopfung, die dann abwechselnd mit Durchfällen auftreten kann. Durch Hypomotilität kommt es zur Anschoppung eingedickten Darminhaltes. Eine feste Anschoppung des Dickdarminhaltes bedingt nicht selten einen Gasrückstau in vorgelagerte Darmabschnitte.

Klinisches Bild: Gestörte Futteraufnahme und zunehmende Teilnahmslosigkeit fallen auf. Die anfangs noch unter Pressen abgesetzten Kotballen sind trocken und fest. Dem Besitzer fallen anfänglich zu kleine, harte, von Colonschleim überzogene, aneinander hängende Kotbällchen auf. Unter Umständen wird Durchfall beobachtet. Es folgen zunehmende Anorexie und in chronischen Fällen Abmagerung. Bei der Palpation des Abdomens reagieren die Tiere v.a. im Bereich des enorm gespannten Blinddarms sehr schmerzempfindlich. Bei Fehlgärung erscheint der vorgelagerte Darmabschnitt aufgegast oder, wie aus pathologischen Untersuchungsbefunden ersichtlich, mit suppig-wässrigem Inhalte gefüllt.

Diagnose: Der stark angeschoppte, sich strangartig anfühlende Dickdarminhalt ist durch die Bauchdecke leicht zu palpieren oder röntgenologisch darzustellen.

Therapie: Die *Kontrolle der Darmgeräusche* entscheidet über die einzuleitende Behandlung. Sie ist darauf gerichtet, die Peristaltik und den Kotabsatz schnell wieder in Gang zu setzen. Besonders wichtig ist die *Rehydrierung* des Tieres (Elektrolytinfusion). Zur Anregung der Darmmotorik kann als Parasympathomimetikum ein Carbacholpräparat (NeoCholentyl® 0,01%ig für Kleintiere) in einer Dosierung von 0,1 ml/Tier s.c. injiziert werden. Innerhalb von 15 Minuten wird die Sekretion der Darmdrüsen angeregt. Damit wird erreicht, dass sich an der Darmwand festklebende Kotballen lösen und der angeschoppte Darminhalt durchweicht. Zur Anregung der Magen-Darm-Peristaltik hat sich auch die Verabreichung von Metoclopramid in einer Dosierung von 0,5 bis 1 ml s.c. bewährt. Die Behandlung lässt sich mit Metoclopramid-Tropfen (1- bis 2- mal täglich 2–4 Tropfen) per os fortführen. Als Gleitmittel können 0,5 ml Paraffinöl oral eingegeben oder 1/4 Tube Microklist® rektal verabreicht werden. Zur Aufrechterhaltung der Darmbewegung ist dafür Sorge zu tragen, dass die Tiere wieder rohfaserreiches Futter aufnehmen. Notfalls muss zwangsgefüttert werden (Brei mit zerstoßenen Heupellets z.B.).

Nicht zu unterschätzen sind *unterstützende Maßnahmen* wie Wärmeanwendungen und Bauchmassagen. Sie können leicht vom Besitzer durchgeführt werden. Man setzt das Tier zunächst auf eine warme, nicht zu heiße Wärmflasche. Schon nach wenigen Minuten lässt die Verkrampfung nach und man kann mit der Bauchmassage beginnen. Langsame kreisende Bewegungen mit 1–2 Fingern, sehr sanft und auf der meist weniger empfindlichen linken Seite beginnend, später rechts und unter dem Bauch (im Bereich des Blinddarms) zeigen oft eine erstaunliche Wirkung.

■ Enteritis

Ätiologie: Die Enteritis ist das *Symptom verschiedenster Erkrankungen.* Die Ursachen können in Haltungsfehlern (v.a. Fütterungsfehlern), mangelnder Käfighygiene, bakteriellen Infektionen (siehe bakterielle Infektionen mit vorwiegend gastrointestinaler Symptomatik), Darmmykosen, Zahnanomalien sowie Endoparasitenbefall (siehe Endoparasitosen) gesucht werden. Durch die Störung der Darmflora kann sich sehr schnell eine Dysbiose entwickeln. Es kommt zu einer Vermehrung der Colibakterien mit aufsteigender E.-coli-Infektion und zum Enterotoxämieschock.

Klinisches Bild: Es zeigt sich zunächst weicher, ungeformter, breiiger Kot mit schleimig-glasigen Beimengungen. Im weiteren Verlauf wird wässriger, schaumiger Kot, oft durchmischt mit Blutbeimengungen, abgesetzt. Das Fell ist um den After und im Oberschenkelbereich verschmiert und durchnässt. Neben der Diarrhö entwickeln sich zunehmend Inappetenz, Apathie und Exsikkose. Das Fell erscheint glanzlos, die Haare gesträubt. Auffällig sind tiefliegende, tränende Augen und bei der Palpation des Abdomens gasig aufgetriebene Därme. Die Bauchregion ist gespannt und reagiert beim Abtasten schmerzhaft. Bei der Auskultation fallen oft Darmgeräusche auf, die man als metallisch charakterisieren kann.

Diagnose: Das klinische Bild und die Auskultation lassen eine eindeutige Diagnose zu. Bei Hungerketose können Ketonkörper im Harn nachgewiesen werden.

Therapie: Neben einer ätiologischen Behandlung mit Chemotherapeutika, Antimykotika oder Antiparasitika erfolgt eine symptomatische Behandlung. Dies bedeutet in erster Linie, für eine ausreichende Rehydrierung zu sorgen. In den meisten Fällen kann das Tier die große Menge verlorener Flüssigkeit nicht mehr über die Tränke ausgleichen. *Eine Infusion von Elektrolyten ist deshalb immer angezeigt,* in schwereren Fällen möglichst mehrfach am Tag. Zur unspezifischen Durchfallbehandlung genügt in vielen Fällen die subkutane oder orale Verabreichung von Nux vomica, eines Magen-Darm-Antiseptikums oder eines Huminsäurepräparates. Vitaminsubstitution, Spasmolytika und die Verabreichung von Präparaten zur Stabilisierung der Darmflora sollen den Heilungsverlauf wie auch die Normalisierung der Verdauung unterstützen.

Bei übertragbaren Erkrankungen sind betroffene Tiere zu isolieren. Besonders häufiges Wechseln der Einstreu (Sägespäne!) ist auch bei nicht primär durch Erreger bedingten Enteritiden angezeigt. Mehrfaches gründliches Auswaschen und Desinfizieren der Käfigschale kann angebracht sein. Sehr wichtig ist das Anbieten von gutem Wiesenheu, das auf keinen Fall mit dem Kot der Tiere verunreinigt werden darf. Weiterhin eignen sich als Futter Knäckebrot und für die Zwangsfütterung auch in Wasser gekochte Haferflocken mit pürierten Möhren. Es ist allerdings zu beachten, dass sich die Verdauung nur mithilfe einer ausreichenden Menge Rohfaser normalisieren kann. Das alleinige Verabreichen von stärkereichen Futterkomponenten (Brot etc.) führt zu weiteren Verdauungsproblemen. Zerstoßene Heupellets in Breiform (zwangsverabreicht) können hierbei gute Dienste leisten.

Prognose: Die Prognose richtet sich nach dem Krankheitsverlauf. Sie ist ungünstig, wenn die Tiere über mehrere Tage kein Futter aufnehmen, bei starkem Flüssigkeitsverlust und nicht rechtzeitig eingeleiteter Behandlung.

Fütterungsbedingte Erkrankungen
Cheilitis

Ätiologie: Ursache ist eine *Resistenzschwäche der Haut,* die durch den Mangel an ungesättigten Fettsäuren, Vitamin C und Vitamin A gefördert wird. Hinzu kommen feinste, durch hartstängeliges Raufutter erzeugte *Mikroverletzungen* an Lippen und Mundwinkeln, so dass günstige Bedingungen für eine sekundäre Keimbesiedlung gegeben sind. Bei den Keimen handelt es sich vornehmlich um Staphylokokken. In geringer Zahl gehören sie zur hautspezifischen Keimflora. Da weitere bei der Cheilitis nachgewiesene Keime im normalen Kot gefunden wurden, ist zu vermuten, dass die Besiedlung der Lippen nicht nur durch verschmutztes Heu, sondern auch durch die Caecotrophie erfolgt. Stressfaktoren und eine ungenügende Abwehrsituation des Einzeltieres begünstigen die Infektionsanfälligkeit.

Klinisches Bild: Der Lippengrind präsentiert sich unter dem Bild schorfig-entzündlicher Veränderungen an Lippen, Philtrum und Mundwinkeln (Abb. 52). Durch Keimbesiedlung entwickelt sich ein nässendes, krustöses

Abb. 52
Cheilitis (Lippengrind).

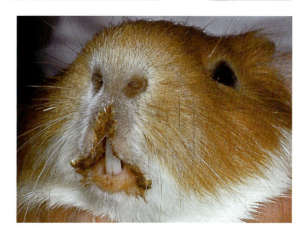

Ekzem. Oft werden nur lokale Veränderungen in den Mundwinkeln angetroffen. Bei der Untersuchung findet man die Lippen verdickt, die Mundwinkel oberflächlich geplatzt, hyperkeratotisch verändert und durch exsudative, eitrige Borken verklebt. Ein Fettsäuremangel äußert sich zudem durch raues, struppiges, stumpfes Fell und Ekzeme an den Pfoten. Das Allgemeinbefinden der Tiere ist ungestört, wenn nicht ursächlich Störungen anderer Genese vorliegen.

Diagnose: Sie ergibt sich aus dem *unverwechselbaren klinischen Bild*. Durch kulturellen Erregernachweis aus Tupferproben von eitrigem Exsudat oder Hautabstrichen lässt sich die Keimbesiedlung nachweisen. In den untersuchten Proben wurden hauptsächlich Staphylokokken, seltener Mikrokokken, Streptokokken, aerobe Sporenbildner und Hefen nachgewiesen.

Therapie und Prophylaxe: Vor allem in der grünfutterarmen Zeit ist besondere Aufmerksamkeit auf ein ausreichendes Vitamin-C- und -A-Angebot zu richten. Gut gelagerte Mohrrüben sollten in dieser Jahreszeit immer ein Bestandteil des Futters sein. Zur Therapie gibt man 2–3 Wochen lang täglich 7–10 Tropfen Multivitamine für Nager. Die therapeutische Dosis von Vitamin C beträgt 50–100 mg/Tier und Tag. Die Zufuhr ungesättigter Fettsäuren erfolgt therapeutisch oder prophylaktisch durch Zufütterung von Sonnenblumenkernen oder Leinsamen (in geschroteter Form oder als Leinöl). Gute Erfolge zeigen sich meist schon nach 2–3-wöchiger Verabreichung von täglich einem Teelöffel geschroteter Kerne. Für die lokale Behandlung hat sich das Einpinseln der (Umgebung der) entzündeten und verschorften Hautstellen mit Vitamin-A-haltigen Präparaten, Adstringenzien, Jodglycerol und lokal anwendbaren Chemotherapeutika bewährt. Auf gute Haltungs- und Umweltbedingungen ist zu achten.

Hypovitaminosen

Vitaminmangelerkrankungen können ausgelöst werden durch:
- Fütterungsfehler (unzureichende Zufuhr mit der Nahrung),
- Schlechte Futterqualität und Lagerungsverluste (Oxidation v.a. bei Vitamin C),
- Ein Verhindern der Caecotrophie oder ein Unvermögen des Tieres, den Vitaminkot aufzunehmen,
- Verdauungsstörungen (verminderte Resorption) und Dysbakterie (verminderte Produktion),
- Antibiotikaintoxikation (Penicillin),
- Allgemeinerkrankung (Inappetenz, erhöhter Vitaminbedarf).

Vitaminmangelerscheinungen äußern sich in:
- Anfälligkeit gegenüber Infektionskrankheiten und geringsten Belastungen,
- Wachstums- und Entwicklungsstörungen,
- Hautveränderungen,
- Darmstörungen mit Appetitlosigkeit (schwere Fälle),
- Bewegungsunlust, Lähmungen,
- Abmagerung,
- Krämpfen,
- Todesfällen (bei Jungtieren nicht selten),
- Verminderter Reproduktionsleistung.

Vitamin-C-Hypovitaminose

Ätiologie: Meerschweinchen können Vitamin C nicht selber synthetisieren und sind daher *auf eine exogene Zufuhr von täglich 10–20 mg/kg angewiesen.* Vitamin C gehört zu den wasserlöslichen Vitaminen, die nur in geringem Umfang kurzfristig im Körper gespeichert werden können. Bei unsachgemäßer Fütterung kommt es v.a. im Winter leicht zu Mangelerscheinungen bis hin zu Todesfällen. Ursachen für das Zustandekommen eines Vitamin-C-Mangels sind:
- Verfütterung von überlagertem Mischfutter, das den deklarierten Vitamingehalt verloren hat,
- Vitaminsubstituierte Pellets werden aus dem Mischfutter aussortiert und nicht gefressen,
- Zu geringe Grünfuttergaben und Verfütterung von Grünfutter mit niedrigem Vitamin-C-Gehalt,
- Anorexie infolge Zahnanomalien, Magen-Darm-Erkrankungen etc.

Trächtige und erkrankte Tiere haben generell einen erhöhten Bedarf an Vitamin C.

Klinisches Bild: Ein Vitamin-C-Mangel äußert sich in erhöhter Infektanfälligkeit, Cheilitis, Blutungen der Gingiva sowie Bewegungsunlust. Die Tiere liegen mit weit abgespreizten Beinen auf der Seite. Hämorrhagien in der Glutäalmuskulatur, Myositis und Arthritis sind verantwortlich für die Schmerzempfindlichkeit der Beine und die Auftreibung der Gelenke. Der Mangel an Ascorbinsäure stört die Bindegewebssynthese und hat eine Brüchigkeit der Blutgefäße mit erhöhter Gefäßdurchlässigkeit zur Folge. Der Vitamin-C-Mangel kann deshalb mit inneren Blutungen einhergehen. Es besteht eine Neigung zu Knochenbrüchen, Zahnlockerung, gestörter Dentinbildung und verzögerter Wundheilung. Die Geschlechtsorgane können verkümmern. Erkrankte Tiere zeigen häufig eine gesteigerte Kälteempfindlichkeit.

Diagnose: Differenzialdiagnostisch sind Lähmungen anderer Ursache wie z.B. Meerschweinchenlähme (häufig fehlende Schmerzempfindlichkeit) und traumatische Einwirkungen und Vergiftungen auszuschließen.

Therapie und Prophylaxe: Es ist stets für eine ausreichende Vitamin-C-Zufuhr über das Futter oder Trinkwasser zu sorgen. Konstitutionell *schwache und kranke Tiere* sollten vorsorglich mit *20 mg/Tier/Tag* versorgt werden. *Besonders reich an Vitamin C sind* (in absteigender Reihenfolge): Hagebutten, Brennnesseln, Petersilie, Paprika, Brokkoli, Fenchel, Kiwi, Erdbeeren und Orangen. Steht z.B. im Winter nicht genügend Grünfutter zur Verfügung, kann Vitamin C über das Trinkwasser substituiert werden. Wegen der Instabilität des Vitamins empfiehlt sich für 50–100 mg Ascorbinsäure ein Zusatz von 100 mg stabilisierender Citronensäure pro 100 ml Trinkwasser. In den Sommermonaten dienen auch Gras und Grünfuttter allgemein als Vitamin C-Quelle.

Mangel an anderen Vitaminen

Vitamin A

Dieses Vitamin wird vom Meerschweinchen in Zeiten hohen Grünfutterangebotes in der Leber gespeichert, bei weiblichen Tieren auch im Fettgewebe. Es kommt deshalb selten zu Mangelerscheinungen wie Haut- und Schleimhautläsionen, Durchfall, Bewegungsstörungen, Wachstumsstillstand, Krämpfe, Nasenkatarrh etc. Der Einsatz zusätzlicher Vitaminpräparate ist nur bei einem wirklichen Mangel anzuraten, da Vitamin A fettlöslich ist und bei übermäßiger Zufuhr nicht einfach wieder ausgeschieden werden kann. Es besteht die Gefahr der Überdosierung. Der natürliche Bedarf sollte über das Grünfutter (Möhren etc.) gedeckt werden.

Vitamin B-Komplex

Symptome eines Vitamin-B_1-Mangels können sein: Magen-Darm-Störungen, Durchfall, Abmagerung, Wachstumsstörungen, Störungen des Nervensystems. Der Vitamin-B_2-Mangel bedingt v.a. Hauterkrankungen (Pellagra, Cheilitis). Ein Mangel an Vitamin-B-Komplex (v.a. an Vitamin B_{12}) tritt auf, wenn die natürliche Keimflora des Darmes infolge von Verdauungsstörungen, Chemotherapeutikagaben, starkem Darmparasitenbefall etc. vernichtet oder stark geschädigt wird (verminderte Vitaminproduktion), oder wenn Erkrankungen die Resorption der Vitamine über den Darm beeinträchtigen.

Vitamin D

Die Rachitis kommt v.a. bei wachsenden Tieren vor, ist jedoch eine eher seltene Erkrankung des Meerschweinchens. Sie entsteht durch eine zu geringe Vitamin-D-Aufnahme über das Futter (oft in Kombination mit einem unausgewogenen Calcium-Phosphor-Verhältnis in der Nahrung) und durch mangelnde Exposition der Tiere gegenüber Sonnenlicht. Die Rachitis ist durch eine ungenügende Mineralisierung der Knochen, eine Hypocalcämie und eine Hyperphosphatämie gekennzeichnet. Folgen sind eine herabgesetzte Festigkeit des Skeletts und Knochenverbiegungen. Die Diagnose kann anhand des Röntgenbildes gestellt werden. Bei der Therapie eines Mangels ist immer zu bedenken, dass Vitamin D zu den fettlöslichen Vitaminen gehört, weshalb es leicht überdosiert wird (siehe Vitamin A). Gerade Meerschweinchen sind sehr empfindlich gegenüber den dadurch hervorgerufenen Mineralstoffimbalanzen. Die Folge kann eine zu hohe Calciumresorption sein, was wiederum schnell zur Harnsteinbildung führt. Auch eine Organverkalkung (siehe dort) kann resultieren. Die Substitution sollte daher niemals mit Lebertranprodukten erfolgen, sondern muss sehr vorsichtig mit Trockenkonzentraten geschehen (unter 1000 IE/kg Futter). Heute sind viele Mischfuttermittel bereits mit Vitamin A und D angereichert. Dies bedeutet jedoch nicht, dass sie nicht zu viel oder auch zu wenig Vitamin D enthalten können. Die Deklaration ist immer noch einmal genau zu überprüfen, auch im Hinblick darauf, dass sie möglicherweise falsch sein kann. Der minimale Vitamin D-Bedarf des Meerschweinchen liegt bei 200 IE/kg Futter. Die Futterration sollte bei Auftreten von Rachitis-Fällen auch auf ein unausgewogenes Calcium-Phosphor-Verhältnis überprüft werden.

Vitamin E

Bei einem Mangel an diesem Vitamin lässt die Fruchtbarkeit der Tiere nach. Resultate sind bei trächtigen Weibchen das Absterben der Feten und bei Männchen Hodendegeneration. Außerdem kommt es zu Muskelschädigung (Muskeldystrophie, Muskelschwund) und demzufolge zu Lähmungen (v.a. bei Jungtieren, deren Mütter Vitamin-E-arm ernährt wurden). Ein Vitamin-E-Mangel schwächt das Immunsystem. Enthalten ist das Vitamin in grünen Pflanzen, Getreide(-keimen), Samen und Ölsaaten. Es besitzt antioxidative Wirkung.

Vitamin K

Vitamin K kommt in grünen Pflanzen vor und wird von Mikroorganismen im Darm des Meerschweinchens synthetisiert. Es ist an der Bildung des für die Blutgerinnung wichtigen Prothrombins beteiligt. Sowohl nach Störung bzw. Vernichtung der Darmflora (Chemotherapeutika, Erkrankungen etc.) als auch nach einer grünfutterarmen Ernährung macht sich ein Vitamin-K-Mangel durch Blutungsneigung in Haut und Schleimhäuten bemerkbar. Mangelerscheinungen können bei Jungtieren vorkommen. Sie sind mithilfe von Grünfuttergaben oder durch ein Ergänzen der Ration mit Luzernegrünmehl zu beheben.

Organverkalkung

Ätiologie: Meerschweinchen sind empfindlich gegenüber Ungleichgewichten in der Mineralstoffzufuhr. Weichgewebeerkrankungen durch Kalkablagerungen werden besonders nach *überhöhter Calciumversorgung (verstärkt durch Vitamin-D-Überschuss)* sowie bei einem *Magnesiummangel* beobachtet. Dem Verhältnis von Calcium zu Phosphor (ideal 1,5 : 1) kommt dabei besondere Bedeutung zu. Die beim Meerschweinchen sehr effektiv ausgebildeten Resorptionsmechanismen für Calcium, Magnesium und Phosphor machen es in besonderer Weise nötig, auf dieses Verhältnis im Futter zu achten und eine Applikation von Vitamin D auf begründete Ausnahmefälle zu beschränken. Wenn ein zu hoher Calciumspiegel Phosphor aus dem Knochen verdrängt, oder auch wenn auf Dauer der Phosphorspiegel im Blut durch calciumarmes und phosphorreiches Futter erhöht ist, versucht der Organismus gegenzuregeln, indem er die Ausschüttung von Parathormon steigert (sekundärer Hyperparathyreoidismus). Dieser Versuch des Körpers, den Phosphorspiegel zu senken, mündet in eine verstärkte Mobilisierung von Calcium, da das Parathormon natürlicherweise für eine ausreichende Bereitstellung dieses Mineralstoffes zuständig ist. Im Zuge der Mobilisierung entkalkt der Knochen, noch mehr Calcium wird im Darm resorbiert und die Ausscheidung von Calcium über die Niere reduziert. Weichgewebeverkalkungen und Knochenweiche sind die Folgen. Das Gleiche geschieht auch bei zu hoher Vitamin-D-Dosierung.

Klinisches Bild: Die klinischen Anzeichen sind abhängig vom Ausmaß der Verkalkungen. Die Tiere zeigen zunehmende Abmagerung, Steifheit, Gelenkschmerzen, Schwäche und Apathie. Die Kalkablagerungen in den Weichgeweben führen zu Funktionsstörungen in den Nieren, der Lunge, den Blutgefäßen und im Verdauungstrakt. Beispielsweise verursachen Verkalkungen der Dickdarmmuskulatur Obstipation. In schweren Fällen liegt eine Nachhandschwäche vor und die Tiere nehmen aufgrund des Unvermögens, sich zu erheben, eine Seitenlage ein.

Diagnose: Der Krankenbericht beschränkt sich meist auf eine chronisch fortschreitende Abmagerung. Eventuell lässt sich eine Vitamin-D-Überdosierung vorberichtlich eruieren. Die Diagnose wird bei Verdacht röntgenologisch gestellt. Es kann sich auch um einen Zufallsbefund handeln. Blutuntersuchungen können einen erhöhten Phosphorgehalt und Kreatininwert (siehe Labordiagnostik) aufweisen.

Therapie: Zunächst ist es wichtig, die Ursache abzustellen. Die Fütterung muss ein Ca-P-Verhältnis von 1,5:1 berücksichtigen und eine Vitamin-Überdosierung vermeiden. Eine Cortisontherapie trägt zur Senkung der Hypercalcämie bei. Die Prognose ist vorsichtig zu stellen, da sich die Rückbildung der Weichteilverkalkungen langwierig gestaltet und meist unvollständig bleibt. Bei schlechtem Allgemeinbefinden ist eine Euthanasie anzuraten.

Lebererkrankungen

Primäre Lebererkrankungen werden selten diagnostiziert. Durch ihre Stellung als *zentrales Stoffwechselorgan* kann die Leber jedoch in eine *Vielzahl von Krankheitsprozessen* einbezogen sein. Während bei der klinischen Untersuchung des Meerschweinchens Lebererkrankungen nur selten erkannt werden, zeigen Sektionsergebnisse, dass viele Erkrankungen mit Hepatopathien einhergehen. Bei einer Auswertung von 400 pathologisch-histologischen Meerschweinchenuntersuchungen wurde bei 70 % der Tiere eine Leberbeteiligung nachgewiesen, in 38 % war die Lebererkrankung die Hauptdiagnose.

Ätiologie: Hepatopathien entwickeln sich bei Stoffwechsel- und Kreislaufstörungen (Fettleber, Stauungsleber), bei bakteriellen Allgemeininfektionen, besonders durch solche Keimarten, die Toxine produzieren oder bei deren Zerfall Toxine frei werden (Colidysenterie, Tyzzer'sche Krankheit, Salmonellose, Pseudotuberkulose) und bei Vitaminmangelsituationen. Der pathologischen, *fütterungsbedingten Leberverfettung* mit Störung des Leberstoffwechsels kommt beim Meerschweinchen eine besondere Bedeutung zu. Gerät ein Tier im Anschluss an eine energiereiche Fütterungsperiode in eine *plötzliche Energiemangelsituation,* so kann dies die meist schon aufgrund der vorangegangenen Überfütterung bestehende Leberverfettung drastisch verstärken.

Energiemangelsituationen können entstehen bei stark reduzierter Futteraufnahme oder Futterverweigerung infolge von Mundhöhlenerkrankungen, Verdauungsstörungen, Trächtigkeitstoxikose, plötzlicher Umstellung

auf energiearmes Futter etc. Stresssituationen leisten einem Energiedefizit zusätzlich Vorschub.
Die energetische Unterversorgung führt zu einem schnellen Verbrauch der Glykogenreserven der Leber und zu einer Hungerketose. Durch Einschmelzung köpereigener Fettdepots und deren Umlagerung in die Leber (Fettmobilisation) wird der Energiebedarf zeitweilig gedeckt. Die Fettmobilisation führt zu einer starken Einlagerung von Fetttröpfchen in das Lebergewebe, in Herz, Nieren und Skelettmuskulatur. Es kommt zu einem Anstieg der Transaminasenaktivität (ASAT; ALAT) und der Gesamtbilirubinkonzentration im Blutplasma.
Beim *Fettmobilisationssyndrom* des Meerschweinchens handelt es sich offensichtlich um ein pathophysiologisches Phänomen, das in seiner Intensität in Abhängigkeit vom Geschlecht und von der Zuchtnutzung variiert. In klinisch manifester Form kann es beim weiblichen Meerschweinchen *im peripartalen Zeitraum* auftreten, in subklinischer Form jedoch jederzeit *auch bei männlichen Tieren*.

Klinisches Bild: Es herrschen Gewichtsverlust und Abmagerung vor. Die Futteraufnahme kann normal, reduziert oder ganz eingestellt sein. Junge Tiere bleiben in ihrer Entwicklung zurück, werden apathisch und sterben. Je nach zugrunde liegender Erkrankung treten spezifische Symptome auf.

Diagnose: Am lebenden Tier werden Lebererkrankungen sehr selten diagnostiziert. Labordiagnostisch ist der Nachweis erhöhter Transaminasenwerte und des Gesamtbilirubins im Blutplasma möglich. Unter Umständen können Ketonkörper im Harn nachgewiesen werden. Röntgenologisch fällt ein vergrößerter und verdichteter Leberschatten auf, der bis in das kaudale Abdomen reichen kann.

Therapie und Prophylaxe: Der Einsatz von Aminosäurelösungen (z. B. Amynin®) ist bei Leberfunktionsstörungen nicht zu empfehlen, da die Aminosäuren über die Leber verstoffwechselt werden und diese somit zusätzlich belasten. Als gute therapeutische Maßnahme sowohl bei Leber- und Stoffwechselerkrankungen als auch bei Intoxikationen hat sich die subkutane Injektion von 5–10 ml/kg Natriumthiosulfat + Natriumglutamat (Antitox®) erwiesen. Unterstützend können Vollelektrolytlösung, 5%ige Glukose und, wenn erforderlich, Furosemid zur Anwendung kommen. Weitere therapeutische Maßnahmen müssen sich nach der Grundkrankheit richten. Es empfiehlt sich eine Überprüfung der Futterzusammensetzung, eine genaue Rationierung des Futters und unter Umständen eine Schadstoffuntersuchung des Futters. Weitere Behandlungshinweise siehe Trächtigkeitstoxikose. Prophylaktisch müssen Mangelsituationen nach vorausgegangenem energetischem Überangebot unbedingt vermieden werden.

Zu weiteren Erkrankungen der Leber siehe Erkrankungen durch Endoparasiten (Leberegel) und Virusinfektionen (Leukose).

Erkrankungen der Harnorgane

Erkrankungen der Harnorgane können die Nieren, das Nierenbecken, die Ureteren, die Harnblase und die Urethra betreffen.

■ Erkrankungen der Niere

Ätiologie: Nierenerkrankungen werden beim Meerschweinchen selten diagnostiziert. Nach Auswertung umfangreicher Meerschweinchensektionen betrug die Erkrankungshäufigkeit der Harnorgane zwischen 2 % und 3,8 %. Nierenerkrankungen treten *häufiger als Begleiterscheinung anderer Grundkrankheiten* auf. Hierbei sind bakterielle Infektionskrankheiten mit Schädigung der Nieren durch Endotoxine zu nennen. Die Tubulonephrose in Form der Lipoidnephrose ist die am häufigsten anzutreffende Nierenveränderung und oft Folge einer alimentären Störung. Nieren- und Harnwegsinfektionen werden hauptsächlich durch Diplokokken, Klebsiellen, Streptokokken, Salmonellen und coliforme Keime verursacht. Die Besiedlung der Nieren mit Klossiella cobayae wird im Kapitel Erkrankungen durch Endoparasiten besprochen. Bei der Leukose sind die Nieren oft mit betroffen. Ca, P, Na und K werden zu einem hohen Prozentsatz renal exkretiert. Wenn diese Mineralstoffe im Überschuss mit dem Futter aufgenommen werden, resultieren daraus leicht Nieren- und Harnwegserkrankungen (siehe Urolithiasis).

Klinisches Bild: Das klinische Bild ist wenig spezifisch; in leichten Fällen verläuft die Erkrankung symptomlos. Meist dominieren Symptome einer Allgemeininfektion oder Symptome anderer miterkrankter Organe. Auffällig können Apathie, Inappetenz, Abmagerung und Anämie sein; vereinzelt liegen Ödeme vor.

Diagnose: Bei erkrankten Tieren unterstützt eine Harnuntersuchung (mithilfe des Combur®-Tests und u.U. auch bakteriologisch) die diagnostische Abklärung. Die Röntgenuntersuchung und die Sonographie können zur Diagnosefindung herangezogen werden.

Therapie: Eine Therapie ist bei einer chronischen Niereninsuffizienz wenig aussichtsreich. Die Behandlung erfolgt wie bei der Cystitis, unter Berücksichtigung der Grundkrankheit.

■ Erkrankungen der Harnblase

Cystitis

Ätiologie: Nur schwere bakterielle Infektionen der Harnblase führen beim Meerschweinchen zu Störungen des Allgemeinbefindens. Als *Infektionserreger* kommen Corynebakterien, Streptococcus pyogenes, E. coli,

Pasteurellen und Proteus spp. in Frage. Die Erkrankungshäufigkeit ist gering und beschränkt sich fast ausschließlich auf weibliche Meerschweinchen. Bei unklarer Symptomatik sollten deshalb bei weiblichen Meerschweinchen Blase und Harnröhre näher untersucht werden. Es ist zu beachten, dass eine Cystitis sehr leicht den *Ausgangspunkt für eine Urolithiasis* bildet.

Klinisches Bild: Die Tiere zeigen Harndrang, seltener Hämaturie und haben meist eine feuchte Perinealregion.

Diagnose: Für eine Cystitis sprechen das klinische Bild, der Palpationsbefund (Schmerzempfindlichkeit der Blase bei akuter Cystitis), eine Hämaturie (differenzialdiagnostisch immer an das Vorliegen von Harnsteinen oder Neoplasien der Blasenwand denken!), die Harnuntersuchung (Combur-Test) und das positive mikroskopische Untersuchungsergebnis des Harnsediments (Blasenepithelien, Leukozyten, Bakterien und Triplephosphate). Eine retrograde Zystografie mit jodhaltigem Kontrastmittel oder Luftfüllung kann röntgenologisch Aufschluss über Blasenwandveränderungen geben.

Therapie: Bei einer Cystitis mit Keimbesiedlung ist eine gezielte Chemotherapie durchzuführen. Geeignet sind Chloramphenicol, Enrofloxacin und eine Trimethoprim-Sulfonamid-Kombination. Meist sind auch Spasmolytikagaben und bei Konkrementbildung die Verabreichung von Methionin (80–100 mg/kg) oder Ascorbinsäure (50–100 mg/kg) zur pH-Wert-Senkung des Urins erforderlich. Letztere kann über das Trinkwasser oder Futter erfolgen. Bei Anzeichen einer Exsikkose ist für eine umgehende, möglichst wiederholte Verabreichung von Elektrolytlösung zu sorgen und bei einer Hämaturie für unterstützende Vitamin-K-Gaben. Immer ist für ein ausreichendes Flüssigkeitsangebot und für erhöhte Flüssigkeitsaufnahme (viel Frischfutter, aber abrupte Futterumstellung vermeiden; sauberes Wasser) Sorge zu tragen. Je mehr die Tiere trinken desto stärker wird die Heilung unterstützt, indem Keime ausgespült werden. Gleichzeitig wird damit der Gefahr der Konkrementbildung vorgebeugt. Furosemid-Gaben fördern die Diurese zusätzlich. Der Käfighygiene kommt entscheidende Bedeutung zu.

Urolithiasis

Ätiologie: Erkrankungen, die durch mangelnde Pflege und unsachgemäße Fütterung hervorgerufen werden, stehen beim Meerschweinchen an erster Stelle. Unter den zuletzt genannten spielt die Urolithiasis eine führende Rolle. Dies ist durch spezielle Verhältnisse im Calciumstoffwechsel bedingt: Die *Resorption von Calcium im Darm findet nicht bedarfsorientiert statt* und ist bei Meerschweinchen *besonders effektiv*

118 Krankheiten des Meerschweinchens

entwickelt, da sie in der Natur mit calciumarmem Futter zurechtkommen müssen. Die *Ausscheidung* von Calcium, Magnesium und Phosphor erfolgt zu einem viel höheren Prozentsatz *über die Nieren* als bei anderen Tierarten wie Hund und Katze. Der Harn hat einen basischen pH-Wert, was die Entstehung von Konkrementen begünstigt. Calcium alkalisiert den Harn zusätzlich. Diese natürlichen Voraussetzungen erklären, warum Meerschweinchen so *empfindlich auf Mineralstoffimbalanzen* reagieren und warum es bei entsprechender unsachgemäßer Fütterung schnell zu einer Steinbildung kommt. Eine zu *geringe Wasseraufnahme* fördert das Ausfällen von Calciumkristallen in den Harnwegen und somit die Entstehung von Konkrementen. Ein Grund dafür liegt oft bei einem mangelnden Angebot sauberen Wassers. Eine *Cystitis* kann Ausgangspunkt, aber auch Folge der Urolithiasis sein. Die Entzündungsprodukte stellen sehr schnell Kristallisationskerne dar, und umgekehrt reizen vorhandene Konkremente die Blasenwand, die dadurch auf Dauer induriert.

Da *Vitamin D* die Calciumresorption über den Darm erhöht, besteht bei einer Überdosierung ebenfalls die Gefahr der Konkrementbildung. Zurzeit wird über eine *genetische Prädisposition* mancher Tiere diskutiert, zumal die Erkrankung auch dann auftreten kann, wenn die Tiere prophylaktisch calciumarm ernährt werden. Männliche Tiere erkranken aufgrund der anatomischen Gegebenheiten häufiger. Den Weibchen ist es oft möglich, auch noch größere Steine durch die relativ kurze und weite Harnröhre nach außen zu befördern, zumal sie den Harn unter großem Druck absetzen können. Das Alter scheint bei dem Zustandekommen einer Urolithiasis ebenfalls eine Rolle zu spielen, da die *meisten erkrankten Tiere älter als 3 Jahre* sind.

Bei der *Harnsteinzusammensetzung* überwiegen calciumhaltige Minerale mit durchschnittlich 65 % Calciumcarbonatanteil (Calcit), 25 % Calcium-

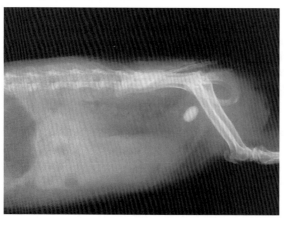

Abb. 53
Blasenstein.

phosphatanteil (Apatit) sowie bei einigen Konkrementen Calciumoxalatgehalte. Häufig werden auch Magnesium-Ammonium-Phosphat- (=Struvit)-Steine nachgewiesen (30–60 %).

Klinisches Bild: Die Symptomatik ist abhängig von der Größe, der Zusammensetzung und der Lage des Steins bzw. der Konkremente. Kleine, scharfkantige und bröckelnde Steine verursachen mehr Beschwerden als größere mit einer glatten Oberfläche. Bei Blasensteinen (Abb. 53), die ihre Lage immer wieder verändern, kann es sein, dass zeitweise keinerlei Krankheitserscheinungen erkennbar sind, während zu einem anderen Zeitpunkt schwere Beschwerden auftreten. Bei Verlegung der Harnröhre versucht das Tier den Harn unter kolikartigen Anfällen und Schmerzlauten abzusetzen; besteht die Verlegung länger, so wird es schließlich apathisch. Die stark gefüllte Harnblase kann sowohl bei der manuellen Untersuchung als auch durch ein äußeres Trauma leicht rupturieren. Erste äußere Anzeichen für einen vorhandenen Blasenstein sind aber oft nur leise *Schmerzlaute beim Absetzen des Harns* (v.a. in der Endphase der Blasenentleerung) und Abmagerung. In vielen Fällen tritt aufgrund der Reizung bzw. Verletzung der Blasenwand eine *Hämaturie* hinzu, weshalb man beim Auftreten dieses Symptoms beim Meerschweinchen immer eine Urolithiasis in Betracht ziehen muss. Im Laufe der Zeit induriert die Blasenwand, so dass die Möglichkeit besteht, dass sich beim Vorliegen eines glatten, größeren Steins die Beschwerden verringern. Eine gekrümmte Haltung und ein aufgezogener Bauch sowie eine Schmerzreaktion bei der Blasenpalpation deuten ebenfalls auf das Vorliegen einer Urolithiasis hin.

Diagnose: Hämaturie (mit Teststreifen prüfen!), Harnabsatzschwierigkeiten und der Palpationsbefund geben deutliche Hinweise. Der Verdacht lässt sich radiologisch oder sonografisch erhärten. Die Entstehung von im Harnsediment nachweisbaren Triplephosphaten setzt die Anwesenheit harnstoffspaltender Bakterien, also eine bakterielle Cystitis, voraus. Zu ihrer Abklärung können zusätzlich ein Blutbild (Reflotron) und evtl. die bakteriologische Harnuntersuchung genutzt werden. Bei der Diagnose ist zu beachten, dass es neben den echten Harnsteinen beim erwachsenen, männlichen, geschlechtsaktiven Meerschweinchen *Harnröhrenpfröpfe* gibt, die die Harnröhre abgussähnlich im oberen Drittel ausfüllen. Sie bestehen aus erstarrtem Sekret der Samenblasen, scheinen bei der Kopulation der Nagetiere eine Rolle zu spielen und sind im Gegensatz zu echten Harnsteinen röntgenologisch nicht nachweisbar. Obwohl sie streckenweise die Harnröhre ausfüllen, bilden sie kein Passagehindernis für den Harn.

Therapie und Prophylaxe: Die *operative Entfernung* nach Cystotomie (siehe Abdominalchirurgie) oder Urethrotomie wird häufig vorgenommen und ist bei scharfkantigen oder größeren verkeilten Steinen meist die einzige Möglichkeit. Vor allem bei vollständigem Verschluss der Harnröhre ist die chirurgische Entfernung der Urolithen lebensrettend. In seltenen Fällen sind Konkremente in günstiger Lage mithilfe einer Fasszange zu entfernen. Ebenso kann bei in der Urethra verkeilten Konkrementen ein **Rückspülversuch** mit einer Knopfkanüle oder einem weichen Katheter in die Blase unternommen werden. Danach erfolgt die Cystotomie. Leider ist die **Rezidivrate sehr hoch**. Schon wenige Wochen nach der Operation kann das Tier wieder Beschwerden zeigen. Zudem gestaltet sich die postoperative Phase häufig dadurch schwierig, dass meist eine prä- und postoperative chemotherapeutische Behandlung nötig ist. In Kombination mit einer durch die besondere Schmerzempfindlichkeit der Nager bedingten postoperativen Anorexie bzw. Adipsie führt dies leicht zu schweren Verdauungsstörungen. Eine Analgesie ist also sehr zu empfehlen für die Tage nach dem Eingriff. Damit sich nach der Operation kein neuer Kristallisationskern als Ausgangspunkt für Harngrieß bildet, muss der Patient **unbedingt größere Mengen Flüssigkeit zu sich nehmen**. Subkutane Infusionen sind hier oft die einzige Möglichkeit und sollten mehrmals am Tag wiederholt werden.

Fehr et al. (1997) empfehlen als Alternative die **Steinzertrümmerung** unter Narkose mithilfe einer runden Zahnsteinultraschallsonde in der Urethra weiblicher Tiere bei einer Frequenz von 30 KHz. Der entstandene Harngrieß kann über eine Sonde herausgespült werden bis die Harnröhre frei ist.

Harngrieß und kleinere Steine können bei weiblichen Tieren auch durch eine forcierte Diurese (viel Saftfutter, evtl. Furosemid) und mit Unterstützung von Spasmolytika ausgeschwemmt werden (**konservative Behandlung**). Gelingt dies nicht und zeigt das Tier nur geringe Beschwerden, kann auf lange Sicht versucht werden, durch die **Ansäuerung des Harns** mit Methionin bzw. Ascorbinsäure und durch eine calciumarme, viel **Saftfutter** einbeziehende Fütterung dazu beizutragen, dass sich Konkremente nicht so schnell vergrößern oder sich sogar verkleinern. Der Besitzer ist anzuweisen, dass er sein an Urolithiasis erkranktes Meerschweinchen genau beobachten muss, so dass er es bei Anzeichen einer plötzlichen Verlegung sofort zum Tierarzt bringt.

Kommt eine Operation nicht in Frage und ist das Allgemeinbefinden des Tieres immer wieder durch die auftretenden Schmerzen und einen anhaltenden Blutverlust stärker beeinträchtigt, so sollte nicht zu spät über eine Euthanasie nachgedacht werden.

Diätetische Maßnahmen: Das **Verhältnis Ca:P** sollte in der gesamten Ration idealerweise **1,5:1** betragen. Vorsicht ist geboten bei der Verabreichung stark calciumhaltiger Futtermittel wie Luzerneheu und Luzerneprodukte (z.B. Grünrollis), Kohlrabiblätter, Kräuter (Petersilie, Dill etc.),

Brokkoli und andere (siehe Fütterung). Sie sind generell nur in absolut geringen Mengen, und an Harnsteinpatienten überhaupt nicht zu verabreichen. Die Zuteilung des Futters sollte v.a. berücksichtigen, dass kein Tier einen zu großen Anteil auf einmal erhält (also keine „Vorratsfütterung" und eventuell Trennen der Herdenmitglieder). Es empfiehlt sich die gleichzeitige Verabreichung stark wasserhaltigen Saftfutters (Salate, Gurke, Tomate). Besonders Männchen ab einem Alter von 3 Jahren sind vorbeugend mit einem calciumärmeren Futter zu versorgen. Man darf jedoch nicht vergessen, dass Jungtiere in der Wachstumsphase und trächtige Weibchen einen höheren Calciumgehalt im Futter benötigen, damit es nicht zu Skelettschäden der Jungen kommt. Bei der Auswahl von Mischfutter ist auf den deklarierten Vitamin D-Gehalt zu achten. Bei jeder Gabe von Fertigfutter besteht die Gefahr, dass die Tiere calciumreiche und mit Vitamin D angereicherte Komponenten selektieren. Deshalb ist es auch hier wichtig, nur geringe Mengen über den Tag verteilt pro Tier individuell zuzuteilen.

Als *Tränke* kann bei bereits erkrankten Tieren ein calciumarmes, stilles, mit Ascorbinsäure angereichertes Mineralwasser dienen. Die Tiere müssen zu jeder Zeit freien Zugang zu frischem sauberen Wasser haben. Eine *Ansäuerung* des Harns mit Methionin oder Ascorbinsäure (hochdosiert) über das Futter empfiehlt sich.

Erkrankungen der weiblichen Geschlechtsorgane

Trächtigkeitstoxikose

Ätiologie: Es handelt sich um eine Erkrankung, die vor allem Meerschweinchen und gelegentlich auch andere Nager und Kaninchen betrifft. Die Trächtigkeitstoxikose ist eine *Stoffwechselstörung der späten Gravidität*. Sie tritt besonders bei fettleibigen, *überfütterten Muttertieren* am Ende der Trächtigkeit oder 3–4 Tage nach der Geburt auf. Meerschweinchen haben während der Gravidität einen besonders hohen Energiebedarf, da die gebildete Fruchtmasse bis zu 35 % des Körpergewichts des Muttertieres ausmachen kann. *Plötzliche Energiemangelsituationen* – sei es nach erhöhtem Verbrauch durch Stress oder aufgrund eines unzureichenden Futterangebotes – führen im fortgeschrittenen Trächtigkeitsstadium zu einem starken Fettabbau. Der Gehalt an freien Fettsäuren im Blut steigt zunehmend. Die Leber wird damit geradezu überschwemmt und eine akute *Leberverfettung* ist das Ergebnis. Es kommt zur vermehrten Bildung von Ketonkörpern. Unter normalen Bedingungen ist der

Organismus in der Lage, eine zeitweilige Mangelversorgung durch Freisetzung von Fettreserven ohne Schaden zu kompensieren. Übersteigt jedoch die negative Energiebilanz vor oder während der Geburt die physiologischen Grenzen und sind entsprechend große Fettreserven vorhanden, kommt es zu dieser krankhaften Steigerung der Fettmobilisierung.

Folgende Faktoren begünstigen die Ausbildung einer Trächtigkeitstoxikose:

- Eingeschränkte Bewegungsaktivität des Muttertieres,
- Verabreichung protein- und fettreicher, jedoch rohfaserarmer Kost (Mischfutter ad libitum, kaum Grünfutter, Ergänzungsfuttermittel) vor und in der Frühphase der Trächtigkeit,
- Einwirkung von Stressfaktoren wie plötzliche Futterumstellung, Anorexie, wiederholte Aufregung, länger bestehende, das Tier ängstigende Situationen, fehlende Rückzugsmöglichkeiten etc., v.a. wenn sie am Ende der Gravidität auftreten und das Muttertier eine große Anzahl Feten austrägt,
- Vitamin-C-Mangel, der bei Meerschweinchen zu einer erhöhten Fetteinlagerung in der Leber führt.

Die Trächtigkeitstoxikose ist die *häufigste Ursache für den Tod des Muttertieres und für Aborte.*

Klinisches Bild: Die Symptome sind sehr eindeutig. Kurz vor oder nach der Geburt werden betroffene Meerschweinchen plötzlich teilnahmslos, wobei Anorexie und Adipsie vorherrschen. Auffällig ist ein rapider Gewichtsverlust. Innerhalb von 4 Tagen verlieren die Tiere 12 bis 18 % ihrer Körpermasse (bis zu 120 g in 4 Tagen!). Somnolenz und Krämpfe folgen. Der Tod tritt innerhalb von 2–4 Tagen ein. Spättodesfälle sind bis 4 Tage post partum möglich.

Diagnose: Die Diagnose wird durch das klinische Bild gestellt. Palpation und Röntgenaufnahme geben Auskunft über die Anzahl der Früchte bzw. die bereits beendete Geburt. Die Trächtigkeitstoxikose ist beim Meerschweinchen durch eine sich schnell entwickelnde Azidose, Proteinurie und Ketonurie charakterisiert. Die Ketonurie tritt erst im späteren Verlauf der Krankheit hinzu, da Meerschweinchen in der Lage sind, Ketonkörper im Hungerzustand in beträchtlichem Umfang im Gehirn zu verbrennen, ohne dass es zu Funktionsstörungen kommt. Zur diagnostischen Sicherung sind deshalb die Bestimmung des pH-Wertes (Azidose) und der Nachweis der Ketonkörper (Aceton) im Harn von Nutzen. Der pH-Wert kann von pH 9 bis auf Werte von pH 5–6 absinken. Ketonkörpergehalt, pH-Wert und Proteinurie lassen sich mithilfe von Combur®-Teststreifen nachweisen. Im Blutplasma sind die Transaminasen (ASAT, ALAT) und die Gesamtbilirubinkonzentration als Ausdruck hochgradiger Leberstoffwechselstörungen erhöht. Die Blutfarbe erscheint leicht milchig verändert (Hyperlipidämie). Im Blutplasma ist das Gesamtcholesterin deutlich erhöht, es kann das 10fache der Normalwerte erreichen. Pathologisch-anatomisch wird eine extreme fettige Degeneration der Leber, weniger des Herzens und der Nieren, festgestellt.

Therapie: Die *Aussicht auf Heilung ist zweifelhaft,* da sich die Tiere sehr schnell in einem schlechten Allgemeinzustand befinden. Kommt es nicht zum Abort, ist je nach Allgemeinbefinden des Tieres ein Sectio caesarea (siehe Abdominalchirurgie) erforderlich. Hierdurch können eventuell die Jungen, seltener das Muttertier, gerettet werden. Die Verabreichung subkutaner Glucose- und Calciumgluconium- oder Calciumacarbonat-Lösungen kann versucht werden, wie auch die Behandlung mit Natriumhydrogencarbonat, subkutanen Elektrolytinjektionen und Glucocorticoiden. Über gute Erfahrungen wird aus der Praxis mit der Verabreichung von Natriumthiosulfat + Natriumglutamat (Antitox®) berichtet.

Prophylaxe: Da eine erfolgreiche Behandlung erkrankter Tiere meist nicht mehr möglich ist, kommt der *Prophylaxe entscheidende Bedeutung* zu! Besonders wichtig: Tiere, mit denen gezüchtet werden soll, dürfen kein Übergewicht aufweisen und müssen schon vor dem Belegen eine ausgewogene Ernährung erhalten, die eine Verfettung des Tieres verhindert: Heu ad libitum, vielseitiges Grünfutterangebot und Mischfutter nur restriktiv. Dem erhöhten Energiebedarf des graviden Meerschweinchens ist folgendermaßen Rechnung zu tragen: Mit Beginn der Trächtigkeit ist die Energiedichte des Futters stetig zu erhöhen, da die Futteraufnahmekapazität des Muttertieres sinkt. Dabei ist vor allem auf ein ausreichendes Angebot an leichtverdaulichen Kohlenhydraten zu achten. Die Grundkomponenten der Ration müssen dazu nicht verändert werden. Heu wird weiter ad libitum angeboten. Der Mischfutteranteil kann erhöht werden. Grünfuttermittel mit höherer Energiedichte (z.B. Apfel, Birne, Banane) sind solchen mit weniger Energiegehalt (z.B. Gurke, Salat, Tomate) vorzuziehen.

Die Tiere müssen (nicht nur in der Gravidität!) einen großen Käfig und täglich Auslauf zur Verfügung gestellt bekommen. Jeglicher Stress ist von den trächtigen Weibchen fern zu halten, Rückzugs- und Ruhemöglichkeiten sind anzubieten und zu respektieren.

▪ Geburtsstockungen

Ätiologie: Geburtskomplikationen sind beim Meerschweinchen selten. Sie können eintreten bei:
- Beckenenge nach zu später erstmaliger Belegung des Weibchens (mangelnde Dehnbarkeit der Beckensymphyse bei Meerschweinchen, die erstmals im Alter von über 8 Monaten zur Zucht eingesetzt werden),
- Ab und zu auftretender Einzelträchtigkeit mit absolut zu großem Fetus,

- Trächtigkeitstoxikose (siehe dort),
- Torsio uteri (siehe dort), vorwiegend gegen Ende der Trächtigkeit, meist auf ein Horn bzw. einen Hornabschnitt beschränkt,
- Uterusspasmen,
- Wehenschwäche,
- Lageanomalien oder Missbildungen der Feten,
- Infektion mit Absterben der Feten,
- Prolapsus uteri, Vorfall eines Horns entweder vor der Geburt des letzten Fetus oder kurz danach.

Klinisches Bild: Hinweise auf das Vorliegen einer Geburtsstockung sind:
- das Ausbleiben der Geburt nach Ablauf der Tragzeit,
- Wehen und evtl. schon partiell ausgetriebener Fetus erkennbar, ohne dass die Geburt voranschreitet,
- fehlende Wehen nach Austreten oder Platzen der Fruchtblase,
- schmierig, blutiger Ausfluss bei fehlender Wehentätigkeit,
- bei Beckenenge zunächst kräftige Wehen, ohne Austreibung.

Diagnose: Die Diagnose wird durch das klinische Bild, den Palpationsbefund und unterstützend durch eine Röntgenaufnahme oder Sonografie gestellt. Für die eingeleitete Geburt ist die nicht mehr durch die epitheliale Membran verschlossene Vagina und die weit *geöffnete Beckensymphyse* von diagnostischer Bedeutung. Bei der Untersuchung lässt sich bequem ein Finger in die 1–2 cm auseinanderklaffende Schambeinfuge (Abb. 19) legen *(Daumenprobe)*. Gemeinsam mit röntgenologisch sichtbaren Lageanomalien sind diese Untersuchungsbefunde bei Geburtskomplikationen für die Entscheidung weiterer therapeutischer Maßnahmen zu nutzen.

Therapie: Bei bereits in das mütterliche Becken getretenen Feten kann unter Zuhilfenahme von viel Gleitmittel ein sehr vorsichtiger Auszugsversuch unternommen werden. In der Regel ist bei Geburtsstockungen jedoch die Schnittentbindung erforderlich (siehe Abdominalchirurgie). Die Diagnosen „zu enges Becken" und „Trächtigkeitstoxikose" lassen keine Alternative zur Sectio caesarea. Vor dem Kaiserschnitt dürfen keine Wehenmittel eingesetzt werden!
Zur Geburtseinleitung, Wehenanregung und -verstärkung ist Oxytocin (1–2 IE s.c.) einsetzbar. Zur Wehenregulierung, Dehnungsförderung und als krampflösendes Mittel kann gegen Ende der Eröffnungsphase Spasmalgan® oder Spasmotitrat® in einer Dosierung von 0,2 ml/kg s.c. injiziert werden. Diese Spasmolytika wirken auf den weichen Geburtsweg, regulieren die Wehentätigkeit und sind somit geburtserleichternd und -beschleunigend. Die Behandlung kann nach 1 Stunde wiederholt werden.
Als kombinierte Therapie kann zuerst Spasmalgan® und nach einer halben Stunde Oxytocin verabreicht werden.
Eine gute Wirkung auf den Muskelstoffwechsel hat Calciumgluconikum

10%ig in einer Dosierung von 0,5–1,0 ml s.c.. Es kann vor oder gleichzeitig mit Oxytocin appliziert werden.

■ Torsio uteri

Ätiologie: Über die Torsio eines oder beider trächtiger Uterushörner um 1- bis 3-mal 360° wird berichtetet. Voll entwickelte Früchte können durch starke Eigenbewegung zur Drehung eines Horns bzw. Hornabschnitts um die Längsachse beitragen.

Klinisches Bild: Die voll entwickelten Früchte werden mit abgeschnürt. Das erkrankte Tier ist hochgradig apathisch, frisst nicht, hat ein stark angespanntes, bei Palpation schmerzhaftes Abdomen und eventuell bräunlich-blutigen Scheidenausfluss. Wehen können noch vorhanden sein, klingen aber schnell ab.

Diagnose: Differenzialdiagnostisch ist an das Vorliegen einer Pyometra und an Uterustumoren zu denken. Eine Röntgenaufnahme gibt Auskunft über Lage und Anzahl der Früchte und unterstützt den Palpationsbefund. Auch abgestorbene, emphysematöse oder mumifizierte Früchte lassen sich auf diese Weise erkennen. Bei eröffneter Bauchhöhle findet man das verdrehte Uterushorn stark gestaut und fast schwarz gefärbt. Alle inneren Organe erscheinen anämisch.

Therapie: Aussicht auf Heilung besteht nur, wenn der Kaiserschnitt (siehe Abdominalchirurgie) und die Hysterektomie ohne Verzögerung vorgenommen werden. Eine intensive Nachbehandlung mit subkutanen Antibiotikagaben und Infusionen ist wichtig. Zusätzlich sollten Vitamin-B-Komplex und Vitamin C bis zur Normalisierung des Allgemeinbefindens verabreicht werden.

■ Verminderte Wurfgröße

Die durchschnittliche Wurfgröße beträgt bei Meerschweinchen 3,1 Junge. Durch vorzeitigen Fruchttod sterben bereits 25 % der Embryonen oder Früchte in verschiedenen Trächtigkeitsstadien. Sie werden resorbiert oder abortiert. Hinzu kommen noch Verluste während der Geburt. Der Uterus ist bei klinisch gesunden, nicht trächtigen Tieren zu einem hohen Prozentsatz (8–100%) mit Mykoplasmen oder Staphylokokken infiziert. Seltener sind auch Streptokokken beteiligt. Die Tiere infizieren sich mit Mycoplasma caviae durch die Aufnahme von kontaminiertem Futter und durch Tröpfcheninfektion. Die Häufigkeit, mit der der *Erreger im Uterus* angetroffen wird, spricht auch für eine *pränatale Übertragung*. Es handelt sich meist um eine latente Infektion, wobei Konzeption und Ausreifung der Frucht durchaus möglich sind. Bei trächtigen Tieren ist sie häufiger

anzutreffen als bei nichtgraviden. Aus Abortmaterial lassen sich Mykoplasmen anzüchten. Therapiert wird mit Enrofloxacin (10 mg/kg über 5 Tage).
Für den vorzeitigen Fruchttod sind außer einer Keimbesiedlung noch **weitere Faktoren** verantwortlich zu machen wie Fütterungsfehler, Stoffwechselstörungen, Störungen der Nährstoffzufuhr über die Plazentagefäße und Hyperthermie. In der späten fetalen Entwicklung sind Störungen in der Gravidität durch Trächtigkeitstoxikose (siehe dort) und in seltenen Fällen auch eine Uterustorsion (siehe Torsio uteri) möglich.

Endometritis

Ätiologie: Beim Meerschweinchen ist immer mit einer Keimbesiedlung des Uterus zu rechnen. Trotzdem kommt *diese Erkrankung selten* vor, da eine Infektion meist latent bleibt. Auslöser einer Erkrankung ist häufig eine hormonelle Störung aufgrund einer ovariellen Dysfunktion. Die Uterusschleimhaut zeigt sich hyperplastisch verdickt und es kommt schnell zu einer eitrigen Entzündung. *Geschwülste* in der Uteruswand (Leiomyome [Abb. 59], Fibrome, Adenome) scheinen eine Endometritis dadurch zu *begünstigen*, dass sie die Uterushörner erweitern. Die Endometritis tritt auch *häufig infolge einer Sepsis* auf, in deren Folge Erreger wie z.B. Yersinia pseudotuberculosis oder Pasteurella multocida den Uterus besiedeln.

Klinisches Bild: Die Endometritis äußert sich in entzündlicher Exsudatbildung mit Scheidenausfluss, gestörtem Allgemeinbefinden bis hin zu hochgradiger Apathie und Futterverweigerung.

Diagnose: Sie wird anhand des klinischen Bildes, des Palpationsbefunds und evtl. der Röntgenuntersuchung gestellt. Sind die Zervix und der epitheliale Scheidenverschluss geöffnet, kommt es zu blutig-eitrigem Vaginalausfluss. Gleiche Symptome sind bei verzögerter Geburt, infektiösem Abort oder nach traumatischer Einwirkung auf einen hochträchtigen Uterus zu erwarten. Differenzialdiagnostisch auszuschließen ist ein blutiger Harnabsatz aufgrund einer Cystitis oder Urolithiasis.

Therapie: Eine rechtzeitig durchgeführte Ovariohysterektomie ist die Therapie der Wahl. Eine konservative Behandlung ist nach der Symptomatik auszurichten. Ist das Allgemeinbefinden gestört, muss eine antibiotische Therapie eingeleitet werden. Befindet sich der Patient im Stadium der Frühträchtigkeit, so ist beim Einsatz von Medikamenten eine mögliche Fruchtschädigung zu berücksichtigen.

Erkrankungen der weiblichen Geschlechtsorgane

■ Ovarialzysten

Ätiologie: Ovarialzysten kommen vor allem bei einzeln gehaltenen Meerschweinchen vor. Im Sektionsgut weiblicher Tiere erreichen sie eine Häufigkeit von über 90 %. Über auslösende Ursachen ist bisher nichts bekannt.

Klinisches Bild: Bei der Palpation des Abdomens sind Ovarialzysten als *walnuss- bis hühnereigroße Gebilde* in der Regio abdominalis cranialis fühlbar. Dem Besitzer fällt ein *umfangsvermehrtes Abdomen* auf. Sind die Zysten hormonal aktiv (Östrogenzysten), entwickelt sich ein *symmetrischer Haarausfall* in der Flankengegend. Die Tiere zeigen ungestörtes Allgemeinbefinden. Sehr große Zysten können durch Verdrängung anderer Organe Verdauungs- und Atmungsstörungen zur Folge haben.

Diagnose: Für Ovarialzysten sprechen der Palpationsbefund, symmetrischer Haarausfall (Abb. 44) sowie der Röntgen- oder Sonografiebefund. Röntgenologisch sind die großzystisch entarteten Ovarien im dorsoventralen Strahlengang als diffuse Verschattungen (Abb. 54) zu erkennen. Ovarialzysten sind häufig Zufallsbefunde. Differenzialdiagnostisch ist an *Ovarialtumoren* zu denken. In seltenen Fällen findet man bei Meerschweinchen Ovarialteratome.

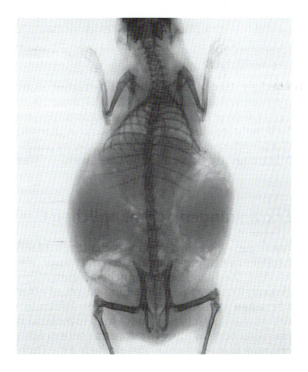

Abb. 54
Beidseitige Ovarialzysten.

Therapie: Entscheidend ist der Untersuchungsbefund. Große Zysten können durch die Haut punktiert und der Zysteninhalt abgezogen werden. Die Wirkung ist nur kurzzeitig. Zur Induzierung einer Rückbildung der Zysten eignet sich die subkutane Verabreichung von Choriogonadotropin oder Chlormadinonacetat (10 mg oder 100 IE/Tier, wiederholt nach 5–6 Monaten). Gute Erfahrungen hat man diesbezüglich auch mit Planta-Vet-Präparaten gemacht. Sowohl Bryophyllum comp.-PLV als auch Ovaria/ Hypophysis-PLV kommen erfolgreich zum Einsatz. In der Mehrzahl der Fälle reichen 2–3 Injektionen im Abstand von 1 Woche. Eine Ovarektomie sollte durchgeführt werden, wenn der Verdacht besteht, dass großzystisch entartete Ovarien andere Organe verdrängen, oder wenn hormonell bedingter Haarausfall besteht. Die Operation erfolgt wie im Kapitel Abdominalchirurgie beschrieben.

Mastitis

Ätiologie: Die Mastitis ist eine seltenere Erkrankung des Meerschweinchens. Als Erreger konnten Streptokokken, E.coli sowie Klebsiellen isoliert werden. Verletzungen am Gesäuge, in Zusammenhang mit einer schlechten Käfighygiene und einer ungeeigneten Einstreu sind die Hauptursache. Daneben spielen prädisponierende Faktoren wie z.B. eine hohe Milchproduktion eine Rolle bei der Krankheitsentstehung.

Klinisches Bild: Das Gesäuge zeigt sich geschwollen, gerötet, schmerzhaft und verhärtet.

Therapie: Zur Mastitisbehandlung eignen sich Heparinsalbe, lokal Trimethoprim-Eutersuspension und kühlende Umschläge. Gute Ergebnisse verspricht die Behandlung mit Breitspektrumantibiotika über 7–10 Tage. Sind mehrere Muttertiere im Bestand vorhanden, können die Jungen von einer Amme gesäugt werden. Andernfalls können sie – je nach Alter – ohne Milch oder mit Ersatzmilch ernährt werden (siehe mutterlose Aufzucht).

Erkrankungen der männlichen Geschlechtsorgane

Ätiologie: Unter in Gruppen gehaltenen Meerschweinchen kommt es häufiger zu Beißereien mit Hautverletzungen, die sich sekundär infizieren können. Dies kann bei männlichen Tieren auch die Genitalien betreffen. *Penisverletzungen werden häufig aufgrund einer mangelnden Inspektion übersehen* und können bei eitriger Infektion unbehandelt zum Tode führen. Als Spätschäden findet man manchmal *narbige Strikturen,* die zu Harnstau oder zu einer Impotentia coeundi führen. *Abszesse der Bulbourethraldrüsen* sind ebenfalls möglich. Eine Orchitis kann Begleiterschei-

Abb. 55
Penisstrangulation.

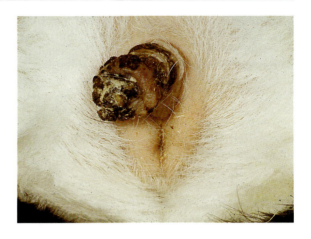

nung einer generalisierten bakteriellen Infektion sein oder durch eine lokale Verletzung zustande kommen (die Hoden liegen subkutan!). Der *Penisvorfall* wird bei erwachsenen Böcken beobachtet. Ein *Priapismus* (krankhafte Dauererektion des Penis ohne Libido) kann durch lokale Traumata verursacht oder zentralen Ursprungs sein. Aufgrund eines Thrombus in den Corpora cavernosa, eines Rückenmarkstraumas oder einer Myelitis kommt es zu einer Abflussstörung des venösen Blutes, so dass der Penis erigiert bleibt. Primäre Geschwülste sind beim Meerschweinchen selten. Über das Vorkommen von *Hodentumoren* wird berichtet. *Mammatumoren* werden zunehmend bei älteren Böcken festgestellt. Es handelt sich hierbei sowohl um Adenome als auch um Adenokarzinome (siehe Neoplasien der Haut). Die Manifestation von Tumoren ist abhängig von hormonellen und genetischen Faktoren.

Klinisches Bild: In der Folge von Verletzungen und Infektionen entstehen Präputialödem, Hyperämie, Schwellung, Nekrosen und Ulzerationen an Penis oder Scrotum sowie evtl. eine Dermatitis periscrotalis (siehe Hauterkrankungen). Exsudat und Eiter, vermischt mit anhaftenden Einstreupartikeln, bilden krustöse Auflagerungen. Sie können den Penis ringförmig umspannen, zum Teil strangulieren und ein Zurückgleiten in das Präputium verhindern (Abb. 55). Abszesse der Bulbourethraldrüsen sind an einer ein- oder beidseitigen Schwellung des Dammes erkennbar.

Diagnose: Die Diagnose ergibt sich aus dem klinischen Bild. Bei Tumoren sollte in jedem Fall eine diagnostische Abklärung von Metastasen in Lunge, Leber oder anderen inneren Organen mithilfe der Sonografie bzw. der Röntgenuntersuchung erfolgen.

Therapie: Bei Entzündungen und Infektionen fördert die lokale Behandlung mit einem Chemotherapeutikum oder einem Liniment den Heilungsprozess. Die Krusten sind mit einem lokalen Antiseptikum (Lavasept- oder Ethacridinlösung) zu erweichen und vorsichtig mit der Pinzette zu entfernen. Anschließend ist häufig mit adstringierenden und desinfizierenden Flüssigkeiten zu spülen. Vitamine des B-Komplexes können unterstützend verabreicht werden. Ein Therapieversuch des Penisvorfalls und des Priapismus kann in einer Testosteronapplikation bestehen. Notfalls ist der Penis zu amputieren. Bei der Orchitis ist eine Therapie wie bei der Mastitis (siehe Erkrankungen der weiblichen Geschlechtsorgane) einzuleiten. Die Prognose bei länger bestehender Penisstrangulation ist ungünstig.

Endokrine Erkrankungen
■ Diabetes mellitus

Ätiologie: Meerschweinchen können an Diabetes mellitus erkranken. Es besteht eine Ähnlichkeit zum juvenilen (insulinabhängigen) Diabetes des Menschen. Nachdem zunächst eine genetische Prädisposition vermutet wurde, gehen Wissenschaftler heute davon aus, dass die Erkrankung eine virale Genese hat. Ein infektiöses Agens konnte bisher jedoch nicht nachgewiesen werden. Für eine infektiöse Genese spricht die Beobachtung, dass zugekaufte, nicht verwandte Tiere in einem neuen Bestand innerhalb weniger Wochen oder Monate diabetische Symptome entwickelten, wenn ein erkranktes Tier im Bestand war.

Klinisches Bild: Auffallend sind *Polydipsie, Polyurie* und *Polyphagie*. Gelegentlich werden ein- oder beidseitige *Katarakte* beobachtet. Das Allgemeinbefinden der Tiere ist ungestört. Ein Gewichtsverlust findet nicht statt, vielmehr neigen die Tiere zur Adipositas.

Diagnose: Blutuntersuchungen zur Ermittlung und Kontrolle des Blutzuckerspiegels sind wichtig. Als Analysegerät empfiehlt sich das Reflotron (Fa. Boehringer). Bei erkrankten Tieren werden oft Werte über 16 mmol/l gemessen (Ewringmann und Göbel 1998). Als Normwerte für den Blutzuckerspiegel des Meerschweinchens werden Werte von 2,8–6,6 mmol/l angegeben. Im Harn lässt sich eine deutliche Glucosurie feststellen.

Therapie: Nach Empfehlungen von Ewringmann und Göbel (1998) wird zur Insulintherapie kombiniertes Rinder- und Schweineinsulin (Insulin lente MC, Novo Nordisk Pharma GmbH) eingesetzt.
Erkrankte Tiere werden einmal täglich morgens mit einer IE/kg Insulin lente® MC s.c behandelt. Lente Insuline erreichen ihr Wirkungsmaximum 12 Stunden nach Applikation. Zur Einstellung sind in den ersten Tagen dreimalige Blutkontrollen innerhalb von 12 Stunden notwendig. Während dieser Zeit kann der Blutzuckerspiegel um die Hälfte abfallen. In 2- bis 3-

wöchentlichen Abständen sollte der Blutzuckerspiegel auch weiterhin kontrolliert werden.
Schon nach kurzer Behandlungszeit bessert sich das klinische Befinden. Trinkverhalten und Polyurie normalisieren sich deutlich. Im Harn ist keine Glucose mehr nachweisbar. Langzeiterfahrungen zur Diabetestherapie beim Meerschweinchen als Heimtier liegen nicht vor.

Erkrankungen des Nervensystems

Der Untersuchung des Nervensystems sind anamnestische Erhebungen über Verhaltensstörungen, sensorische und motorische Symptome voranzustellen. Sie können bedingt sein durch Funktionsausfälle ganzer Körperteile, einzelner Gliedmaßen oder Muskelgruppen.

Ätiologie: Nervale Störungen sind beim Meerschweinchen in seltensten Fällen durch Erkrankungen des zentralen Nervensystems bedingt. In der Mehrzahl der Fälle sind nerval bedingte Ausfallserscheinungen oder Symptome sekundär bedingt. Differenzialdiagnostisch sind folgende Erkrankungen abzuklären: Otitis media, Traumen unterschiedlicher Art, bakterielle Septikämien, Viruserkrankungen (z.B. Meerschweinchenlähme), Toxoplasmose, Vergiftungen, Vitamin-C-Mangel sowie evtl. auch Wassermangel.

Klinisches Bild:
- Inkoordination, Paresen und Paralysen nach Traumen,
- Zwangsbewegungen mit Ataxien, Kopfschiefhaltung und Nystagmus bei Infektion mit Toxoplasma gondii; Otitis media oder interna. Wenn sich eine bakterielle Infektion, z.B. Pasteurellose, über die Eustachische Röhre ins Innenohr ausbreitet, kommt es zum Torticollis,
- Eine durch bakterielle Septikämie (z.B. Coliseptikämie) ausgelöste Enzephalitis geht mit Krämpfen einher,
- Bei Vergiftungen (siehe dort) durch das Fressen von Pflanzenteilen mit neurotoxischer Wirkung (Oleanderblätter, Rhododendron, Azalee) zeigen die Tiere je nach Wirkung der Toxine neben anderen klinischen Erscheinungen tonisch-klonische Krämpfe, Muskeltremor, Lähmungen oder andere zentralnervöse Symptome.

Diagnose: Der Vorbericht und das klinisches Bild geben Hinweise auf die mögliche Ursache. Unabdingbar ist eine Kontrolle der Reflexe und der rektalen Körpertemperatur. Bei Verdacht auf Otitis media oder interna sollte eine Röntgenkontrolle erfolgen (siehe Ohrerkrankungen). Bei entsprechender klinischer Symptomatik kann zur Abklärung von Arrhythmien und Herzfrequenz ein EKG angefertigt werden.

Therapie: Sie richtet sich nach der Grundkrankheit oder ist eine symptomatische. Steht das Krampfgeschehen im Vordergrund, kann 1 mg Diazepam s.c. appliziert werden. In einigen Fällen sind Infusionen mit Vollelektrolytlösung, bei Schockzuständen Dexamethason und bei Infektionen eine Versorgung mit Chemotherapeutika erforderlich. Bei Viruserkrankungen wie z.B. Meerschweinchenlähme (siehe dort), aber auch bei anderen Ursachen der nervalen Symptomatik kann die Euthanasie notwendig werden.

Virusinfektionen
Meerschweinchenlähme

Ätiologie: Die Meerschweinchenlähme wird als eine mit *Gehirn- und Rückenmarksentzündung* einhergehende Infektionskrankheit beschrieben. Der Erreger dieser sporadisch auftretenden Erkrankung ist ein nicht klassifiziertes Virus mit neurotropem Charakter. Es wird eine diaplazentare und orale Übertragungsweise angenommen. Die Inkubationszeit beträgt 9–23 Tage.

Klinisches Bild: Erste Symptome sind Futterverweigerung, leicht erhöhte Körpertemperatur und gesträubte Haare. Auffällig sind die anfangs kauernde Stellung, Atembeschwerden, Zittern und im weiteren Verlauf krampfartige Zuckungen der Rücken-, Hals und Schultermuskulatur. Die Tiere magern stark ab. In der Perinealtasche findet man eine Kotanschoppung. Eine zunehmende Erschlaffung der Muskulatur im Bereich der Hinterextremitäten führt zur Schwäche der Hinterextremitäten bis hin zur schlaffen Lähmung. Der Tod tritt oft erst nach 3–4 Wochen ein, bei akutem Verlauf nach 2–10 Tagen.

Diagnose: Differenzialdiagnostisch sind traumatische Einwirkungen und eine Hypovitaminose (siehe dort) abzugrenzen. Bei der Meerschweinchenlähme geht die Sensibilität der Hintergliedmaßen verloren, während bei der Hypovitaminose Schmerzempfindlichkeit besteht. Einer möglichen Traumatisierung ist vorberichtlich und röntgenologisch auf den Grund zu gehen. Sehr häufig kaufen Besitzer Tiere hinzu, ohne eine Quarantänezeit einzuhalten, was in der Anamnese abzuklären ist. Bei der Sektion verstorbener Tiere findet man histologisch eine starke Hyperämie und perivaskuläre Infiltrationen der Pia des Gehirns und der gesamten Rückenmarkssubstanz. In den Infiltraten überwiegen Lymphozyten und Histiozyten. Als Hauptsitz der Veränderungen wird die graue Substanz des Lendenmarks angegeben.

Therapie: Eine spezifische Behandlung ist nicht bekannt. Im Anfangsstadium besteht eine unterstützende Maßnahme in Vitamin-B- und

Vitamin-C-Gaben. Die Prognose ist ungünstig, da der Krankheitsverlauf oft mit Komplikationen durch Harn- und Kotabsatzstörungen verbunden ist. Meist bleibt nur die Euthanasie.

Prophylaxe: Da es sich bei der Infektion keineswegs um eine seltene Erkrankung handelt, müssen Besitzer darüber aufgeklärt werden, dass *bei jedem Zukauf von Tieren eine mindestens 3-wöchige Quarantänezeit* einzuhalten ist, in der es zu keinem direkten Kontakt zwischen bereits vorhandenen und neuen Tieren kommen darf. Ein separater Käfigstandort ist nötig. Es ist darauf zu achten, dass keine Käfiggegenstände ausgetauscht und die Hände gründlich gewaschen werden nach Kontakt mit den zugekauften Meerschweinchen. Sind in einem Bestand Erkrankungsfälle aufgetreten, müssen Käfig und Umgebung vor der Neubesetzung gründlich mit 3%iger Natronlauge desinfiziert werden.

Leukose

Ätiologie: Wie bei einigen anderen Tierarten wurden auch beim Meerschweinchen Oncornaviren elektronenmikroskopisch nachgewiesen. Nach unseren Erfahrungen scheint mit der längeren Lebensdauer der Meerschweinchen in der Heimtierhaltung die Zahl der Leukosefälle anzusteigen. Die Inkubationszeit ist nicht bekannt. Die Übertragung erfolgt bereits während der Trächtigkeit vom Muttertier auf die Feten oder nach der Geburt über die Milch.

Klinisches Bild: Häufig sind Inappetenz und zunehmende Abmagerung und Apathie die ersten auffälligen Symptome. Beim gesunden Tier sind die palpablen Lymphknoten (Hals-, Mandibular-, Achsel-, Kniefalten- und Popliteuslymphknoten) nur bei intensiver Untersuchung zu ertasten. Im fortgeschrittenen Stadium der Leukose findet man Hals- und Achsellymphknoten oder alle palpablen *Lymphknoten stark vergrößert.* Die Halslymphknoten reagieren besonders auffällig mit perlschnurartiger, äußerlich sichtbarer knotiger Verdickung im Unterhalsbereich. Leber, Milz, Nieren und die Darmlymphknoten sind oft leukotisch verändert. Ihre Vergrößerung lässt sich palpatorisch oder *röntgenologisch nachweisen.* Durch die bezeichneten raumfordernden Veränderungen kann es zu unterschiedlichsten Symptomen kommen, beispielsweise wenn dadurch andere Organe in ihrer Funktion beeinträchtigt werden. Der Krankheitsverlauf ist schleichend oder auch schnell und dramatisch und endet mit dem Tod des Tieres. Wegen der stark beeinträchtigten Abwehrlage der Tiere werden häufig zusätzliche Erkrankungen wie z.B. Ektoparasitenbefall diagnostiziert.

Diagnose: Das klinische Bild ist charakteristisch in einem fortgeschrittenen Stadium, wenn durch Palpation und Röntgenbild mehrere leukotisch veränderte Lymphknoten bzw. Organe festgestellt werden. Bei gleich-

zeitiger Anämie kann die Leukozytenanzahl bis auf 25 000/mm³ (= 25 G/l) ansteigen.
Die beim Meerschweinchen häufig vorkommende **zervikale Lymphadenitis,** die mit einer ausgeprägten Schwellung der Mandibularlymphknoten einhergeht, **kann mit dem klinischen Bild einer Leukose verwechselt werden.** Allerdings sind bei dieser durch Streptokokken hervorgerufenen Erkrankung die Veränderungen lokal begrenzt und Wärme und Fluktuation der betroffenen Halsregion geben diagnostische Hinweise (siehe Bakterielle Infektionen mit vorwiegend respiratorischer Symptomatik).

Therapie: Eine ursächliche Behandlung ist nicht möglich, es bestehen keine Heilungsaussichten. Um eine Euthanasie wird man letzten Endes nicht herumkommen, was dem Besitzer gesagt werden muss. Die Entscheidung über den Zeitpunkt des Einschläferns richtet sich nach dem Allgemeinbefinden des Tieres. Der Besitzer ist darüber aufzuklären, dass sein Tier bei deutlicher Verschlechterung des allgemeinen Zustands euthanasiert werden muss.

■ Lymphozytäre Choriomeningitis (LCM)

Ätiologie: Die Infektion wird durch ein Arenavirus verursacht, dessen Hauptreservoir mit regional unterschiedlicher Befallsstärke die latent infizierte, wildlebende Hausmaus ist. Der Erreger wird bei Mäusen und Goldhamstern vorwiegend diaplazentar übertragen, und in den ersten 6–8 Lebenswochen massiv über Harn, Kot und Speichel ausgeschieden. Der Goldhamster ist sehr empfänglich für die Infektion, an der auch das Meerschweinchen und der Mensch erkranken können. Die Tiere können Virusträger sein, ohne selbst zu erkranken. Das Krankheitsbild der LCM bildet sich nach neonataler Infektion nur mithilfe der T-Lymphozyten aus, aber nicht bei deren Fehlen. Die T-Lymphozyten führen die Zerstörung der virusinfizierten Zellen im Gehirn herbei.

Klinisches Bild: Meerschweinchen und Goldhamster machen in der Regel eine latente Infektion durch. Die Krankheit kann unauffällig oder fieberhaft mit Konjunktivitis, Exsikkose, bei Jungtieren mit Entwicklungsstörungen verlaufen. Selten werden Krämpfe und Lähmungen beobachtet. Hauptsymptom beim Meerschweinchen ist die Erkrankung des Atemtraktes mit Dyspnoe. Die Tiere leiden an einer Bronchopneumonie, oft vergesellschaftet mit Pleuritis und einer serös-eitrigen Konjunktivitis. Auskultatorisch werden starke Lungengeräusche wahrgenommen. Der Tod tritt oft 9–20 Tage nach der Infektion ein.
Infizierte Menschen können mit grippeähnlichen Symptomen reagieren, bis hin zu schweren zentralnervösen Erscheinungen durch Meningoenzephalitis.

Diagnose: Ein Antikörpernachweis mithilfe der KBR oder des NT ist möglich. Erregerantigen ist im Organschnitt verdächtiger Tiere durch fluoreszierende Antikörper nachweisbar. Differenzialdiagnostisch ist an eine Adenoviruspneumonie zu denken.

Therapie: Da die Lymphozytäre Choriomeningitis eine für den Menschen *gefährliche Zoonose* darstellt, sind Tiere mit bestätigter LCM wegen der möglichen Ansteckungsgefahr zu euthanasieren. Für den Menschen sind frisch infizierte Meerschweinchen gefährlicher als adulte, die gegen das Virus Immunität entwickelt haben. Schwangere Frauen sollten den Kontakt zu jungen Hamstern und Meerschweinchen meiden, da es bei Ansteckung zu Embryopathien kommen kann.

Tollwut

Ätiologie: Meerschweinchen können an Tollwut erkranken. Sie sind jedoch weit weniger empfänglich als manch andere Tierart. Zudem ist das Risiko der Exposition unter den heutigen Haltungsbedingungen äußerst gering. Eine Übertragung wäre denkbar bei direktem Kontakt mit beispielsweise wildlebenden Mäusen oder durch den Biss eines anderen mit Tollwut infizierten Tieres. Der Erreger ist ein neurotropes Virus, das Erkrankungen des zentralen Nervensystems mit variablem Erscheinungsbild verursacht. Er ist im Speichel wutkranker Tiere enthalten und dringt über Haut- und Schleimhautläsionen in den Körper ein.

Klinisches Bild: Bei Freilandhaltung wurde ein Meerschweinchen von einem Fuchs im Käfig durch die Lattenumgrenzung angefallen, aber nicht getötet. Nach einer Inkubationszeit von 11 Tagen gab das Tier Fieptöne von sich, zeigte Unruhe, lief aufgeregt umher und fraß nicht. Zwei Personen wurden bei der Betreuung des Tieres gebissen. Die Tatsache, dass das einen Tag später gestorbene Meerschweinchen zu einer Gemeinde in einem Tollwutsperrbezirk gehörte, war Anlass, es auf Tollwut zu untersuchen, nachdem es vorher 2 Menschen verletzt hatte. Der direkte IFT als Doppelansatz mit dem Mäuseversuch war positiv.

Diagnose: Die Diagnose erfolgt postmortal mithilfe der Immunfluoreszenz. Wenn auch die Tollwut beim Meerschweinchen epizootiologisch gesehen bedeutungslos ist, so sollte der praktische Tierarzt doch die Möglichkeit des Auftretens dieser Erkrankung beim Heimtier in Betracht ziehen. Der Anamnese kommt bei Verdacht eine wichtige Bedeutung zu.

Therapie: Die Tollwut ist eine *anzeigepflichtige Tierseuche*! Der Tierarzt entscheidet bei Tollwutverdacht über die weiter Verfahrensweise: Quarantäne und Beobachtung oder direkte Euthanasie mit diagnostischer Absicherung. Personen, die Kontakt mit dem Meerschweinchen hatten, sollten nach Bissverletzungen und etwaiger Tollwutimpfung gefragt werden. In jedem Fall müssen sie umgehend einen Arzt aufsuchen.

Adenovirus-Pneumonie

Ätiologie: Die Adenovirus-Pneumonie ist eine tödlich verlaufende Virusinfektion mit *Bronchopneumonie* ohne sekundäre Keimbesiedlung. Vermutlich handelt es sich um einen für das Meerschweinchen spezifischen Erreger. Neugeborene Hamster und Ratten erwiesen sich als nicht empfindlich gegenüber dieser Infektion. Es gibt keine serologische Kreuzreaktion zwischen diesem Virus und dem Adenovirus des Menschen und des Geflügels.

Ansteckung und Verbreitung erfolgen durch Kontakt der Tiere untereinander (virushaltiger Kot und Harn). Die Inkubationszeit wurde mit 5–10 Tagen ermittelt. Todesfälle sind 6–15 Tage nach dem Auftreten der ersten Symptome zu erwarten. Die Sterblichkeit ist außerordentlich hoch. Dagegen sind Ansteckungs- und Erkrankungsrate meist gering.

Klinisches Bild: Auffällig sind Lungenaffektionen und Nasenausfluss. Die klinischen *Symptome gleichen denen der lymphozytären Choriomeningitis* (siehe dort). Eine nekrotisierende Bronchitis und Bronchiolitis mit basophilen intranukleären Einschlusskörperchen in den bronchialen Epithelzellen stehen als pathologische Veränderung im Vordergrund.

Diagnose: Man findet die intranukleären Einschlusskörperchen in den Alveolarepithelien. Eine Differenzierung von der LCM ist nur serologisch möglich. Das histologische Bild ähnelt demjenigen, das bei Adenovirusinfektionen anderer Tiere erhoben wird. Die Prognose ist ungünstig.

Therapie: Sie ist nur symptomatisch möglich, meist bleibt sie jedoch erfolglos. Wegen der Gefahr der Verbreitung sind in größeren Beständen alle erkrankten Tiere zu töten. Bei Massentierhaltung können ganze Zuchten vernichtet werden.

Speicheldrüsenvirus-Infektion

Ätiologie: Der Erreger ist ein Cytomegalievirus aus der Familie der Herpesviren mit hoher Speziesspezifität. Nach oraler Infektion kommt es unter Belastung zur Entzündung der Speicheldrüsen und ihrer Gänge. In den erkrankten Organen sind Herde von chronisch entzündeten Zellen vorhanden. Sehr charakteristisch sind die Einschlusskörperchen, die auch bei Tieren zu finden sind, die äußerlich gesund erscheinen.

Klinisches Bild: Typisch sind das *starke Speicheln* erkrankter Tiere und eine *vermehrte Tränensekretion* durch die ebenfalls entzündeten Tränendrüsen. Auch mumpsähnliche und respiratorische Erscheinungen mit Lungenaffektion sind möglich. Obgleich die Infektion meist einen unauffälligen Verlauf nimmt, wird sie als verlustreiche Seuche beschrieben. So tritt bei schwerem Verlauf eine vom hinteren Ende der Wirbelsäule kopfwärts fortschreitende *Lähmung* hinzu.

Diagnose: Das klinische Bild liefert bestenfalls einen Hinweis auf die Erkrankung. Der Nachweis erfolgt über die Einschlusskörperchen in den Mandibulardrüsen.

Therapie: Die Therapie kann nur symptomatisch sein. In der Regel heilt die Krankheit von selbst aus. Bei schwerem Verlauf müssen alle befallenen und verdächtigen Tiere getötet werden. Genesene Tiere sind gegen die Krankheit immun.

Bakterielle Infektionen mit vorwiegend respiratorischer Symptomatik

■ Streptokokkeninfektion

Ätiologie: Streptokokken sind Schleimhautbesiedler und Saprophyten des Verdauungstraktes. Als Eitererreger verursachen sie beim Meerschweinchen:
- *Akut-septikämisch* verlaufende Infektionen mit Pneumonie,
- Bei *chronischem* Verlauf Abszessbildung, vorzugsweise in den Halslymphknoten.

Der Erreger *Streptococcus zooepidemicus* ist kugelförmig, grampositiv und sporenlos. Von den verschiedenen Serotypen gehören die beim Meerschweinchen vorkommenden Arten den -hämolysierenden Streptokokken der serologischen Gruppen C und A an.

Untersuchungen zum Erregerspektrum des Meerschweinchens wiesen Streptokokken als häufigste Erreger von Atemwegserkrankungen und oft als alleinige Todesursache aus. Mischinfektionen mit Bordetella bronchiseptica, Yersinia pseudotuberculosis oder Salmonella typhimurium sind möglich. Die Infektion erfolgt über Hautwunden sowie den Verdauungs- und Atmungstrakt (aerogen konjunktival, Verletzungen der Mundhöhle). Wie bei den meisten bakteriellen Infektionskrankheiten begünstigen resistenzmindernde Einflüsse die Vermehrung und Ausbreitung der Erreger und die Manifestation von Krankheitserscheinungen. Besonders prädisponierend wirken ungünstige Haltungs- und Fütterungsbedingungen (fehlende Rückzugsmöglichkeit, Überhitzung, Unterkühlung, plötzlicher Futterwechsel, Lärm etc.). Neu hinzugekaufte, latent infizierte, gesund erscheinende Meerschweinchen können eine Infektion in den Bestand hineintragen.

Als Ursache der Halsabszesse werden kleine Hautläsionen oder eingespießte Fremdkörper angesehen, die die Grundlage für die Vermehrung nicht nur von Streptococcus zooepidemicus, sondern auch von anderen Keimen wie Staphylococcus aureus, Pseudomonas aeruginosa, Pasteurella multocida, Arcanobacterium pyogenes und verschiedenen Enterobakterien bilden.

Klinisches Bild: Die Streptokokkeninfektion äußert sich in *zwei klinisch verschiedenen Verlaufsformen*. Bei der *akuten bis perakuten, septikämischen Form* stehen Lungenveränderungen im Vordergrund. Die Symptome sind sehr unspezifisch. Neben plötzlichen Todesfällen ohne auffällige Krankheitszeichen zeigen erkrankte Tiere Apathie, Inappetenz, Konjunktivitis und Zittern. Möglich sind auch blutiger Nasenausfluss und blutig gefärbter Harn. Der Tod tritt nach 2 bis 4 Tagen ein. Bei plötzlich gestorbenen Tieren wurde als auffälligstes Symptom Blutaustritt aus Mundhöhle und Nase beschrieben.

Der *chronische Krankheitsverlauf* geht mit Abszessbildung einher. Meist bleiben die pyogenen Prozesse auf die submandibulären Halslymphknoten bzw. den Halsbereich (zervikale Lymphknoten) beschränkt. Eine bindegewebige Kapsel verhindert die Ausbreitung der Infektion. Die meist einseitige, eitrig-abszedierende Lymphadenitis ist dadurch gekennzeichnet, dass der Hals einseitig anschwillt und der entzündete Lymphknoten palpierbar und stark umfangsvermehrt, aber nicht schmerzhaft ist. Die Haut über dem Abszess wölbt sich vor, fühlt sich wärmer an und wird durch den Druck des angestauten Eiters papierdünn. Wird nicht rechtzeitig gespalten, kommt es zum Durchbruch. Der sich reichlich entleerende, dickflüssige Eiter sorgt für die Weiterverbreitung der Keime und Neuinfektion. Das Allgemeinbefinden ist bei der lokal begrenzten Streptokokkeninfektion in der Regel ungestört. Es kann jedoch auch bei der chronischen Verlaufsform zu einer Generalisierung und Ausweitung des Infektionsgeschehens kommen. Dabei treten dann unspezifische Allgemeinerscheinungen auf.

Gelegentlich rufen hämolysierende Streptokokken **Mittelohr- und Innenohrentzündungen** hervor (siehe Otitis media und interna). Streptokokken sind auch an der **Pododermatitis** des Meerschweinchens beteiligt (siehe dort).

Diagnose: Die Diagnose wird durch den kulturellen Erregernachweis aus eitrigen Sekreten, Abszessinhalt (Tupferprobe) und Organbefunden gesichert. Das klinische Bild der chronischen Streptokokkeninfektion mit Abszessbildung ist relativ charakteristisch. Bei eitriger Mittelohr- oder Innenohrentzündung (siehe Otitis media und interna) lässt sich unter Umständen die mit Eiter und Flüssigkeit angefüllte Bulla tympanica röntgenologisch darstellen.

Nach akutem Krankheitsverlauf wird bei der Sektion regelmäßig eine schwere hämorrhagisch-nekrotisierende Bronchopneumonie gefunden. Herzbeutel, Brust- und Bauchhöhle können blutige Flüssigkeitsansammlungen enthalten. Offensichtlich zerstören toxische Stoffwechselprodukte der Bakterien die Erythrozytenmembran, und es kommt zum Austritt von Blutfarbstoff. Auch die Blutgefäße werden geschädigt. Damit können die Erythrozyten in die Alveolen und Atemwege gelangen und beim Tod als blutiger Schaum aus Mund und Nase austreten. Lunge, Herz, Leber und Nieren zeigen eine akute Stauungshyperämie. Der Tod tritt bei der Mehrzahl der akut erkrankten Tiere durch Ausfall zerstörten Lungengewebes, kombiniert mit septikämischem Schock ein.

Therapie: Die chirurgische Behandlung von Abszessen sollte nach Möglichkeit ein Entfernen der Kapsel miteinschließen. Ansonsten werden Abszesse großzügig gespalten, evtl. nachdem sie zunächst durch Einreibungen mit hyperämisierenden Salben und feuchtwarme Umschläge zur Reifung gebracht wurden. Die Inzision muss so groß sein, dass der Eiter abfließen kann. Zum Spülen der Abszesshöhle eignen sich Rivanol-Lösung 1:1000 verdünnt oder als chemotherapeutisch wirkende Lösung Supronal-Suspension. Falls erforderlich, kann die Abszesshöhle mit einem sulfonamidgetränkten Gazestreifen austamponiert werden. Eine systemische Antibiose ist nur bei gestörtem Allgemeinbefinden oder Rezidiven angezeigt. Erkrankte Tiere sind zu isolieren, die Käfige intensiv zu reinigen und zu desinfizieren. Bei akuter Verlaufsform kann die Behandlung mit Tetracyclin und Vitamin B-Komplex versucht werden. Als weitere Breitspektrumantibiotika können Enrofloxacin oder eine Sulfonamid-Trimethoprim-Kombination eingesetzt werden, da ohne Erregernachweis die Behandlung durch die Verdachtsdiagnose bestimmt wird. Bei ausgeprägt septischen Schockzuständen oder infektiös-toxischem Geschehen ist Dexamethason zusätzlich zu applizieren. In den meisten Fällen bleibt die Behandlung ergebnislos.

Prophylaxe: Quarantänemaßnahmen für neu erworbene Tiere versagen, da die latente Infektion ohne belastende Faktoren nicht zum Krankheitsausbruch führt und somit nicht erkannt wird.

■ Diplokokkeninfektion

Ätiologie: Diplokokken (früher als Pneumokokken bezeichnet) besiedeln häufig die Schleimhäute der oberen Atemwege von Mensch und Tier, ohne Krankheitserscheinungen hervorzurufen. Beim Meerschweinchen gehören sie zu den Schnupfenerregern, wobei sie als Mischinfektion häufig zusammen mit Bordetella bronchiseptica nachgewiesen werden. Unter ungünstigen Bedingungen verursachen Diplokokken Krankheitsausbrüche mit schwer verlaufender Pleuropneumonie. Der Erreger, *Diplococcus pneumoniae,* ist ein grampositiver, unbeweglicher, paarweise gelagerter und von einer Kapsel umgebener Keim. Entsprechend bestimmter Kapselreaktionen werden den Diplokokken verschiedenen Typen zugeordnet. Der Typ 19 ist für Meerschweinchen besonders gefährlich. Pneumokokken dieses Kapseltyps gelten als zweithäufigste Erreger von bakteriellen Erkrankungen beim Meerschweinchen (10 %).
Die Übertragung erfolgt als Tröpfcheninfektion über die Nasenschleim-

haut. Zur Weiterverbreitung tragen besonders niesende und hustende Tiere bei. Seltenere Eintrittspforten sind die Bindehäute, die Mundschleimhaut und Hautdefekte. Pfleger und andere Kontaktpersonen können, ohne selbst krank zu sein, Diplokokken auf Meerschweinchen übertragen, sofern enger Kontakt besteht, da der Erreger beim Menschen latent auf den Schleimhäuten des Respirationstraktes vorhanden sein kann.
Für eine zeitweilig latente Schleimhautbesiedlung der oberen Atemwege des Meerschweinchens sprechen Untersuchungsergebnisse eines Bestandes älterer Meerschweinchen, in dem bei 28 % der Tiere Diplokokken nachgewiesen wurden. Krankheitsauslösende Ursache ist Stress, v.a. bedingt durch fehlerhafte Haltung und Fütterung (Vitamin-C-Mangel, überheizte Räume, geringe relative Luftfeuchtigkeit etc.).

Klinisches Bild: In der Regel ist der Krankheitsverlauf unauffällig. Wird die Widerstandskraft durch äußere Einflüsse geschwächt, kommt es zum plötzlichen Krankheitsausbruch. Schnupfen mit Nasenausfluss, Niesen und Husten, verschwollene und eitrig verklebte Augen sowie Atembeschwerden und Gewichtsverlust sind die Symptome. Typisch ist das durch häufiges Nasereiben verklebte Fell an der Innenseite der Vorderbeine. Eine absteigende Infektion hat die Entzündung von Bronchien, Lunge und Brustfell zur Folge und ist oft verbunden mit eitrigen Flüssigkeitsansammlungen. Nach 6- bis 8-wöchigem Krankheitsverlauf ist mit einer hohen Sterblichkeitsrate zu rechnen.
Als Begleiterscheinung einer *generalisierten hämatogenen Infektion* kommt es zu einer diffusen, fibrinös-eitrigen Peritonitis mit reichlich Exsudat in der Bauchhöhle und einer doppelseitigen Nephritis. Auch Leber- und Lungenabszesse wurden beschrieben. Manchmal wird die Diplokokkeninfektion als geschwürige Entzündung des Uterus und der Vagina angetroffen. Wie bei der Infektion mit Streptococcus zooepidemicus können auch Diplokokken die Gehörgänge besiedeln und Anlass für eine **Mittelohrentzündung** sein. Meist ist das Trommelfell perforiert. Im Mittelohr sammelt sich reichlich Eiter, der über den äußeren Gehörgang abfließt. Der akute Verlauf ist weniger geprägt von einer klinischen Otitis als von Fieber, Teilnahmslosigkeit, Fressunlust und Schwellung der regionären Halslymphknoten. Nachfolgende Meningitis ist möglich.

Diagnose: Die Diagnose wird mithilfe des kulturellen Erregernachweises aus Tupferproben oder Sektionsmaterial gestellt. Eine Otitis media kann röntgenologisch diagnostiziert werden. Bei generalisierter Infektion findet man im Harn Eiweiß, Leukozyten, Nierenzylinder und Bakterien. Bei der Palpation des aufgetriebenen Abdomens zeigen die Tiere Druckschmerz. Die Atmung ist flach.

Therapie: Es sind Breitspektrumantibiotika wie Chloramphenicol, Enrofloxacin und Trimethoprim-Sulfonamid-Lösung oder Tabletten einzusetzen. Unterstützende Gaben von Vitamin $AD_3EC^®$ sind hilfreich. Sind die Tiere exsikkotisch, dann ist ein subkutaner Flüssigkeitsersatz mit isotonischer Elektrolytlösung (10–20 ml/kg) sinnvoll. Gleiches gilt auch bei gestörter Futteraufnahme und schlechtem Allgemeinbefinden. Bei Rhinitis und Otitis muss zusätzlich symptomatisch behandelt werden. Oft bleiben therapeutische Maßnahmen erfolglos.

Bordetelleninfektion

Ätiologie: Bordetellen sind als Bewohner der respiratorischen Schleimhäute sowohl bei Meerschweinchen als auch bei Kaninchen und einigen anderen Tierarten verbreitet. Sie werden häufig bei Erkrankungen der Atemwege angetroffen, jedoch auch bei klinisch gesunden Tieren aus dem Nasen-Rachen-Raum isoliert.

Der Erreger ***Bordetella bronchiseptica*** ist ein kurzes, gramnegatives, bewegliches, toxinbildendes Stäbchenbakterium. Ihm kommt als alleinigem Verursacher von Infektionskrankheiten und als Erreger von Mischinfektionen eine bedeutende Rolle zu.

Die Infektion erfolgt über die Atemwege als Tröpfcheninfektion. Den Ausbruch begünstigende Faktoren sind Stresssituationen wie schlechte klimatische Verhältnisse, Überbelegung, plötzliche Futterumstellung oder schlechte Futteraufnahme, Vitaminmangel, Erkältungen und andere resistenzmindernde Faktoren. So ist in den Wintermonaten in größeren Meerschweinchenbeständen mit einem stärkeren Auftreten von Bordetelleninfektionen zu rechnen. In den Sommermonaten ist die Erkrankungsrate aufgrund der meist besseren Abwehrlage der Tiere gering. Über intervallmäßige Ausbrüche mit zahlreichen Verlusten wird berichtet.

Klinisches Bild: Durch die komplexen Erscheinungen des *ansteckenden Schnupfens* und das Auftreten von Sekundärinfektionen ist mit hohen Verlusten (bis 100 %) zu rechnen. Neben unauffälligen Symptomen sind die Krankheitserscheinungen häufig sehr eindeutig. Nasen- und Nebenhöhlenentzündungen äußern sich in eitrigem Nasenausfluss, krustig verklebten Nasenlöchern und verschmutzter Nasenumgebung, Niesen, Atembeschleunigung, Konjunktivitis und verklebten Augenlidern. Bei Pneumonie zeigen sich schnelle, erschwerte Atmung, Husten, Keuchen, Dyspnoe. Erkrankte Tiere haben keinen Appetit, magern ab, sitzen oft teilnahmslos in einer Ecke, das Haarkleid ist struppig und stumpf. Als Komplikation wird die Otitis media genannt, die mit Gleichgewichtsstörungen einhergehen kann. Todesfälle sind bei akutem Verlauf einige Tage nach Ausbruch der Erkrankung, bei chronischem Verlauf nach 6 bis 8 Wochen zu erwarten.

Diagnose: Die Diagnose wird durch den kulturellen Erregernachweis aus Nasensekret oder Exsudat oder mittels Anzüchtung über Nasentupfer und durch die Sektion gestellt. Die Untersuchung gestorbener Tiere ergibt neben einer akut-eitrigen Rhinitis akute bis subakute, eitrige Bronchopneumonie und besonders auf die Spitzenlappen beschränkte Lungenveränderungen. In chronischen Fällen sind Pleuritis, Perikarditis, Leberdegeneration und Milzschwellung möglich.

Therapie: Eine Behandlung sollte möglichst früh eingeleitet werden. Es können sowohl Antibiotika als auch Sulfonamide zum Einsatz kommen. Eine Resistenzbestimmung unterstützt die richtige Wahl des Medikaments. Bei Futterverweigerung sind subkutane Infusionen von Elektrolytlösungen oder Glucose von Nutzen. Massive Bordetelleninfektion in größeren Meerschweinchenbeständen können durch den Einsatz einer Autovakzine unter Kontrolle gebracht werden.

Prophylaxe: Als vorbeugende Maßnahmen dienen gute Haltungsbedingungen, ausreichende Wärmezufuhr und Luftfeuchtigkeit sowie ein optimales Vitamin-C-Angebot in den Wintermonaten. Zugekaufte Tiere sind mindestens 3 Wochen in Quarantäne zu halten.

Klebsielleninfektion

Ätiologie: Zur Klebsielleninfektion kommt es bei abwehrgeschwächten Meerschweinchen. Krankhafte Veränderungen gehen besonders von der Keimbesiedlung der Schleimhäute des Respirationstraktes aus, sind aber in fast allen Organsystemen möglich. Beim Meerschweinchen verursachen Klebsiellen vor allem schwer verlaufende Pleuropneumonien. Sie gehören außerdem zu den Schnupfenerregern und sind an der Otitis media beteiligt. Im Verlauf von Wundinfektionen führen diese Keime auch zu Haut- und Lymphknotenabszessen.

Klebsiella pneumoniae ist ein gramnegatives, sporenloses, von einer Kapsel umgebenes Stäbchen. Klebsiellen sind ubiquitäre Keime, die über die verschiedensten Eintrittspforten in den tierischen Körper gelangen. Sie sind normale Bewohner der Schleimhäute des Nasen-Rachen-Raumes sowie des Verdauungskanals. Hier vermehren sie sich aufgrund der Hemmung durch die physiologische Darmflora nur begrenzt. Krankhafte Veränderungen sind immer an eine starke Vermehrung der Keime gebunden. Voraussetzung für das Zustandekommen einer Krankheit sind resistenzmindernde Faktoren, die die Abwehrkraft herabsetzen (Viamin-C-Mangel, starker Parasitenbefall, mangelhafte Haltungs- und Fütterungshygiene, gestörtes Gleichgewicht der physiologischen Darmflora etc.). Die Infektion kann oral oder aerogen erfolgen. Bestandserkrankungen treten spontan auf. Sie werden gehäuft in der Zeit von August bis Mai beobachtet.

Klinisches Bild: Der Krankheitsverlauf kann sich perakut, akut oder chronisch darstellen. Bei *perakutem Verlauf* sterben Meerschweinchen inner-

halb von Stunden, ohne dass vorher Symptome erkennbar waren. Der *akute Krankheitsverlauf* geht einher mit Futterverweigerung, erschwerter und beschleunigter Atmung, Fieber, Zittern und vollständiger Teilnahmslosigkeit bis hin zur Bewusstlosigkeit als Ausdruck einer schweren Pneumonie und Septikämie. Der Tod tritt nach 2–3 Tagen ein.
Auch beim *chronischen* Verlauf ist die Sterblichkeit sehr hoch. Zunächst fallen krustig verklebte Nasenlöcher auf. Im weiteren Verlauf wird das Nasensekret eitrig, die Tiere husten und keuchen beim Atmen, Augenausfluss ist nicht vorhanden. Sie stellen das Fressen ein, magern schnell ab und sind apathisch. Spätestens 6–8 Wochen nach Krankheitsbeginn sterben sie unter Krämpfen. Für die gesunden Tiere eines Bestandes ist die Ansteckungsgefahr sehr groß.

Diagnose: Sie stützt sich auf den kulturellen Erregernachweis in Kotproben oder bei gestorbenen Tieren auf den Keimnachweis aus Exsudaten oder aus Proben veränderter Organe. Unter Umständen gelingt der kulturelle Nachweis erst nach zusätzlicher Untersuchung von Liquor und Hirnsubstanz.
Herdförmige bis nekrotisierende (Pleuro-)Pneumonien und serofibrinöses Ergüsse in der Brust- und Bauchhöhle kennzeichnen die Erkrankung. Auch Magen-Darm-Entzündung, Milzschwellung, Abszesse, Meningitis und Harnwegsinfektionen sind möglich.

Therapie: Nur wenn Tiere frühzeitig vorgestellt werden, kann eine Behandlung Erfolg versprechen. Als wirksame Medikamente haben sich bei parenteraler Applikation Chloramphenicol und Tetracycline oder Enrofloxacin erwiesen.

■ Pasteurellose

Ätiologie: Die Pasteurellose ist eine meist akut verlaufende Infektionskrankheit, die in Meerschweinchenbeständen zu seuchenhaften Ausbrüchen führen kann. Sie verläuft unter dem Bild der hämorrhagischen Septikämie. Der Erreger, *Pasteurella multocida*, wird häufig als harmloser Keim auf den Schleimhäuten gesunder Meerschweinchen gefunden. Durch Schwächung der Widerstandskraft und das Zusammentreffen verschiedener belastender Faktoren kommt es zur Vermehrung und krank machender Wirkung der Keime. Die Ausscheidung des Erregers erfolgt über Kot und Nasensekret. In der Außenwelt können Keime unter günstigen Verhältnissen bis zu 3 Monaten vermehrungsfähig bleiben. Gegenüber Austrocknung, Lichteinwirkung und hohen Temperaturen sind sie sehr empfindlich. Spontane Krankheitsausbrüche werden besonders im Winter und Frühjahr beobachtet und nach einer lang anhaltenden feuchten Witterungsperiode. Die Ansteckung erfolgt aerogen oder durch Aufnahme der Keime mit infiziertem Grünfutter, das mit Mäuse-, Ratten-

oder Hasenkot verunreinigt wurde. Innerhalb des Tierbestandes können sich Meerschweinchen durch Nasen- und Augensekret und durch keimhaltigen Staub anstecken.

Klinisches Bild: Die Pasteurellose nimmt entweder einen akuten oder chronischen Infektionsverlauf. Bevorzugt erkranken Weibchen und Jungtiere. Zum *akuten oder perakuten hämorrhagischen Verlauf* kommt es infolge der Septikämie, durch die der Körper mit Erregern überschwemmt und verschiedene Organe geschädigt werden. Die Tiere stellen das Fressen ein, das Haar sträubt sich. Sie sitzen mit gesenktem Kopf und zittern. Die Augen werden halb geschlossen gehalten und tränen. Die Konjunktiven sind entzündet und blutig injiziert infolge der hämorrhagischen Schleimhautentzündung. Die Nase zeigt einen eitrigen Ausfluss oder eingetrocknetes, borkiges Sekret. Krampfhafte, geräuschvolle Atmung weist auf eine Pneumonie hin. Manchmal wird auch Diarrhö beobachtet. Erkrankte Tiere sterben innerhalb von 2–3 Tagen. Die Sterblichkeit beträgt bei unbehandelten Tieren 30–100 %. Bei *chronischem Verlauf* stehen respiratorische Erscheinungen im Vordergrund. Die Tiere zeigen Fressunlust, Abmagerung, struppiges Fell, Atembeschwerden, Nasenausfluss und unter Umständen auch Zyanose der Ohren.

Diagnose: Die Diagnose wird durch die Sektion und den kulturellen Erregernachweis gestellt.

Bei akut erkrankten Tieren stehen blutige Entzündung der Schleimhäute (besonders des Atmungstraktes), punktförmige Blutungen im Brust- und Bauchfell und eine hämorrhagische Gastroenteritis im Vordergrund. Auf chronischen Verlauf weist eine Bronchopneumonie hin. In den Bronchien und Nasenhöhlen ist blutig-eitriges Exsudat anzutreffen.

Therapie: Eine wirkungsvolle Behandlung kommt für die klinisch erkrankten Tiere meist zu spät. Für die Einzeltierbehandlung eignen sich Chloramphenicol, Trimethoprim-Sulfonamid-Kombination, Enrofloxacin oder Oxytetracycline und zur Unterstützung der Allgemeinkonstitution Polyvitamingaben per os sowie im Falle von Exsikkose subkutane Infusionen einer isotonischen Elektrolytlösung.

Wichtig sind strenge hygienische Maßnahmen, täglicher Einstreuwechsel mit Reinigung und Desinfektion des Käfigs zur Verhinderung einer Erregeranreicherung. Kranke Tiere sind separat unterzubringen.

■ Pseudotuberkulose (Rodentiose)

Ätiologie: Eine von Meerschweinchenzüchtern und -haltern gleichermaßen gefürchtete bakterielle Infektionskrankheit mit hohen Bestandsverlusten ist die Pseudotuberkulose. Wegen zum Teil seuchenhafter Krankheitsausbrüche, vorwiegend bei Hasen, Kaninchen und Meerschweinchen, wird sie auch als Nagertuberkulose (Rodentiose) bezeichnet. Die Befunde an den Organen ähneln denen bei Tuberkulose, jedoch handelt es sich um einen Erreger, der nicht mit dem Tuberkulosebakterium verwandt ist. ***Yersinia pseudotuberculosis*** ist ein kokkoides Stäbchen ohne Kapselbildung. Die Ansteckung erfolgt beim Meerschweinchen oral durch Aufnahme von kontaminiertem frischem Grünfutter oder Wasser, das mit Ausscheidungen von Vögeln (Ringeltauben!), Hasen oder Kaninchen verunreinigt ist. Als weitere Infektionsquelle sind latent infizierte, aber klinisch gesund erscheinende, zugekaufte Meerschweinchen zu nennen, die den Erreger mit dem Kot oder Harn ausscheiden (Gefahr des gegenseitigen Kotfressens). Den Ausbruch der Pseudotuberkulose fördernde Faktoren sind Stresssituationen wie feuchtes, kaltes Wetter, plötzliche Futterumstellung, Vitamin-C-Mangel und andere, das Allgemeinbefinden beeinträchtigende Störungen. Bis zum Ausbruch der Erkrankung können 5–10 Tage vergehen.

Klinisches Bild: Es können 3 verschiedene Verlaufsformen unterschieden werden. Am häufigsten wird der *chronische Verlauf* beobachtet, der in der Regel mit unauffälligen oder uncharakteristischen Krankheitssymptomen einhergeht. Der Tod tritt innerhalb von 10–30 Tagen ein, nachdem es zu einer charakteristischen starken Vergrößerung der Gekröselymphknoten mit Neigung zur Abszessbildung und zu zunehmender starker Abmagerung, Durchfall, Schwäche und Lähmung erkrankter Tiere gekommen ist. Bei der Untersuchung weiblicher Tiere werden die stark vergrößerten und in der Bauchhöhle fühlbaren Lymphknoten vielfach mit einem trächtigen Uterus verwechselt. Die Sterblichkeit beträgt bis zu 70 %. Bei der *akuten Verlaufsform* lautet der Vorbericht „plötzlich gestorben". Die Septikämie führt meist ohne vorhergehende klinische Erscheinungen oder mit Husten und Atemnot innerhalb von 1–2 Tagen zum Tod. Die dritte Verlaufsform, vielfach als Drüsenform bezeichnet, äußert sich als chronische Lymphadenitis besonders im Kopf- und Halsbereich und ist vermutlich Folge von Bissverletzungen. Die Tiere sollen trotz dieser lokalen Veränderungen ein gutes Allgemeinbefinden zeigen. Subkutane Herde im Nackenbereich oder entzündete Halslymphknoten abszedieren gelegentlich und werden damit zu einer hochgradigen Infektionsgefahr für andere Tiere und den Menschen. Das Risiko einer Ansteckung mit der *Zoonose* ist für den Menschen normalerweise gering. Wenn jedoch Kinder in engem Kontakt mit erkrankten Tieren gestanden haben, muss an die Möglichkeit der Übertragung gedacht werden. Erkrankungen bei Kindern und Jugendlichen haben Ähnlichkeit mit einer akuten Blinddarmreizung.

Diagnose: Die Diagnose stützt sich auf den bakteriologischen Nachweis von Yersinia pseudotuberculosis und auf den pathologischen Befund.

Therapie: Wird in einem Meerschweinchenbestand Pseudotuberkulose festgestellt, müssen die erkrankten Tiere getötet und unschädlich beseitigt werden. Es wird sogar zu einer Ausmerzung des ganzen Bestandes geraten, um eine Weiterverbreitung der sehr ansteckenden Krankheit zu verhindern. Therapieversuche mit Antibiotika sollten unterbleiben, da dadurch latente Infektionen erst recht zum Ausbruch kommen können. Eine gründliche Desinfektion des Käfigs einschließlich der verwendeten Gerätschaften ist vor Neubesetzung zwingend.

Prophylaxe: Wichtig sind allgemeinhygienische Maßnahmen, das Vermeiden des Kontakts mit Schadnagern und das Verhindern der Verschmutzung des Futters durch Vögel und Wildnager.

Bakterielle Infektionen mit vorwiegend gastrointestinaler Symptomatik

Colibacillose

Ätiologie: Die Colibacillose ist eine akut bis perakut verlaufende Erkrankung der Meerschweinchen mit hoher Sterblichkeit. Der Erreger *Echerichia coli* ist ein gramnegatives, fakultativ anaerob wachsendes, sporenloses Stäbchenbakterium aus der Familie der Enterobakterien. Belastungen unterschiedlicher Art (Haltungs- und Fütterungsfehler) können mit einer veränderten Zusammensetzung der physiologischerweise im Darm anzutreffenden Keimbesiedlung einhergehen. Ist die Darmflora erst einmal aus dem Gleichgewicht gebracht, so kommt es zur starken Vermehrung und zum Überwiegen gramnegativer Bakterien, insbesondere von Escherichia coli. Damit tritt die darmeigene grampositive Keimbesiedlung des Dickdarms in den Hintergrund oder kommt ganz zum Erliegen (Dysbakterie). Die Folgen sind: unvollständiger Aufschluss des Nahrungsbreis, Verschiebung des Säure-Basen-Gleichgewichtes und Alkalisierung des Dickdarminhaltes durch veränderte Sekretionstätigkeit der Darmdrüsen. Nach eigenen Messungen änderte sich der physiologische saure pH-Wert des Caecums (5,5–6,8) und der des Colons (5,0–6,0) auf Werte von über pH 7,5. Damit sind günstige Bedingungen für die weitere Vermehrung der Colikeime gegeben, die aszendierend den Dünndarm besiedeln und auf dem Blutweg in verschiedene Organe gelangen. Die Resorption der von ihnen gebildeten Endotoxine führt zur Coliseptikämie. Das Krankheitsgeschehen kann einen perakuten oder akuten Verlauf nehmen, mit Enteritis und Coliseptikämie mit plötzlichen Todesfällen oder aber als subakute Dysenterie mit kaum gestörtem Allgemeinbefinden in Erscheinung treten.

Klinisches Bild: *Der Krankheitsverlauf gestaltet sich meist akut.* Erkrankte Tiere sitzen mit gesträubtem Fell apathisch im Käfig. Futterverweigerung, Durchfall, schnelle Abmagerung mit Gewichtsverlust, Exsikkose mit tiefliegenden, tränenden Augen sind die auffälligsten Symptome. Ein gleichzeitiger Abfall der Körpertemperatur ist Ausdruck eines schweren septikämischen Verlaufs und der durch Endotoxine bedingten Organschädigungen. 1–2 Tage nach Auftreten der ersten Symptome ist mit Todesfällen zu rechnen. Hohe Verluste sind nach 4–9-tägigem Krankheitsverlauf zu erwarten.

Diagnose: Die Diagnose wird bei entsprechendem Vorbericht und klinischem Bild durch den Erregernachweis im Kot oder bei gestorbenen Tieren durch den Sektionsbefund gestellt. Bei der Sektion zeigt sich das Bild einer hämorrhagischen oder katarrhalischen Dünndarm- und Dickdarmentzündung mit gelblich-flüssigem, aufgegastem Darminhalt.

Therapie: Eine Therapie ist wegen des schnellen Krankheitsverlaufs *sofort einzuleiten,* jedoch oft aussichtslos. Mittel der Wahl sind Antibiotika mit Wirkung auf gramnegative und grampositive Bakterien wie Enrofloxacin. Zusätzlich sind wiederholte Infusionen mit Vollelektrolytlösungen notwendig, um den Flüssigkeitsverlust und Störungen des Elektrolythaushalts auszugleichen. Zusätzliche kreislaufstabilisierende Maßnahmen sind wichtig. Unterstützend wirken Vitamin-B- und Vitamin-C-Gaben sowie Glucose. Wichtig ist es, das gewohnte Trinkwasser in ausreichender Menge zur Verfügung zu stellen. Weitere Hinweise zur Behandlung siehe Enteritis.

Prophylaxe: Das Zusammentreffen von Faktoren, die zu einer Verschiebung des natürlichen Gleichgewichts im Darm führen und die die Abwehrkräfte des Tieres schwächen, sind zu vermeiden. Eine gleichzeitige mangelnde Käfighygiene erhöht das Risiko einer Infektion. Fehler in der Fütterung (siehe dort) sind sehr häufig auslösende Ursache, weshalb auf eine gesunde Ernährung besonders Wert gelegt werden muss. Bei jeglichem Einsatz von Chemotherapeutika ist die Antibiotikaempfindlichkeit (siehe Erkrankungen des Verdauungstraktes) der Tiere zu berücksichtigen. Mit Absetzen der Antibiose müssen unverzüglich Maßnahmen zur **Wiederherstellung der Darmflora** eingeleitet werden. Dabei leisten Präparate mit Milchsäurebakterien gute Dienste (z.B. Bird Bene Bac®). Außerdem können Sauerkrautsaft, Jogurt oder aufgeschwemmte Kotballen gesunder Meerschweinchen zur Unterstützung verabreicht werden. Eine normale Darmflora kann jedoch nur dann wieder aufgebaut werden, wenn den Keimen genügend strukturiertes, zellulosehaltiges Material zum Abbau zur Verfügung steht. Aus diesem Grund ist ein gutes Wiesenheu für die Wiederherstellung der Magen-Darm-Funktion unerlässlich. Manche Tiere nehmen gerne Einstreupellets aus Stroh auf. In sehr geringen Mengen verabreicht (Vorsicht: starkes Quellen im Magen-Darm-Kanal, Gefahr der Obstipation!) können sie überschüssige Flüssigkeit im Darm binden, als Rohfaserquelle und zur Anregung der Peristaltik dienen.

Salmonellose

Ätiologie: Salmonelleninfektionen werden bei Meerschweinchen am häufigsten durch *Salmonella typhimurium* und *Salmonella enteritidis* hervorgerufen. Die Erreger sind gramnegative, kurze, plumpe Stäbchen, die einzeln, paarweise oder in Ketten auftreten, keine Sporen bilden und durch Geißeln beweglich sind.
Bei Mensch und Tier können Salmonellen klinische Erkrankungen mit Gastroenteritis verursachen. Selten verlaufen Infektionen unter dem Bild einer schweren Allgemeininfektion. Als Überträger von Salmonellen wurden wildlebende Vögel (besonders Tauben, die fast ausschließlich Salmonella typhimurium beherbergen) sowie Wildnager und Insekten ermittelt. Ohne selbst krank zu sein, verbreiten sie den Erreger über Kotausscheidungen. Allerdings ist das Risiko einer Infektion des Meerschweinchens über kontaminiertes Grünfutter oder Trinkwasser gering. Am häufigsten scheinen neu erworbene, klinisch gesunde aber latent infizierte Meerschweinchen als Salmonellenausscheider und Überträger zu fungieren. Dabei bietet auch eine genügend lange Quarantänezeit der Neuankömmlinge keine Gewähr, sie als eventuell infizierte Keimausscheider rechtzeitig zu erkennen. Nach unseren Erfahrungen kommen Salmonellenerkrankungen bei Meerschweinchen in der Heimtierhaltung selten vor. Dagegen kann es in Versuchstierhaltungen und Meerschweinchenzuchten zu verlustreichen Bestandserkrankungen durch Salmonellen kommen. Erkrankungshäufigkeit und Sterblichkeit betragen in diesen Fällen bis zu 50 %. Vor allem Salmonella enteritidis ist auch auf den Menschen übertragbar (*Zoonose!*).

Klinisches Bild: Die Fähigkeit der Erreger, Enterotoxine zu bilden, prägt im Wesentlichen die Symptomatik. Der Krankheitsverlauf kann symptomlos, akut, subakut oder chronisch sein. Durchfälle mit dünnflüssigem, stinkendem, schleimigem oder blutigem Kot, hohes Fieber, Erbrechen (trotz des Fehlens der dafür erforderlichen Muskulatur!) und plötzliche Todesfälle innerhalb von 3–4 Tagen kennzeichnen den **akuten Verlauf**. Bei subakutem und **chronischem Verlauf** fehlt meist der blutige Durchfall. Die Krankheitserscheinungen sind unspezifisch. Die Tiere magern ab, kümmern, können nach 2–3 Wochen Rhinitis, Konjunktivitis und Atembeschwerden zeigen und als weiteres auffälliges Symptom Lähmungen der Hinterextremitäten entwickeln. Die Sterblichkeit ist hoch.
Besonders gefährdet sind Jungtiere (Todesfälle) und trächtige Weibchen (Abort). In Verbindung mit anderen Erregern erzeugen Salmonelleninfek-

tionen beim Meerschweinchen gelegentlich akuten oder chronischen, ansteckenden Schnupfen.

Diagnose: Sie wird am lebenden Tier durch das klinische Bild und die bakteriologische Kotuntersuchung gestellt.

Therapie und Prophylaxe: Die Behandlung muss sowohl die Bekämpfung des Erregers als auch die Beseitigung der durch ihn ausgelösten Symptome beinhalten. Als Breitspektrumchemotherapeutika sind am besten geeignet: Chloramphenicol, Enrofloxacin oder Trimethoprim-Sulfonamide. Bei einer Bestandserkrankung sollte die Behandlung nach einer Resistenzbestimmung des Erregers erfolgen. Rehydrierung und diätetische Maßnahmen sowie Einstreuwechsel sind, wie unter Enteritis beschrieben, durchzuführen. Eine gründliche Desinfektion des Käfigs und der Käfigeinrichtung ist nötig. Als Desinfektionsmittel eignet sich 2%ige Natronlauge bei einer Einwirkungszeit von 6 Stunden (Natroletten®: 100 g in 5 l Wasser gelöst). Bei Tieren mit stark gestörtem Allgemeinbefinden ist die schmerzlose Tötung anzuraten. Es ist immer zu bedenken, dass eine Ansteckung anderer Tiere und des Menschen möglich ist. In erster Linie sind Kinder gefährdet, die beim Umgang mit ihrem Meerschweinchen allgemeinhygienische Vorsichtsmaßregeln kaum oder gar nicht beachten. Generell tritt die Erkrankung nur in seltenen Fällen in der privaten Heimtierhaltung auf. Sauberkeit und vitaminreiche Ernährung sind neben den guten Haltungsbedingungen die wichtigsten Voraussetzungen, um einen Seuchenzug zu kupieren oder ihm vorzubeugen.

Tyzzer'sche Krankheit

Ätiologie: Es handelt sich um eine vorwiegend bei Nagetieren, aber auch bei anderen Spezies vorkommende Infektionskrankheit, die mit Leberveränderungen und Darmentzündung einhergeht. Der Erreger, früher als ***Bacillus piliformis,*** neuerdings als ***Clostridium piliforme*** bezeichnet, weist vielgestaltige Stäbchenform auf, reagiert überwiegend gramnegativ, mal jedoch auch gramlabil oder grampositiv, bildet Sporen und ist beweglich. Die infektiösen Sporen können mehr als ein Jahr in der Einstreu oder im Futter überleben. Die Infektion erfolgt durch Aufnahme des Erregers aus der Einstreu oder über kontaminiertes Futter. Die Erreger werden durch latent infizierte Meerschweinchen oder Mäuse eingeschleppt.
Zu Erkrankungen kommt es nur bei starken Belastungs- und Stresssituationen, häufig in Zusammenhang mit einer E.-coli-Infektion.

Klinisches Bild: Es ist gekennzeichnet durch Teilnahmslosigkeit, Appetitlosigkeit, Durchfall oder plötzliche Todesfälle ohne vorherige auffällige Krankheitssymptome. Man unterscheidet zwischen der typischen Erscheinungsform mit akutem Verlauf und einer chronischen Form. Latente

Infektionen sind möglich. *Allgemein gleichen die Symptome denen einer Coliseptikämie.* Erkrankte Tiere sterben meist innerhalb von 1–3 Tagen, seltener im Zeitraum von 3 Wochen.

Die Tyzzer's disease lokalisiert sich vor allem im distalen Ileum, im Caecum und im Colon. Die betroffenen Wandabschnitte sind dilatiert und weiß oder rotblau verfärbt. Bei der Sektion werden diphtheroid-nekrotisierende Blinddarmentzündung und charakteristische fokale Lebernekrosen gefunden. Histologisch sind die Keime in der Umgebung von Nekroseherden der Leber in Ketten und Bündeln nachweisbar.

Diagnose: Sie wird durch mikroskopischen Erregernachweis in Leber- und Darmzellen oder durch Erregerkultivierung aus dem Kot gestellt.

Therapie: Über Behandlungserfolge wird berichtet. Wirksam ist Oxytetracyclin s.c. und p.o., zusätzlich sollte immer Vitamin-B-Komplex verabreicht werden. Andere Antibiotika haben keine oder nur sehr geringe Wirkung, weshalb das ansonsten für Meerschweinchen weniger geeignete Chemotherapeutikum hier indiziert ist. Sulfonamide fördern die Erkrankung. Zur symptomatischen Behandlung siehe unter Enteritis.

■ Clostridium-perfringens-Infektion

Ätiologie: Meerschweinchen können an einer Infektion mit *Clostridium perfringens Typ A und E* erkranken.

Klinisches Bild: Bei der Clostridiose ist das Colon befallen. Enterotoxine (v.a. Typ A) verursachen hämorrhagische Enteritis, Colitis, Darmwandödem und Blähungen. Dadurch kann es innerhalb von 24–48 Stunden zu Todesfällen kommen. Der Krankheitsverlauf kann subakut oder chronisch sein. Das klinische Bild entspricht weitgehend dem einer Colibacillose.

Diagnose: Die Diagnose wird bei entsprechendem Vorbericht und klinischem Bild durch den Erregernachweis im Kot gestellt.

Therapie: Sie erfolgt wie bei der Colibacillose (siehe dort).

Erkrankungen durch Endoparasiten

■ Befall mit Protozoen

Unter natürlichen Bedingungen findet man im Darm des Meerschweinchens bis zu 46 Protozoenarten aus den Klassen der Amöben, Flagellaten, Sporozoen und Ziliaten. Es handelt sich um vorwiegend harmlose Blinddarm- und Dickdarmbewohner, die als Kommensalen oder Symbionten im Darm leben, ohne das Wirtstier zu schädigen. Bei ungünstigen Haltungs- und Fütterungsbedingungen und besonders bei Verschiebung des Gleichgewichts der Darmflora können diese Kleinlebewesen recht gefährliche Krankheitserscheinungen verursachen.

Darmkokzidiose

Ätiologie: *Eimeria caviae,* gehörig zu den Sporozoen, ist ein Parasit des Dickdarms und in manchen Zuchten stark verbreitet. Kokzidien sind streng wirts- und organgebunden. Ihr *Entwicklungszyklus* vollzieht sich zum Teil innerhalb, zum Teil außerhalb des Körpers. Die erste Entwicklungsphase umfasst die Schizogonie und die sich anschließende Gametogonie. Während dieser Phase parasitieren die Entwicklungsstadien in den Epithelzellen der Lieberkühn'schen Krypten der Dickdarmschleimhaut und schädigen sie. Mit der Bildung von Oozysten (12–16 x 25–30 µm) endet die Entwicklung im Wirtstier. Die zweite Entwicklungsphase (Sporogonie) erfolgt außerhalb des Wirtes. Im Verlauf dieser Phase entstehen die Sporozoiten, wodurch die Oozysten die Infektionsreife erlangen. Ein feuchtes Milieu begünstigt den Reifungsvorgang. Werden unreife Oozysten aufgenommen, kommt es zu keiner Erkrankung. Die Sporulationszeit beträgt durchschnittlich 5–7 Tage, die minimale Zeit für ein Ausreifen liegt bei 2 Tagen. Die Zeit von der Aufnahme der reifen Oozysten bis zur Ausscheidung (Präpatenzperiode) wird mit 11–13 Tagen angegeben. Gegen Umwelteinflüsse sind Oozysten sehr resistent. Am ehesten lassen sie sich durch Hitze oder Trockenheit abtöten
Als *Infektionsquelle* bzw. *krankheitsauslösende Faktoren* sind zu nennen: neu zugekaufte Meerschweinchen, infizierte Transportbehälter, gemeinsame Unterbringung von Meerschweinchen verschiedener Herkunft in der Urlaubszeit, überbelegte unsaubere Käfige, schlechte Fütterungshygiene, Vitamin-C-Mangel, Verdauungsstörungen unterschiedlicher Genese mit Dysbakterie, bakterielle Infektionen oder andere abwehrschwächende Einflüsse.

Klinisches Bild: Bei akutem Verlauf erkranken besonders Jungtiere schwer. Neben Durchfällen mit blutigem, schleimigem und klumpigem Kot sind Abmagerung mit einem Köpermasseverlust bis zu 50 %, struppiges Fell, verschmutzte Analregion, Polyurie, Inappetenz und eine gekrümmte Rückenhaltung die auffälligsten Symptome. Die Mortalität kann bis zu 40 % betragen. Verläuft die Krankheit chronisch, so kann es zu rezidivierenden Durchfällen kommen, die jeweils 1 bis 2 Tage andauern und innerhalb von 20 Tagen eine Ausheilung erfahren können.

Diagnose: Die Diagnose kann gestellt werden:
- als Verdachtsdiagnose, wenn im Bestand mehrere Meerschweinchen gleichzeitig an blutig-schleimig-schmierigem Durchfall erkranken,

ohne dass der Verdacht auf eine andere Ursache gerichtet werden kann.
- durch die mikroskopische Untersuchung mit Nachweis von Kokzidienoozysten im Kot (Flotationsverfahren). Die Größe der runden Oozysten beträgt 13–25 x 13–22 µm. Die dünne Oozystenhülle ist farblos bis leicht bräunlich und besitzt eine glatte Oberfläche. Ein schwacher oder mäßiger Befall kann auch bei klinisch gesunden Meerschweinchen angetroffen werden.
- durch die Sektionsbefunde gestorbener Tiere (makroskopische Ödeme, petechiale Blutungen des Mesenteriums, Colitis im Bereich der Spirale des Colon ascendens, verdickte Darmwand mit weißen Stippchen quer zur Längsrichtung, grauweiße Knötchen auf der Mucosa).

Therapie: Die Mindestsporulationszeit von 2 Tagen bietet dem Züchter oder Meerschweinchenhalter die Möglichkeit, in das Infektionsgeschehen einzugreifen, indem er während der Behandlung die Einstreu täglich wechselt. Die Oozysten werden entfernt bevor sie ausreifen können, der Infektionsdruck sinkt und die Weiterverbreitung wird gestoppt. Futternäpfe und Trinkgefäße sind in die täglichen hygienischen Maßnahmen miteinzubeziehen. Bei der medikamentösen Behandlung ist Toltrazuril als 2,5%ige Suspension das Mittel der Wahl. Es wird 1x täglich p.o. in einer Dosierung von 10 mg/kg verabreicht, und zwar zunächst 3 Tage lang. Dann legt man eine 3-tägige Behandlungspause ein, um anschließend wieder 3 Tage zu therapieren. Eine weitere Behandlungsmöglichkeit ist der Einsatz von Sulfonamiden. Zur Anwendung kommt Davosin® Suspension in einer Dosierung von 50 mg/kg über insgesamt 3–4 Tage; Wiederholung nach 3 Tagen Pause. Wichtig ist die zusätzliche Gabe von Vitaminen des B-Komplexes und von Vitamin A wie auch eine ausreichende Vitamin-C-Versorgung zur Unterstützung der Therapie.

Nierenkokzidiose

Ätiologie: *Klossiella cobayae* ist eine in den Nieren parasitierende Sporozoenart, deren Entwicklungszyklus dem der anderen Kokzidien entspricht. Die verschiedenen Entwicklungsphasen vollziehen sich allerdings vollständig im Meerschweinchen. Während die erste ungeschlechtliche Vermehrung in den Kapillarendothelien verschiedener Organe stattfindet, erfolgt die weitere Entwicklung in den Harnkanälchen und Blutgefäßen der Nieren. Mit dem Harn werden dann die infektiösen, reifen, etwa 30 Sporozoiten enthaltenden Sporozysten ausgeschieden. Die Infektion erfolgt über die orale Aufnahme.

Klinisches Bild: Klossiella-Infektionen rufen im Allgemeinen keine klinisch-manifesten Krankheitserscheinungen hervor. Bei Symptomen einer Nephritis sollte jedoch vor allem bei Jungtieren auch an diese Erkrankung gedacht werden.

Diagnose: Die mikroskopische Untersuchung des Harnsediments mit Nachweis von Sporozysten kann zur Bestätigung der Verdachtsdiagnose herangezogen werden. Bei der pathologisch-anatomischen Untersuchung von Meerschweinchen mit Nierenkokzidiose sind die Nieren meist unauffällig.

Therapie: Sie entspricht den Empfehlungen bei der Darmkokzidiose mit Davosin® Suspension und Toltrazuril (Baycox®). Die Käfigdesinfektion muss mit kochend heißem Wasser bzw. Desinfektionsmitteln erfolgen. Zusätzliche Gaben von Vitamin C und-B-Komplex sind notwendig.

Toxoplasmose

Ätiologie: Die Toxoplasmose ist eine weltweit verbreitete Infektionskrankheit einer Vielzahl von Säugetieren. Der Erreger, *Toxoplasma gondii*, gehört zu den Kokzidien. Er ist ein einzelliger Parasit von ovaler, sichelförmiger Gestalt. Die Ansteckung erfolgt durch die mit infiziertem Futter aufgenommenen, sehr resistenten Oozysten. Im Entwicklungszyklus der Toxoplasmose nimmt nur die Katze die Stellung des Endwirtes ein. Sie ist die einzige bekannte Tierart, in der sich sowohl eine ungeschlechtliche Vermehrung (Schizogonie) als auch eine geschlechtliche Fortpflanzung (Gametogonie) vollzieht. Mit der Bildung von Oozysten in der Darmschleimhaut und deren Ausscheidung mit dem Kot gelangen die Oozysten in die Außenwelt, wo sie bereits in wenigen Tagen nach Versporung (Sporogonie) ihre Ansteckungsfähigkeit erlangen. Nach Aufnahme infektiöser Oozysten durch Zwischenwirte (etwa 300 Säugetierarten und 60 Vogelarten) vermehren sich Toxoplasmen nur ungeschlechtlich. Die hohe Durchseuchungsquote bei vielen Tierarten lässt sich dadurch erklären, dass die Oozysten in der Außenwelt über viele Monate infektiös bleiben. Nach Aufnahme und Freiwerden der Parasiten im Darm werden sie über die Blut- und Lymphbahnen in verschiedene Organe transportiert. Die Vermehrung erfolgt zunächst intrazellulär, wobei sich so genannte Endozoiten in den Wirtszellen anreichern. Man bezeichnet diese Zellen als Pseudozysten. Sie werden schließlich zerstört und die Endozoiten befallen neue Zellen. Sobald der Organismus Antikörper gegen die Erreger produziert, kommt es zur Ausbildung von Toxoplasma-Zysten. Sie können praktisch in allen Organen vorkommen. Bevorzugter Sitz sind das Gehirn, die Skelettmuskulatur, die Augen und die Geschlechtsorgane. Diese Dauerstadien können jahrelang im Organismus überleben. Meerschweinchen sind für die Infektion sehr empfänglich. Infektionsquellen sind kontaminiertes Futter und die Milch infizierter Muttertiere. Die vom Meerschweinchen gebildeten Antikörper schützen die Tiere längere Zeit vor Neuinfektionen.

Klinisches Bild: Die Infektion verläuft in der Regel latent oder mit nur leichten, unspezifischen Symptomen. Gelegentlich entwickelt sich jedoch eine akute Toxoplasmose. Der akute Krankheitsverlauf beginnt mit Inappetenz, Apathie und Fieber. Das Fell wird glanzlos und struppig. Im weiteren Verlauf werden Diarrhö, Kachexie, aber auch Krankheitserscheinungen mit dem Bild einer Lungenentzündung mit serös-eitrigem Augen- und Nasenausfluss, beschleunigter Atmung und Atemnot beschrieben. Die Tiere sterben 2–8 Tage nach Beginn der klinischen Erscheinungen. Zentralnervöse Symptome gehen mit schlaffer Lähmung der Vorder- und Hinterextremitäten oder Krampfanfällen, Blasenlähmung und Opisthotonus einher. Gelegentlich treten Anämien, Augenerkrankungen, Aborte oder Totgeburten auf. Auch Aszites wurde beobachtet. Hierbei können die Toxoplasmen in der nach Giemsa gefärbten Bauchhöhlenflüssigkeit nachgewiesen werden.

Diagnose: Die Diagnose wird durch den Nachweis der Erreger in veränderten Organen oder im Tierversuch gestellt. Der serologische Nachweis ist beim Meerschweinchen als Heimtier nicht üblich. Er wird aber zur Ermittlung des Durchseuchungsgrades genutzt. Für die serologische Untersuchung werden der Sabin-Feldman-Test, die Komplementbindungsreaktion (KBR) oder der indirekte Immunfluoreszenztest genutzt.

Therapie: In Frage kommen bei hohem Antikörpertiter die Verabreichung hoher Dosen von Sulfonamiden über mehrere Tage oder die Verabreichung von Sulfonamiden in Kombination mit Trimethoprim. Die Toxoplasmose stellt zwar eine *Zoonose* dar, jedoch sind *Meerschweinchen keine Ansteckungsquelle für den Menschen!* Es besteht allerdings *Meldepflicht*!

Trichomoniasis

Ätiologie: Von der großen Zahl der Flagellaten bevölkern *Trichomonas caviae* und seltener *Trichomonas flagellipora* das Caecum und Colon des Meerschweinchens, ohne eine Krankheit auszulösen. Unter nicht bekannten Umständen können diese Flagellaten pathogen wirken. Die Infektion erfolgt durch Aufnahme der ausgeschiedenen Zysten mit dem Kot. Obgleich die Flagellatenzysten außerhalb des Tierkörpers wenig widerstandsfähig sind und schnell austrocknen, bleibt die Infektionskette durch die Caecotrophie geschlossen.

Klinisches Bild: Erste typische Anzeichen der Erkrankung sind Durchfall, zunehmende Abmagerung und struppiges, stumpfes Fell. Bei Jungtieren und geschwächten erwachsenen Tieren führt die Infektion unter Pulsbeschleunigung und Krämpfen vereinzelt zum Tode. Trichomonaden verursachen eine Hyperämie der Schleimhäute des Dickdarms.

Diagnose: Die Diagnose wird durch mikroskopischen Nachweis der Erreger im nativen Kotabstrich gestellt.

Therapie: Über 7 Tage wird einmal täglich 50 mg/kg Metronidazol eingeben. An die Kur sollte sich eine Kotuntersuchung anschließen. Bei positivem Befund ist eine zweite Kur durchzuführen. Eine eiweißreiche, kohlenhydratarme Ernährung wird empfohlen.

Amöbiasis

Entamoeba caviae lebt beim Meerschweinchen als harmloser Kommensale im Caecum und Colon. In den Verdauungstrakt gelangen sie durch Aufnahme abgekapselter Dauerzysten aus der Umwelt. Unter ungünstigen Bedingungen kann Massenbefall gelegentlich Krankheitserscheinungen verursachen.

Klinisches Bild: Es ist charakterisiert von Durchfällen mit gestörtem Allgemeinbefinden und Futterverweigerung. Wird eine wirksame Behandlung nicht rechtzeitig eingeleitet, sterben erkrankte Tiere in 3–4 Tagen.

Diagnose: Der Nachweis der Zysten erfolgt im nativen Kotausstrich oder nach Zinkchlorid-Kochsalz-Anreicherung (Flotationsmethode). Bei gestorbenen Tieren lässt die pathologisch-anatomische Untersuchung eine unterschiedlich stark ausgeprägte Blinddarmentzündung mit oder ohne geschwürige Veränderungen erkennen.

Therapie: Zur Behandlung wird Metronidazol in einer Dosierung von 50 mg/kg über 7 Tage, eventuell unterstützt durch Sulfonamide, empfohlen.

■ Befall mit Helminthen

Paraspidodera uncinata

Ätiologie: Bei dem Erreger *Paraspidodera uncinata* handelt es sich um den einzigen beim Meerschweinchen vorkommenden Rundwurm. Etwa 25 % aller Meerschweinchen können mit diesem zu den Oxyuren gehörenden Darmparasiten befallen sein, der das Caecum und Colon befällt. Man erkennt die spindelförmigen 11–19 mm langen Würmer an ihrem spitz zulaufenden Hinterende als Pfriemenschwänze. Stärkerer Befall wird unter schlechten Haltungsbedingungen, bei verwahrlosten Tieren und bei Tieren in Freiausläufen angetroffen.

Die weiblichen Würmer legen nicht embryonierte, dickschalige Eier ab, die mit dem Kot in die Außenwelt gelangen. Im Freien vollzieht sich im Ei in 5–7 Tagen die Entwicklung zur infektiösen Larve, die im Erdboden mehrere Monate und bei Austrocknung bis zu 3 Wochen ansteckungsfähig bleiben kann. Die Infektion der Meerschweinchen erfolgt durch Aufnahme infektiöser Eier mit dem Futter. Im Caecum entwickeln sich die Larven in 70 Tagen zu geschlechtsreifen Würmern.

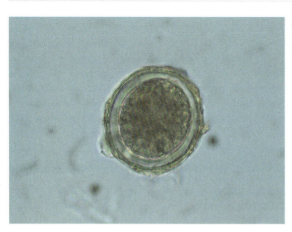

Abb. 56
Ei von Paraspidodera uncinata.

Klinisches Bild: Während bei geringgradiger Befallsintensität zumeist keine Symptome auftreten, führen massive Infektionen zu Jungtiersterben und Aborten. Weitere Anzeichen sind ein gesträubtes Haarkleid, Abmagerung, gestörtes Allgemeinbefinden und vereinzelt auch Durchfall. Ist das Tier vorgeschädigt, kann auch ein geringerer Befall ausgeprägte Symptome verursachen.

Diagnose: Der mikroskopische Nachweis der dickschaligen, ovalen Eier von Paraspidodera uncinata (Abb. 56) erfolgt durch Kotuntersuchung mithilfe des Flotationsverfahrens. Die Eier sind ca. 60 x 40 µm groß und besitzen eine glatte Oberfläche. Als Sektionsergebnis werden bei starkem Befall adulte Würmer im Blinddarm nachgewiesen. Die Blinddarmschleimhaut erscheint durch die sich in der oberflächlichen Schleimhautschicht entwickelnden Larven verletzt und entzündet.

Therapie: Als gut wirksam erwies sich die orale Verabreichung von Mebendazol als Suspension oder Paste in einer Dosierung von 50 mg/kg (einmalige Applikation) oder 20 mg/kg/d über 3 Tage. Der Wirkstoff wirkt sowohl auf die adulten Würmer als auch auf die Larvenstadien durch Hemmung der Glucoseaufnahme der Parasiten. Als weiteres Breitbandanthelminthikum kann auch Fenbendazol oral in einer Dosierung von 50 mg/kg/d an 3 aufeinanderfolgenden Tagen eingesetzt werden. Unterstützt wird die Behandlung durch gute Haltungshygiene, regelmäßigen Einstreuwechsel und Auswaschen der Käfige und Futtergeschirre mit heißer Sodalösung (über 40 °C). Diese Temperatur tötet frisch ausgeschiedene, noch nicht embryonierte Eier in kurzer Zeit ab und trägt so zur Senkung des Infektionsdrucks bei.

Hymenolepis nana

Ätiologie: Der Befall von Meerschweinchen mit dem *Zwergbandwurm* ist eher selten. Die Infektion erfolgt peroral durch direkte Aufnahme von Eiern oder indirekt durch das Fressen zystizerkoidhaltiger Insekten (Käfer, Fliegen, Flöhe). Die Entwicklung der Würmer findet vollständig im Dünndarm statt. Hymenolepis nana wird 10–50 mm lang und 0,1–1 mm breit, hat einen Scolex mit 4 runden Saugnäpfen und Hakenkranz. Der Entwicklungszyklus des Parasiten ist nicht zwangsläufig an einen Zwischenwirt gebunden. Es kann sein, dass aus Eiern, die den Darm noch nicht verlassen haben, Onkosphären schlüpfen, die sich dann zu Würmern entwickeln, genau wie nach einer direkten oralen Aufnahme von Eiern. Auf diese Weise kann es zu Massenbefall kommen. Hymenolepsis nana befällt auch den Menschen und stellt somit ein Zoonoserisiko dar.

Klinisches Bild: Entweder treten keine oder nur unspezifische Symptome auf. Bei Massenbefall zeigen die Tiere Inappetenz, Abmagerung und glanzloses Fell. Jungtiere weisen Gewichtsverluste und Wachstumsverzögerung auf. Es entsteht eine katarrhalische Enteritis, gefolgt von chronischen Entzündungserscheinungen sowie Abszessbildung in den Mesenteriallymphknoten. Ein Ileus ist möglich.
Eine *Infektion des Menschen* verläuft häufig symptomlos. Mögliche Beschwerden können Kopf-und Gliederschmerzen, Durchfall, Pruritus und neurologische Symptome sein. Kinder sind häufiger betroffen als Erwachsene.

Diagnose: Die ovalen Eier (40–60 x 36–48 µm) enthalten Onkosphären und werden mittels Flotationsmethode nachgewiesen, da die Proglottiden teilweise schon im Darmlumen mazerieren.

Therapie: Bei Bandwurmbefall können bewährte Mittel wie Praziquantel (5 mg/kg per os) oder Mebendazol (20 mg/kg per os 4–5 Tage lang) verabreicht werden.

Leberegel

Ätiologie: Leberegelbefall ist beim Meerschweinchen äußerst selten. Eine Ansteckung ist nur in Gebieten zu erwarten, in denen die für den Leberegel notwendigen Entwicklungsbedingungen existieren (stehende, flache Gewässer, Überschwemmungsflächen, nasse Wiesen. Sowohl *Fasciola hepatica* (Großer Leberegel, 3 cm lang) als auch *Dicrocoelium dendriticum* (Kleiner Leberegel, 1 cm lang) können das Meerschweinchen befallen. Beide bewohnen die Gallengänge des Meerschweinchens.
Der Entwicklungskreislauf des Großen Leberegels ist an einen Zwischenwirt, die Zwergschlammschnecke Limnaea truncatula, gebunden. Nach ungeschlechtlicher Vermehrung verlassen die Zerkarien als Schwanz-

Tab. 14 Endoparasitosen des Meerschweinchens

Krankheit und Erreger	Lokalisation	Diagnose	Behandlung
Darmkokzidiose (Eimeria caviae)	Epithelzellen der Dickdarmschleimhaut	• blutig-schleimiger Kot bei Fehlen anderer Ursachen • Oozysten im Kot: rund, glatt, 13–25 x 13–22 µm	• Toltrazuril (Baycox® 2,5% Suspension): 10 mg/kg p.o. 1x tägl. 3 Tage lang, dann 3 Tage Pause und wieder 3 Tage Behandlung • Davosin®-Suspension 50 mg/kg p.o. 1x täglich 3–5, Wiederholung nach 3 Tagen
Nierenkokzidiose (Klossiella cobayae)	Nieren, Harnkanälchen und Blutgefäße	• Sporozysten im Harn nachweisbar	• Sulfonamide bei gesicherter Diagnose, i.d.R. aber keine Behandlung
Toxoplasmose (Toxoplasma gondii)	verschiedene Organe, ZNS	• serologische Untersuchung des Antikörpertiters • histologisch Pseudozysten im Organschnitt	• Sulfonamide bei gesicherter Diagnose, i.d.R. aber keine Behandlung
Trichomoniasis (Trichomonas caviae, mit drei Geißeln)	Caecum und Colon	• Kotabstrich (Nativpräparat)	• Metronidazol 50 mg/kg über 7 Tage oder als 0,1–0,3%ige Wirkstoffkonzentration im Trinkwasser
Amöbiasis (Entamoeba caviae)	v.a. Caecum, aber auch Colon	• nativer Kotausstrich nach Anreicherung mittels Flotation	• Metronidazol 50 mg/kg über 7 Tage • eiweißreiche Fütterung (40 % Eiweiß)
Rundwurmbefall (Paraspidodera uncinata)	Dickdarm	• dickschalige, ovale Eier (60 x 40 µm) mit glatter Oberfläche im Kot	• Mebendazol 50 mg/kg einmalig • Fenbendazol (Panacur® Tabl.) 3 Tage lang je 20 mg/kg p.o.
Bandwurmbefall (Hymenolepis nana)	Dünndarm und Dickdarm	• ovale, Onkosphären enthaltende Eier (40–60 x 36–48 µm) im Kot, nach Flotation nachweisbar	• Praziquantel (Droncit®) 5mg/kg einmalig p.o.
Leberegelbefall (Fasciola hepatica und Dicrocoelium dendriticum)	Leber, Gallengänge, nach Fehlwanderung auch in anderen Organen	• Eier im Kot nach Sedimentation nachweisbar	• Praziquantel (Droncit®) 5mg/kg einmalig s.c.

larven den Zwischenwirt und kapseln sich unter der Wasseroberfläche an Gräsern ein. Werden behaftete Gräser von einem geeigneten Wirt aufgenommen, schlüpfen die Egel aus und gelangen über Darmwand, Bauchhöhle und Gefäße in die Leber. Hier entwickeln sich in 1–3 Monaten die geschlechtsreifen Egel.

Dem Kleinen Leberegel dienen kalkliebende Landschnecken als Zwischenwirt. Als zweiter Zwischenwirt dienen Ameisen, die über das Grünfutter von Meerschweinchen aufgenommen werden können. Die frei werdenden Jungegel wandern nach Durchbohrung der Darmwand auf dem Blutweg in die Gallengänge der Leber.

Dort kommt es zu reaktiven, akuten und chronischen Entzündungen mit Verdickungen der Gallengänge und Kalksalzeinlagerungen.

Klinisches Bild: Die Symptome sind von der Befallstärke abhängig. Neben Inappetenz und zunehmender Abmagerung, gesträubten und stumpfen Haaren können auch Diarrhö und Tympanie Anzeichen eines starken Leberegelbefalls sein. In seltenen Fällen sind Leberegel mitverantwortlich für einen Aszites oder Lähmungserscheinungen der Hinterextremitäten (durch Störung der Muskelfunktion infolge einer Fehlwanderung der Parasiten). Bei Infektion mit dem Kleinen Leberegel zeigen Meerschweinchen selten Symptome, jedoch sind Todesfälle genauso möglich wie bei Fasciola-hepatica-Befall.

Diagnose: Sie wird bei beiden Egelarten durch den Nachweis von Eiern im Kot mittels Sedimentationsverfahren oder durch den Nachweis der Saugwürmer bei der Sektion gestellt.

Therapie: Geeignet sind Praziquantel (einmalige Gabe von 5 mg/kg s.c.) und Mebendazol (3–4 Tage lang 20 mg/kg p.o.).

Prophylaxe: Bei der Grünfutter- und Heugewinnung sind verseuchte Flächen zu meiden. Heu muss gut gelüftet und trocken gelagert sein.

Zoonosen

Tab. 15 Zoonoseerreger beim Meerschweinchen

Erreger	Pathologische Veränderungen und klinische Erscheinungen beim Meerschweinchen	Pathogenität für den Menschen
Virus der Lymphozytären Choriomeningitis	Dyspnoe durch (Pleuro-)Pneumonie, Konjunktivitis, selten Krämpfe und Lähmungen	pathogen
Tollwutvirus	Unruhe, ungewöhnliches Fiepen, Aggressivität, möglicherweise erkennbare Bissverletzung des Meerschweinchens	u.U. sehr pathogen
Streptococcus zooepidemicus	Pneumonie, Halsabszess	selten pathogen
Salmonella spp.	Magen-Darm-Erkrankungen, Entzündung von Leber und Milz, herdförmige Nekrosen	pathogen
Bordetella bronchiseptica	Schnupfen, Entzündung der Nasenmuscheln und Nebenhöhlen, Entzündung von Lunge und Leber	selten pathogen
Yersinia pseudotuberculosis	hochgradig geschwollene Gekröselymphknoten mit Nekrosen, multiple granulomatös-nekrotisierende Entzündungsprozesse in Leber, Lunge und Milz	u.U. sehr pathogen
Pasteurella multocida	Bronchopneumonie, multiple Abszesse in Leber, Milz und Gekröse	pathogen
Diplococcus pneumoniae	Schnupfen, Pneumonie, Pleuritis, Perikarditis	pathogen
Trichophyton mentagrophytes, Microsporum spp.	runde, haarlose oft verkrustete Stellen, von erhöhtem Randsaum umgeben, meist zuerst am Kopf auftretend, Juckreiz	pathogen
Hymenolepsis nana	Enteritis, Abort, bei massivem Befall Jungtiersterben	u.U. pathogen
Cheyletiella parasitivorax	Schuppen, räudeähnliche Erscheinungen	selten pathogen
Toxoplasma gondii	meist latent, evtl. Atemwegs- oder ZNS-Symptome	selten pathogen
Sarcoptesräudemilben	schuppige, kleieartige, borkige Beläge	selten pathogen

Vergiftungen

Vergiftungen sind in der Heimtierpraxis *selten diagnostizierte Erkrankungen*, weil
- dem behandelnden Tierarzt oft kein eindeutiger Vorbericht mit Hinweis auf eine Vergiftung vorliegt,
- es nur wenige Publikationen mit Erfahrungsberichten über Vergiftungen beim Meerschweinchen gibt,
- Meerschweinchen kontrolliert gehalten werden und z.T. nur mit kommerziell erhältlichen Fertigfuttern gefüttert werden.

Vergiftungsmöglichkeiten:
- Bei freiem Auslauf in der Wohnung: giftige Zimmerpflanzen und Gegenstände, an denen die Tiere nagen und die Giftstoffe enthalten (z.B. Gardinenblei, Tapete),
- Bei freiem Auslauf im Garten und auf dem Balkon: Giftpflanzen,
- Mykotoxine in kontaminiertem Futter: feucht und warm gelagerter Mais, mit Schimmel behaftete Erdnüsse (Aflatoxine!) etc.,
- Mit Schwermetallen (Immissionen, Auspuffgasen) belastetes Futter von Straßen- und Wegrändern,
- Futter von mit Pestiziden behandelten Flächen,
- Behandlung mit Medikamenten, die für Meerschweinchen nicht geeignet sind,
- Fehldosierungen von Medikamenten durch den Tierbesitzer.

Giftpflanzen:
Akazie, Akelei, Alpenveilchen, Ampfer (Oxale!), Azalee, Bilsenkraut, Christusdorn, Dieffenbachia, Efeu, Eibe, Eisenhut, Farne, Fingerhut, Glycinie, Goldregen, alle Hahnenfuß-Arten (frisch giftig, als Heu unbedenklich), Herbstzeitlose (Achtung Heu!), Hoja, Hortensie, Immergrün, Kirschlorbeer, Korallenbäumchen, Kreuzkraut, Krokus, Kroton, Liguster, Liliengewächse, Mahonie, Nachtschattengewächse, Oleander, Rhododendron, Salomonsiegel, Sauerklee, Schierling, Sumpfschachtelhalm, Stechapfel, Wacholder, Weihnachtsstern, Wolfsmilchgewächse, Yuccapalme, Zimmerkalla, alle Zwiebelgewächse.

Klinisches Bild:
Das klinische Bild der Vergiftung ist durch die Vielzahl der möglichen Toxine variabel. Folgende Symptomatik ist denkbar:
- Fehlende Ansprechbarkeit,
- Hypothermie,
- Hypersalivation (z.B. durch schimmeliges Futter),
- Obstipation,
- Ödeme im Maul- und Kehlkopfbereich (z.B. durch Yuccapalme, Weihnachtsstern, Efeu),

- Stinkend-wässrige Durchfälle,
- Verhärtetes Abdomen,
- Tympanie,
- Zentralnervöse Störungen, tonisch-klonische Krämpfe (z.B. durch Oleander),
- Muskeltremor,
- Tachykardie, Arrhythmie (z.B. durch Oleander, Hortensie, Rhododendron),
- Immunsuppression, Leukopenie (z.B. durch Schwermetallvergiftung),
- Leberschäden (z.B. durch Aflatoxin).

Therapie: Die Therapie kann sich im Prinzip nur auf eine *symptomatische Behandlung* und auf das *Verhindern einer weiteren Giftaufnahme* beschränken. Folgende Maßnahmen sind von Bedeutung:
- Schnelles Einleiten der Behandlung,
- Wärmezufuhr (Rotlicht, Wärmflasche),
- Subkutane Injektion von 5–10 ml Natriumthiosulfat + Natriumglutamat (Antitox®, für Meerschweinchen zugelassen),
- Applikation von Ringerlösung s.c. (60 ml/kg),
- Ausscheidung der Giftstoffe mit Furosemid (1,5 mg/kg 2x täglich s.c.) anregen,
- Resorption der Giftstoffe senken durch orale Applikation eines Huminsäurepräparates 2-mal täglich 500 mg/kg (entspricht je einer Messerspitze Pulver) über 3–5 Tage,
- Ruhigstellen des Krampfgeschehens durch 0,5–1 mg/kg Diazepam s.c.,
- Bei Glykosidvergiftung mit kardialer Symptomatik Atropin (100 µg/kg s.c.) verabreichen,
- Schnelles Ausmachen und Entfernen der Giftquelle.

Operationen

Anästhesie

■ Narkosevorbereitung

Für alle chirurgischen Eingriffe sind die Schmerzausschaltung und die Ruhigstellung des Patienten Vorbedingung. Narkosen beim Meerschweinchen sollten mit dem geringstmöglichen Risiko durchgeführt und wegen der *Auskühlungsgefahr* kleiner Individuen so kurz wie möglich gehalten werden. Bei Beachtung einiger spezifischer Besonderheiten in der Vorbereitungs- und Operationsphase kann das Narkoserisiko weitgehend verringert werden.
Meerschweinchen sind sehr *stressempfindlich.* Das Verbringen in eine ungewohnte Umgebung ist für sie mit einer enormen Belastung verbunden. Aus diesem Grund ist besonders vor einer Narkose

- der Transport zur Tierarztpraxis kurz und schonend zu gestalten (unnötige Aufregung durch Lärm vermeiden, gesunden Partner des Meerschweinchens evtl. mitnehmen, Tier im gewohnten Käfig belassen oder vorher ausreichend an ein anderes Transportbehältnis gewöhnen),
- eine lange Wartezeit in der Tierarztpraxis zu vermeiden (vereinbarten Termin einhalten),
- die Untersuchung des Tieres soweit wie möglich im gewohnten Transportkäfig vorzunehmen,
- das Halten und Untersuchen durch dem Tier fremde Personen zu minimieren,
- beim Aufnehmen der Tiere immer das Becken zu unterstützen.

Der Entscheidung für eine Narkose muss immer eine *gründliche Anamnese und Allgemeinuntersuchung* vorangehen, wobei auch die Körpertemperatur sowie die Herzfunktion und Atmung auskultatorisch zu überprüfen sind. Bei exsikkotischen Tieren ist mit einem Vitamin-C-Defizit, mit erhöhtem Narkoserisiko und fraglichem Operationserfolg zu rechnen. *Vorbereitende Infusionen* sind bei solchen Patienten oft lebensrettend. Generell ist anzumerken, dass nicht gezögert werden sollte, den *Operationstermin* zu *verschieben* (sofern es der Grund für den Eingriff zulässt), wenn die Tiere bei Ankunft in der Praxis stark gestresst erscheinen oder wenn das Allgemeinbefinden des Meerschweinchens ein erhöhtes Narkoserisiko nahelegt.

Wichtige Maßnahmen vor einer Narkose

- die **exakte Feststellung des Körpergewichtes** ist notwendig, um die zu verabreichenden Narkotika genau zu dosieren. Das zusätzliche Gewicht des gefüllten Magen-Darm-Trakts (20–40% des Gesamtgewichtes), der stark vergrößerten Ovarien (bei Zysten oder Tumoren) oder des trächtigen Uterus (Gewicht der Früchte bis zu 40 % der Körpermasse des Muttertieres), ist davon abzuziehen,
- zur Verhinderung einer Hypoglykämie ist jegliche **Wasser- und Nahrungskarenz** vor der Narkose zu **vermeiden**,
- die Verabreichung von 100 mg **Ascorbinsäure** 48 und 24 Stunden vor dem Operationstermin unterstützt die Infektionsabwehr und trägt zur Vorbeuge von Narkosezwischenfällen bei (erhöhter Vitamin-C-Bedarf nach der Operation und während der Wundheilungsphase),
- mit subkutanen **Infusionen** von körperwarmer, physiologischer Kochsalz- oder Ringerlösung (20 ml/kg sowohl vor als auch nach der Operation) kann dem Blutdruckabfall und einer Dehydrierung begegnet werden,
- während der Narkose und in der Nachschlafphase ist der Patient auf einer **erwärmten Unterlage** (z.B. eine nicht zu heiße Wärmflasche) vor der Auskühlung zu schützen. Hypotherme Tiere sind schon vor der Operation so zu erwärmen, dass weitere Wärmeverluste durch die Anästhesie nicht kritisch werden. Es ist empfehlenswert, das Operationsfeld erst nach Wirkungseintritt der Narkose und nur so groß wie nötig vorzubereiten (zu rasieren und zu desinfizieren), um die Auskühlung des Tieres zu verhindern,
- durch Aufbringen von **Augensalbe oder -tropfen** während der Narkose kann das Austrocknen der Kornea vermieden werden (z.B. Vitamin-A-haltige Vitadral®-Tropfen oder Isopto®-Naturale Augentropfen).

▀ Injektionsnarkose

Narkoseempfehlungen von Henke und Erhardt (1998) erlauben dem Kleintierpraktiker heute, Meerschweinchen und andere Heimtiere nicht nur unter Verwendung der gebräuchlichen Ketamin-Xylazin-Narkose zu operieren, sondern besser verträgliche, kombinierte Injektionsnarkosen einzusetzen, die auch ein gezieltes Aufwecken ermöglichen. Wesentliche **Vorteile dieser Kombinationsnarkosen** sind:
- kurze Nachschlafphase,
- weniger ausgeprägte Hypothermie,
- bessere chirurgische Toleranz,
- geringe Atemdepression,
- schneller Wirkungseintritt in Abhängigkeit von der Dosierung,
- stabilere Herz-Kreislaufverhältnisse,
- gute Relaxation,

- gut steuerbare Anästhesie, kann jederzeit teilweise oder vollständig antagonisiert werden,
- gute Analgesie (keine Kreislaufreaktionen bei schmerzhaften Manipulationen),
- 1/3 der Ausgangsdosis kann problemlos nachdosiert werden.

Der Patientenbesitzer ist bei allen chirurgischen Eingriffen über Narkoserisiken und mögliche Todesfälle aufzuklären. Wichtig ist seine mündliche, besser schriftliche Einwilligung.

Die *antagonisierbare Anästhesie* ist eine Möglichkeit, die Narkosedauer in gewissem Rahmen zu steuern und die Patienten nach beendetem Eingriff möglichst schnell und ohne Probleme wieder aufzuwecken. Damit entfällt die lange Nachschlafphase einschließlich einer längeren Futterkarenz. Herz und Kreislauf normalisieren sich in kurzer Zeit.

Opioide

Kurzwirkende Opioide werden zur Supplementierung in der Erhaltungsphase der Narkose verwendet.
Fentanyl (Fentanyl®-Janssen) ist ein synthetisches Morphinderivat mit analgetischer und atemdepressiver Wirkung und kurzer Wirkungsdauer. Es wird u.a. in Kombination mit einem Neuroleptikum zur Neuroleptanalgesie verwendet. *Antagonist* ist das *Naloxon* (Narcanti®-vet), das dosisabhängig die analgetische Wirkung der Opioide vollständig aufhebt. Es erzeugt keine Blutdruckveränderung oder Atemdepression.

Benzodiazepinderivate

Es handelt sich um Psychopharmaka aus der Gruppe der Tranquilizer mit sedativer und muskelrelaxierender Wirkung. *Diazepam* (Valium®) und *Midazolam* (Dormicum®) werden wegen ihrer sedativen und sehr gut muskelrelaxierenden Eigenschaften im Rahmen der Prämedikation und bei Kombinationsnarkosen eingesetzt. Sie besitzen große therapeutische Breite und weisen nur geringe kardiovaskuläre und respiratorische Nebenwirkungen auf. *Antagonist* ist *Flumazenil* (Anexate®). Es hebt die sedativ-hypnotische Wirkung aller Benzodiazepine auf. Es wirkt auch antikonvulsiv und wird aus diesem Grund als partieller Antagonist bezeichnet.

α_2-Agonisten

α_2-Adrenozeptor-Agonisten wirken prä- und postsynaptisch. Sie verhindern die Noradrenalin-Freisetzung im adrenergen Nervensystem und unterbrechen die Reize zur Aufrechterhaltung des Wachzustandes. Die cerebrale Aktivität wird herabgesetzt (Sedation). **Medetomidin** (Domitor®) besitzt eine sehr viel höhere α_2-Selektivität und eine längere Wirkungsdauer als *Xylazin* (Rompun). Medetomidin erzeugt eine dosisabhängige Sedation bis hin zur Analgesie und eine deutliche Muskelrelaxation, verursacht aber gleichzeitig eine Bradykardie und Hypotonie. Die Atemfrequenz wird gesenkt. Abhängig von der Dauer und Schmerzhaftigkeit der Operation können Medetomidin oder Xylazin mit anderen Medikamenten kombiniert werden. Je nach Wahl kann die sedative oder die analgetische Wirkungskomponente des α_2-Agonisten gezielt vertieft werden. So potenzieren z.B. die nur gering atmungs- und kreislaufdepressiv wirkenden Benzodiazepine den sedativen und analgetischen Effekt von Medetomidin. Auf diese Wiese kann die Dosis der einzelnen Narkotika deutlich reduziert werden. Der *Antagonist Atipamezol* (Antisedan) wurde speziell für die Antagonisierung von Medetomidin entwickelt. Vollständig antagonisiert werden die sedativen und analgetischen Effekte sowie die typische Bradykardie. Dosisabhängig normalisiert sich die Herz- und Atemfrequenz innerhalb kürzester Zeit. Auch Xylazin kann durch Antisedan antagonisiert werden.

Phencyclidine (Cyclohexamine)

Ketamin (Ketavet® 100 mg/ml) bewirkt eine Analgesie und Hypnose, gleichzeitig aber auch Tachykardie, Hypertonie und Katalepsie. Dagegen führt Medetomidin eine deutliche Muskelrelaxation und Sedation einschließlich Analgesie herbei mit gleichzeitiger Bradykardie und Hypotonie. Werden beide Anästhetika als Kombinationsnarkose appliziert, erreicht man eine weitgehende Neutralisierung der Negativeffekte des Ketamins. Es kommt zu einer vollständigen Aufhebung der Schmerzempfindung und des Bewusstseins.

Bei Antagonisierung des Medetomidins können in der Aufwachphase durch die kataleptische Wirkung des Ketamins Exzitationen auftreten. Die Teilantagonisierung mit Antisedan sollte aus diesem Grund erst 45–60 Minuten nach Ketaminapplikation erfolgen.

Bei der Kombination von Ketamin und Xylazin ist eine lange Nachschlafzeit mit Hypothermie und eine oft nicht ausreichende Relaxation zu berücksichtigen. Eine Teilantagonisierung mit Atipamezol ist möglich. Bei der Kombination von Ketamin mit Medetomidin erfolgt die Teilantagonisierung nach 45–60 Minuten mit Antisedan® in gleicher Dosierung wie Domitor® (Cave: Ketaminüberhang!). Aus der Praxis wird über gute Erfahrungen mit dieser Narkosekombination bei Routineoperationen am Meerschweinchen mit einer chirurgischen Toleranz bis zu 30 (40) Minuten berichtet.

Anästhesie **167**

Tab. 16 Vorschläge zur Injektionsanästhesie beim Meerschweinchen (nach Henke und Erhardt, 1998)

Wirkstoff (mg/kg)		Handelsname	Dosis (ml/kg)

• Fentanyl
   + Midazolam
   + Xylazin
	0,05
	2,0
	2,0
		Fentanyl
		Dormicum
		Rompun
			1,0 i.m.
			0,4 i.m.
			0,1 i.m.

• Fentanyl
   + Midazolam
   + Medetomidin
	0,025
	1,0
	0,2
		Fentanyl
		Dormicum
		Domitor
			0,5 i.m.
			0,2 i.m.
			0,2 i.m.

• Ketamin + Xylazin	80–100 2,0–3,0	Ketamin Rompun	0,8–1,0 i.m., s.c. 0,1–0,15 i.m., s.c.
• Ketamin + Medetomidin	20,0 0,5–1,0	Ketamin Domitor	0,2 i.m. 0,05–0,1 i.m.

Zur Antagonisierung der beiden in Tabelle 16 zuerst genannten Kombinationen mit Fentanyl empfiehlt sich die subkutane Applikation von Naloxon (0,03 mg/kg) + Flumazenil (0,1 mg/kg) + Atipamezol (1,0 mg/kg).

Sedation

Die Sedation ist von der Injektionsnarkose abzugrenzen. Die folgenden Wirkstoffe sind in den aufgeführten Dosierungen nur zur Sedation des Meerschweinchens geeignet:
- Diazepam oder Midazolam in einer Dosierung von 2,5–5,0 mg/kg i.m.,
- Medetomidin in einer Dosierung von 0,15 mg/kg i.m. (evtl. s.c.).

Inhalationsnarkose

In Kombination mit der Injektionsnarkose bietet die Inhalationsnarkose den Vorteil, dass die Anästhetika für die Basisnarkose niedriger dosiert werden können, der Stress der Einleitungsphase bei der Inhalationsnarkose wegfällt, die Narkosetiefe steuerbar ist und die Narkose längere Zeit aufrechterhalten werden kann.
Alle Injektionsnarkosen können über eine niedrig dosierte Inhalationsnarkose vertieft werden. Als **Mittel der Wahl** bietet sich der schonende Einsatz von **Isofluran** an. Isofluran hat eine geringe Blutlöslichkeit und daher eine rasche An- und Abflutung. Es wird nahezu vollständig abgeatmet. Seine Toxizität ist von allen Inhalationsanästhetika am geringsten. Auch Nebenwirkungen auf Herz und Kreislauf sind nur minimal. Meerschweinchen können beim Einatmen des reizauslösenden Gases mit Bronchosekretion oder Speicheln reagieren. Es ist deshalb wichtig, auch

während der Narkose die Freiheit der Atemwege zu kontrollieren. Nach Atropinmedikation (0,04 mg/kg i.m. 10 Minuten vor Narkoseeinleitung) werden über eine Narkosemaske (evtl. als Tupfermaske) zur Einleitung 5,8% Isofluran (3 Minuten) und zur Aufrechterhaltung 2–4% (je nach Größe und Alter des Tieres) appliziert. Von einer Intubation ist abzusehen, da die Gefahr besteht, dass Futterreste verschleppt werden. Nach Beendigung der Isofluranzufuhr erwachen die Tiere bei ausschließlicher Inhalationsnarkose innerhalb weniger Minuten. Alleinige Isoflurannarkosen sind ausreichend für diagnostische Eingriffe wie Hautbiopsien, Operationen im Hautbereich, Kastration männlicher Tiere oder für Zahnkorrekturen.

Narkoseüberwachung

Intraoperative Überwachung

Die Narkoseüberwachung *darf nicht vernachlässigt werden*. Sie ist eine Maßnahme zur Verhütung von Narkosezwischenfällen. Als wichtigste Parameter sind die Temperatur, die Atmung, die Herz-Kreislauf-Funktion, die Reflexe, der Muskeltonus und die Schmerzreaktion regelmäßig zu kontrollieren. Wenn vorhanden, können Überwachungsmonitore die Kontrolle der klinischen Parameter unterstützen. So geben Atmungsmonitore durch akustisches Anzeigen der Atemzüge dem Operateur eine gewisse Sicherheit, vor allem erhöhen sie seine Aufmerksamkeit für Abweichungen des Atmungsrhythmus.

Bei *Atemstillstand* empfiehlt Henke (1998) schonendes *Schwenken des Tieres um seine Querachse*. Bei leicht gesenktem Kopf wird dabei durch das Darmkonvolut ein Druck auf und bei leicht gesenkter Hinterhand ein Zug am Zwerchfell erzeugt, was die Exspiration und Inspiration anregt. Nach Wiedereinsetzen der Atmung sollten die Atemwege kontrolliert und mit einem feuchten Stieltupfer von zähem Schleim befreit werden. Wird keine gleichmäßige Atmung erreicht, muss die Anästhesie schnellstmöglich abgebrochen werden (unter Verwendung entsprechender Antagonisten i.v. oder i.m.). Die Gabe eines Analeptikums (Doxapram) bei Aussetzen der Atmung ist wegen der Gefahr einer Überdosierung nicht ganz ungefährlich.

Postoperative Überwachung

Das Tier sollte in einem abgedunkelten, ruhigen Raum aufwachen, um Exzitationen zu vermeiden. Zur Aufrechterhaltung der Körperwärme empfiehlt sich die Unterbringung in einer Wärmebox oder *schonende Wärmezufuhr* (Wärmflasche, Wärmematte). Bei der Verwendung einer Rotlichtlampe ist auf mögliche Überhitzung durch Wärmestau und die Gefahr von Verbrennungen zu achten. Die regelmäßige Überwachung der

Körpertemperatur bis zur ersten Futteraufnahme ist angebracht. Gleichzeitig sind Herz, Atmung und Schleimhäute zu kontrollieren. Empfehlenswert ist es, noch in der Nachschlafphase 20 ml/kg einer körperwarmen Elektrolyt- oder Ringerlösung subkutan zu applizieren. Vorteil dieser *Infusion* ist die gleichmäßige, über einige Stunden anhaltende Resorption der Flüssigkeit, die einen gewissen Depoteffekt hat und die gleichzeitig die Nierentätigkeit anregt. Harnproduktion und Blasenfüllung sind durch Palpation der Harnblase zu kontrollieren. In der Aufwachbox sind Heu und Wasser bereit zu stellen, um dem Meerschweinchen nach dem Aufwachen möglichst schnell die Futter- und Wasseraufnahme zu ermöglichen. Nach schmerzhaften operativen Eingriffen ist die Verabreichung von *Analgetika* (Tab. 27) noch vor dem Aufwachen zu empfehlen (Novalgin® 0,05–0,1 ml s.c.) und sollte nach dem Erwachen mit 1–2 Tropfen p.o. fortgesetzt werden. Die Wirkungsdauer beträgt etwa 4 Stunden. Haben Meerschweinchen stärkere Schmerzen, so verweigern sie sehr schnell Futter und Wasser, was schwere Folgen nach sich zieht. Narkotisierte Meerschweinchen dürfen **niemals unmittelbar nach der Operation nach Hause** gegeben werden. Damit muss gewartet werden, bis das Tier weitgehend erwacht ist.

Störungen der Wundheilung begegnen uns beim Meerschweinchen in Form der *Nahtdehiszenz* oder des Aufnagens der Fäden. Deshalb ist den tiefen Nahtschichten größte Aufmerksamkeit zu widmen. Der Hautverschluss mit synthetischem, nicht resorbierbaren Nahtmaterial verhindert nicht immer, dass sich die Tiere die Fäden vorzeitig ziehen. Aus der Praxis wird über gute Erfahrungen mit der Verwendung von Wundklammern berichtet. Verbände werden i.d.R. nicht toleriert. Die Heilung von Operationswunden verläuft langsamer als bei anderen Tierarten. Es ist deshalb angezeigt, Fäden erst am 10. Tag nach der Operation zu ziehen.

Abdominalchirurgie

Für die Chirurgie im Bauchbereich gelten beim Meerschweinchen die gleichen Anforderungen an die Asepsis wie bei Hund und Katze. Obwohl auch die Operationstechnik vergleichbar ist, geht der Tierarzt oft nur zögernd an die Entscheidung zur Durchführung einer Laparotomie heran. Grund ist die häufig ungünstige Ausgangssituation (gestörtes Allgemeinbefinden, Inappetenz, Stoffwechselstörungen, bakterielle Infektion etc.). Bei Patienten mit geringgradig beeinträchtigtem Allgemeinbefinden haben Bauchoperationen gute Erfolgsaussichten.

Kastration

Eine artgerechte Haltung des geselligen Meerschweinchens bedeutet eine Haltung im Familienverband oder wenigstens zu zweit. In der Regel ist in diesem Fall eine Kastration der vermehrungsfreudigen Tiere angebracht, und zwar nicht nur um unerwünschten Nachwuchs zu verhindern, sondern auch um das Territorialverhalten und Sexualverhalten der geschlechtsreifen Böcke in Grenzen zu halten. Eine Kastration ist bei Meerschweinchen beiderlei Geschlechts möglich. Obwohl eine Frühkastration das Inzuchtrisiko mindert, die Eingliederung in die Sozialgemeinschaft erleichtert und ab der 2. Lebenswoche durchführbar ist, wird dieser frühe Zeitpunkt von Tierärzten aufgrund des hohen Narkoserisikos abgelehnt. Der Kastrationstermin wird somit frühestens im Alter von 3 Monaten, günstiger jedoch erst nach Beendigung der Hauptwachstumszeit **mit einem halben Jahr** gewählt, auch um die Tiere in ihrer Entwicklung nicht ungünstig zu beeinflussen. Vor Einleitung der Narkose sollte sich der Tierarzt bei der Allgemeinuntersuchung von der Richtigkeit der Geschlechtsangabe durch den Besitzer überzeugen. Immer wieder kommt es vor, dass ein falsches Geschlecht angegeben wird. Bei männlichen Tieren ist ein deutliches Skrotum nicht ausgebildet und die Hoden können zeitweilig durch den großen Leistenspalt in die Bauchhöhle zurückverlagert werden, sind also nicht immer palpabel. Beim weiblichen Tier täuscht die nach auswärts mündende Harnröhrenöffnung manchmal das Vorhandensein eines Präputiums vor.

Kastration männlicher Meerschweinchen

Die Kastration ist unter Allgemeinanästhesie (siehe Anästhesie) durchzuführen. Nach Verlust der Abwehrbewegungen und eingetretener Analgesie wird die Regio inguinalis rasiert und desinfiziert. Danach wird im vorbereiteten Operationsgebiet ein ca. 1,5–2 cm langer Hautschnitt parallel zur Medianebene angebracht, das sichtbare subkutane Fettgewebe zur Seite geschoben und der kräftige Musculus praeputialis stumpf durchtrennt. Nun kann der Processus vaginalis mit dem anhaftenden Musculus cremaster dorsal und kaudal ebenfalls stumpf aus seiner Verbindung gelöst und aus der Operationswunde vorverlagert werden. Nach Eröffnung der Tunica vaginalis werden Hoden, Nebenhoden und der ungewöhnlich große Fettkörper vorverlegt und mit einer Mosquitoklemme fixiert (Abb. 57). Mit einer doppelten Ligatur werden Samenstrang, Gefäße und Fettkörperstumpf einschließlich des sie umgebenden Processus vaginalis abgebunden und Hoden, Nebenhoden und Fettkörper nicht zu knapp abgesetzt. Durch die Wirkung des Musculus cremaster rollt sich der Stumpf des Processus vaginalis zusammen und verschließt nach Rückverlagerung gleichzeitig den Leistenring. Damit wird ein Vorfall von Bauchhöhlenorganen vermieden. Die Hautnaht erfolgt mit Einzelknopf-

Abb. 57
Kastrationssitus eines männlichen Tieres mit eröffneter Tunica vaginalis und Corpus adiposum testis.

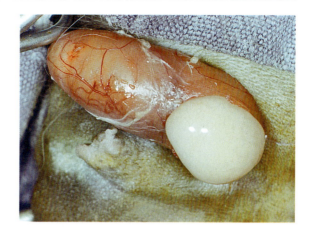

nähten. Der Operationsvorgang wiederholt sich auf der gegenüberliegenden Seite der Medianebene. Die Fäden werden, so erforderlich, nach 10 Tagen gezogen. Wegen möglicher Abszessbildung im Wundbereich ist eine Nachkontrolle nach 5 und 10 Tagen empfehlenswert.

Als Vorteil gegenüber der üblichen Kastrationsmethode mit Eröffnung des Scrotums an seinem Pol, ist bei der Kastration in der Regio inguinalis die Wegverlagerung von After und Präputium zu sehen. Außerdem kann der Processus vaginalis sehr weit kranial abgebunden und abgesetzt und so der Leistenring kontrolliert verschlossen werden. Der Besitzer ist darüber aufzuklären, dass Böcke **noch bis zu 6 Wochen nach der Operation zeugungsfähig** sein können. Es empfiehlt sich, das Tier nach der Kastration mindestens 2 Tage lang auf einer sauberen, glatten, häufiger gewechselten Unterlage zu halten (Handtuch, kein Papier) und Heu und Saftfutter z.B. in Futternäpfen anzubieten, um der Gefahr einer Verschmutzung und Infektion der Wunde vorzubeugen.

Kastration weiblicher Meerschweinchen

Für eine Ovarektomie junger Weibchen bietet sich der Zugang von der Flanke aus an. Bei älteren Tieren mit klinisch oder röntgenologisch diagnostizierten Ovarialzysten (siehe dort) ist der Zugang über die Linea alba vorzuziehen. Im Regelfall ist er ungünstig, da das umfangreiche Dickdarmkonvolut den Zugang zu den Ovarien erschwert. Außerdem ist die Plica urogenitalis im Bereich der Mesovarien beim Meerschweinchen extrem kurz und dorsal in der Lendengegend kaudal der Nieren befestigt. Diese Besonderheit lässt die Ovarektomie von der Flankengegend aus günstiger erscheinen. Die Operation mittels **Flankenschnitt** gestaltet sich einfach. Nach Wirkungseintritt der Anästhesie wird das Operationsfeld beidseitig vorbereitet und das Tier in rechter Seitenlage so fixiert, dass das Abdomen dem Operateur zugewandt ist. Die Schnittführung erfolgt knapp unterhalb des Rückenmuskels (ca. einen Finger breit unter der Wirbelsäule) und einen Finger breit hinter der letzten Rippe parallel zu ihr. Nach einem 2–3 cm langen Hautschnitt werden Muskeln und Peritoneum durchtrennt. Mit 2 gegenüberliegenden resorbierbaren Zügelfäden durch Muskulatur und Bauchfell wird die Wunde gespreizt. In dem nun sichtbar werdenden Fettkörper befindet sich das rötlich-gelbe Ovar, das unverändert einen Durchmesser von 2–3 mm hat. Ist es nicht sofort auffindbar, wird es mit einer anatomischen Pinzette in dorsomedialer Richtung aufgesucht, vorsichtig aus der Wunde herausverlagert und stumpf freipräpariert. Nach beidseitiger Unterbindung wird das Ovar abgesetzt. Das durchtrennte Peritoneum und die Muskulatur lassen sich durch Verknotung der bereits gesetzten Zügelfäden verschließen. Wenn erforderlich, ist noch ein weiteres Heft zu setzen. Der Hautverschluss erfolgt in rückläufiger Naht mit synthetischem Nahtmaterial. Auf der Gegenseite wiederholt sich der Kastrationsvorgang. Die Heilung verläuft komplikationslos. Nach 10 Tagen können die Fäden gezogen werden.

Entfernen von Ovarialzysten

Bei über 80 % der weiblichen Meerschweinchen werden nach Sektionsbefunden Ovarialzysten angetroffen. Zysten müssen nur dann operiert werden, *wenn sie ein klinisches Krankheitsbild hervorrufen und eine Hormonbehandlung* (siehe pathologische Alopezie) *erfolglos geblieben ist.* Das gilt sowohl für den Fall, dass hormonell bedingter Haarausfall besteht, als auch bei einer Beeinträchtigung anderer Organe durch die stark vergrößerten Ovarien. Das narkotisierte Tier wird in Rückenlage gebracht. Nach entsprechender Rasur und Desinfektion des Operationsfeldes wird die Bauchhöhle im Bereich der Linea alba bis über den Nabel hinaus eröffnet. Nachdem das Caecum und weitere Darmteile zur Seite geschoben sind, werden die überdimensional großen, zystös entarteten Ovarien sichtbar (Abb. 58). Wegen des kurzen Mesovars lassen sie sich nur wenig vorverlagern. Mit einer Deschamp'schen Unterbindungsnadel sind sie beidseitig unter Einbeziehung der Gefäße zu unterbinden und abzusetzen. Der Verschluss der Bauchhöhle erfolgt in der üblichen Weise in zwei Schichten.

▪ Cystotomie

Blasensteine kommen bei Meerschweinchen sehr häufig vor (siehe Urolithiasis). Der röntgenologische Nachweis sichert die Diagnose. Bei weiblichen Tieren sollte unmittelbar vor einer Operation noch einmal überprüft werden, ob der Stein noch vorhanden oder evtl. schon spontan abge-

Abb. 58
Ovarialzysten und Uterus mit Leiomyom, Operationssitus.

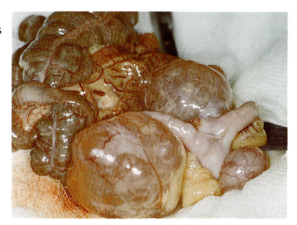

gangen ist. Die Eröffnung der Bauchhöhle erfolgt durch Schnittführung in der Linea alba. Nachdem die relativ kleine Blase ertastet, vorverlagert und wenn nötig durch leichten Druck entleert ist, wird ein größerer Stein zwischen Daumen und Zeigefinger zum Fundus hochgedrückt und beim Eröffnen der Blase als Unterlage genutzt. Vorsicht ist geboten bei besonders bröckeligen Steinen. Der Schnitt sollte nur so groß sein, dass der Stein mühelos erfasst und entfernt werden kann. Alle Bruchstücke und feinen Körnchen müssen sorgfältig aus der Blase entfernt werden. Dabei sind Spülungen mit körperwarmer physiologischer Kochsalzlösung hilfreich, es muss jedoch verhindert werden, dass größere Partikel in die Urethra gelangen. Mit einem über die Harnröhre eingeführten Katheter kann deren Durchgängigkeit geprüft werden. Danach wird die Blase mit einer Doppelnaht verschlossen. Der Verschluss der Bauchhöhle erfolgt in üblicher Weise. Den tiefen Nahtschichten ist größte Aufmerksamkeit zu widmen. Der Hautverschluss erfolgt mit synthetischem, nicht resorbierbarem Nahtmaterial. Es besteht immer die Gefahr, dass die Tiere die Naht sehr schnell aufnagen. Aus der Praxis wird über gute Erfahrungen mit Wundklammern berichtet. In der postoperativen Phase ist ein antibiotischer Schutz empfehlenswert, mit dem man schon vor der Operation beginnen kann. Dies reduziert von vornherein die Entzündung und eine etwaige Keimbesiedelung im Operationsgebiet. Sehr wichtig ist die *postoperative Versorgung des Patienten mit ausreichend Flüssigkeit*. Viele Tiere trinken aufgrund der Schmerzen nicht genug. Wiederholte Injektionen von 20 ml Ringerlösung helfen, die Blase ausreichend zu spülen, was einer erneuten Auskristallisation von Mineralsalzen vorbeugt und die Keimansiedelung erschwert. Es ist zu beachten, dass die **Rezidivrate bei Harnsteinen sehr hoch** ist. Der entfernte Stein ist zur Analyse einzuschicken. Der Zusammensetzung der Konkremente entsprechend ist die

Ernährung umzustellen (siehe Urolithiasis). In der postoperativen Phase muss aufgrund der häufig gestörten Nahrungsaufnahme und der Antibiose mit Verdauungsstörungen gerechnet werden. Gaben von Vitamin-B-Komplex sind zu empfehlen.

Sectio caesarea

Geburtsstörungen sind beim Meerschweinchen selten, ausgenommen bei zu großen Früchten oder zu frühem Zuchteinsatz weiblicher Tiere (siehe Erkrankungen der weiblichen Geschlechtsorgane). Die Diagnose kann mithilfe einer Röntgenaufnahme gestellt werden. Oft jedoch werden Meerschweinchen erst bei auffälligen Geburtskomplikationen mit gestörtem Allgemeinbefinden oder blutig-bräunlichem Scheidenausfluss vorgestellt. Die Prognose ist zu diesem Zeitpunkt zweifelhaft. Auch wenn bei abgestorbenen Früchten eine Hysterektomie durchgeführt wird, sterben die Tiere oft an den Folgen einer Trächtigkeitstoxikose (siehe dort).

Wird ein Meerschweinchen mit einer Geburtsstörung jedoch rechtzeitig in die Tierarztpraxis gebracht, so kann der Kaiserschnitt erfolgreich durchgeführt werden. Die Eröffnung der Bauchhöhle muss wegen der stark vergrößerten Uterushörner sehr vorsichtig erfolgen. Da der Uterus nur wenig vorverlagert werden kann, sollte die Bauchhöhle in der Umgebung des zu eröffnenden Uterushornes mit flüssigkeitsaufsaugenden Mullkompressen abgedeckt werden. Nach Entwicklung des oder der Feten eines Hornes kann versucht werden, auch Feten des anderen Hornes über die Bifurkation aus der gleichen Öffnung heraus zu entwickeln. Die Uterusnaht erfolgt in üblicher Weise und der Verschluss der Bauchhöhle in zwei Schichten. Bei lebensschwachen Jungtieren kann ein Tropfen Respirot auf die Mundschleimhaut geträufelt lebensrettend wirken.

Frakturversorgung

Ätiologie: Frakturen sind beim Meerschweinchen fast ausschließlich auf äußere Gewalteinwirkung zurückzuführen. Zustande kommen sie in der Regel durch die Unachtsamkeit des Besitzers. Unsachgemäße Käfigeinrichtung und Gestaltung des täglichen Auslaufs sowie falsches Handling führen zu Stürzen (Springen vom Arm), Einklemmen (z.B. durch Schließen von Türen), Hängenbleiben, Schlageinwirkung (versehentliches Treten) und Verletzungen durch andere Haustiere. Bei jungen Meerschweinchen werden Spontanfrakturen an den Gliedmaßen infolge Mangelsituationen angetroffen.

Frakturversorgung 175

Klinisches Bild: Bei der Untersuchung der betroffenen Extremität fallen abnorme Beweglichkeit, Schmerzhaftigkeit, erhebliche Weichteilschwellungen und Hämatome und evtl. Krepitation auf. Auf Hautwunden und herausragende Bruchenden ist zu achten (offener Bruch). Bei symmetrischer Nachhandlähme ist an Wirbelsäulenfrakturen mit unvollständiger oder vollständiger Querschnittslähmung zu denken. Kippt ein verunfalltes Tier seitlich, können Beckenknochen oder die belastungsunfähige Extremität frakturiert sein.

Diagnose: Die Diagnose stützt sich auf das vorberichtliche Trauma und die klinische Untersuchung. Das Röntgenbild (Abb. 59) gibt Aufklärung über Lokalisation und Art der Fraktur.

Therapie: Über einzuleitende therapeutische Maßnahmen entscheidet das klinische Bild. Bei einer Wirbelsäulenfraktur ist die Behandlung aussichtslos, daher sollte eine schmerzlose Tötung das Tier möglichst schnell von seinen Leiden erlösen. Geschlossene Oberarm- und Oberschenkel-

Abb. 59
3 Monate altes Tier mit Femurfraktur.

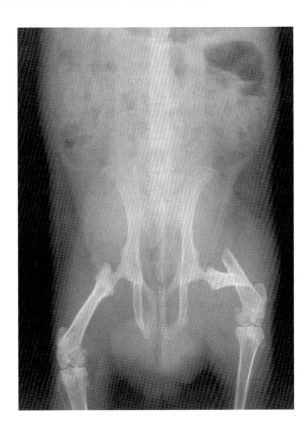

brüche heilen in der Regel gut ohne Fixation der Bruchenden. Voraussetzung für einen ungestörten Heilungsverlauf ist eine ausreichend lange Ruhigstellung des Patienten in einem kleinen Käfig mit fester Unterlage. Statt der Einstreu ist die Bodenfläche mit Handtüchern oder Zellstoff auszulegen. Bei offenen Brüchen bzw. chirurgischer Frakturversorgung ist außerdem eine strenge Käfighygiene erforderlich, um Wundinfektionen vorzubeugen. Fakturen im Bereich der unteren Extremitäten können ebenfalls durch Bewegungseinschränkung oder Schienung zu einer funktionellen Heilung gebracht werden, wobei eine Verkürzung oder Verbiegung des Beines nicht auszuschließen ist.

Frakturen distal des Knie- oder Ellenbogengelenks können nach gedeckter Reposition durch Schienenverbände stabilisiert und ruhiggestellt werden. Man verwendet dafür schmale Wattebinden, Kreppbinden, zugeschnittene Holzspatelteile, die eingebunden und durch Tesakreppkleber einen festen Halt bekommen. Diese Spatelverbände sollten mindestens über 14 Tage mit mehrmaligem Wechsel angelegt werden. Gaben von Vitamin C und Vitamin-Mineralstoffmischung unterstützen die Kallusbildung.

In kritischen Fällen kann eine operative Frakturversorgung angezeigt sein oder vom Besitzer gewünscht werden. Eine Indikation ist die Fraktur der langen Röhrenknochen des Unterschenkels oder Unterarms mit Dislokation. Die Technik ist vergleichbar mit der bei Hund und Katze. Neben der intramedullären Markraumfixation mit Kirschnerbohrdraht kann auch die transkutane Fixation zur Anwendung kommen. Während der Operation sind die anliegenden Gewebe feucht zu halten. Komplizierte Frakturen sollten an eine entsprechende Fachklinik überwiesen werden.

Arzneimittel für Meerschweinchen

Tab. 17 Antiparasitika

Wirkstoff	Handelsname (Beispiele)	Dosierung	Applikation	Intervall/ Behandlungsdauer	Bemerkungen, Indikationen
Amitraz	Ectodex®	0,05%ig = 10 ml/1 l Wasser	zum Baden	alle 5–7 Tage bis zur vollständigen Ausheilung	Räude, Demodikose
Doramectin	Dectomax®-S-Injektionslösung	0,5 mg/kg	s.c.	3 x im Abstand von 14 Tagen	zur Behandlung von Grab- und Saugmilben
Fenbendazol	Panacur® 2,5%ige Susp., Tabletten f. Hunde u. Katzen	20 mg/kg	p.o.	1 x täglich 3 Tage lang	Breitbandanthelminthikum für Rund- und Bandwürmer
Fenthion	Tiguvon® 10	3 mg/kg = 1 Tropfen/100g	lokal	einmalige Dosis Spot-On-Behandlung	bei Myiasis lokal betupfen,
Fipronil	Frontline® Spray	6 Pumpstöße auf angefeuchteten Einmalgummihandschuh aufsprühen und in das Fell einreiben		einmalige Dosis	Ektoparasiten, wird von Meerschweinchen gut vertragen
Ivermectin	Ivomec S®-0,27% Injektionslösung für Ferkel und Läufer Ivomec® Wässrige Injektionslösung für Rinder	0,2–0,4 mg/kg	s.c.	3 x im Abstand von 1 Woche	Nematoden und Ektoparasiten (Räude, Demodikose)
Mebendazol	Telmin KH®	20–50 mg/kg	p.o.	nach 14 Tagen wiederholen	Breitbandanthelminthikum

Tab. 17 Fortsetzung

Wirkstoff	Handelsname (Beispiele)	Dosierung	Applikation	Intervall/ Behandlungsdauer	Bemerkungen, Indikationen
Metronidazol	Clont® H	25–30 mg/kg 1/10 Tabl.	p.o.	2 x täglich 7 Tage lang	Trichomonaden, Amöbiasis
	Chevicol®	25–30 mg/kg	p.o.	täglich 2x 2 Kapseln, 7 Tage lang, Pulver in Wasser auflösen	
Phoxim	Sebacil®	0,05%ig = 1 ml/1 l Wasser	zum Baden	bei Haarlingen einmal, bei Räude 2x im Abstand von 14 Tagen	Haarlinge, Räude- und Pelzmilben
Praziquantel	Droncit®-Lösung	5 mg/kg = 0,1 ml/kg	s.c.	einmalige Dosis	Bandwürmer und Leberegel, bei Leberegelbefall 3 Tage behandeln
	Drontal® für Katzen	5 mg/kg = ¼ Tablette	p.o.	einmalige Dosis	
Propoxur	Bolfo-Puder Bolfo-Spray	lokal Umgebung		alle 3–4 Tage 1x vorsichtig einpudern oder Umgebung einsprühen	Ektoparasitenbekämpfung
Pyrantel	Banminth „Katze" Paste	15 mg/kg= 2g Paste	p.o.	nach 14 Tagen wiederholen	Paraspidodera uncinata und andere Nematoden
Sulfamethoxypyridazin	Davosin®-Suspension	50 mg/kg	p.o.	1x täglich 3–5 Tage lang, Wiederholung nach 3 Tagen	Kokzidiose, zur oralen Sulfonamidtherapie
Toltrazuril	Baycox® 2,5% Susp.	10 mg/kg	p.o.	1 x täglich	Darmkokzidiose 3 Tage Behandlung, 3 Tage Pause, 3 Tage Behandlung

Tab. 18 Antimykotika

Wirkstoff	Handelsname (Beispiele)	Dosierung	Applikation	Intervall/ Behandlungsdauer	Bemerkungen, Indikationen
Clotrimazol	Canesten®Creme Antifungollösung, -pumpspray, -creme Azutrimazol®		lokal	2–3 x täglich mindestens 2–3 Wochen lang	Antimykotikum, Dermatomykosen, Hefen, Schimmelpilze
Enilconazol	Imaverol®	0,2%ige Emulsion	Waschbehandlung	4 Behandlungen 1 x täglich mit jeweils 3–4-tägigen Abständen	Trichophytie, Mikrosporie
Griseofulvin	Likuden® M	20–30 mg/kg = 1/4 Tabl.	p.o.	1 x täglich 3–6 Wochen lang	Dermatomykosen, Trichophytie
	Gricin®Creme		lokal, vorher Haare schneiden	1 x täglich mindestens 2–3 Wochen lang	
Hexachlorophen	Ectovet-Shampoo	1 EL/20 ml Wasser		Schaum herstellen, 2 Tage je ½ Tier einreiben, 2–3 x in Abständen von 4–7 Tagen wiederholen	Medizinalshampoo bei Hautinfektionen, Räude und Trichophytie
Ketoconazol	Nizoral®-Tabletten	20 mg/kg = 1/10 Tablette	p.o.	1x täglich als Suspension in Wasser gelöst eingeben 4–6 Wochen lang	Dermatomykosen, Vorsicht: evtl. vorübergehende Magen-Darm-Symptome, nicht bei Leberschädigung anwenden!
	Nizoral®-Creme		lokal	2–3 Wochen lang	auf infizierte Hautflächen auftragen, bis einige Tage nach Abklingen der Symptome
Miconazol, Polymyxin-B-sulfat	Surolan®-Tropfsuspension	einige Tropfen	lokal	2 x täglich mindestens 2–3 Wochen lang	Ohr- und Hautinfektionen, Antimykotikum, vor Gebrauch schütteln, Polymyxin B ist nephrotoxisch!

Tab. 19 Chemotherapeutika

Wirkstoff	Handelsname (Beispiele)	Dosierung	Applikation	Intervall/ Behandlungsdauer	Bemerkungen, Indikationen
Chloramphenicol	Chloramphenicol®-Lösung 20%	40 mg/kg	s.c.	2 x täglich	liquorgängig, Anwendung bis zum Abklingen aller Symptome
	Chloromycetin®-Palmitat, Suspension		p.o.		
	Paraxin®-Ampullen		s.c.		
Enrofloxacin	Baytril®-0,5 %	5–10 mg/kg 1-2 ml/kg	p.o.	1 x täglich 10 mg/kg oder 2 x täglich 5 mg/kg	Medikament der Wahl bei Infektionskrankheiten,
	Baytril®-2,5%, oral, Injektionslösung	5–10 mg/kg = 0,2–0,4 ml/kg	p.o., s.c.		
	Baytril®-5%, Injektionslösung	5–10 mg/kg = 0,1–0,2 ml/kg	s.c.		s.c. Inj. bei 10% gering gewebereizend
	Baytril® 10%, oral Injektionslösung,	5–10 mg/kg = 0,05–0,1 ml/kg	p.o.		
Nitrofurantoin	Urofur® mite (Dragees) Urofur® Tropfen	3,5 mg/kg = 1/2 Dragee 3 Tropfen	p.o.	2 x täglich (Dragee) 3 x täglich (Tropfen) 5–7 Tage lang	Harnwegsinfektionen mit grampositiven und gramnegativen Keimen
Oxytetracyclin	Terramycin Injektionslösung 5%		p.o.	2 x täglich 0,2 ml	Tyzzer'sche Krankheit, zusätzlich immer Vitamin B-Komplex applizieren
Polymyxin-B-sulfat und Miconazol	Surolan®-Tropfsuspension	einige Tropfen	lokal	2 x täglich	Ohr- und Hautinfektionen, Antimykotikum, vor Gebrauch schütteln, Polymyxin B ist nephrotoxisch!

Tab. 19 Fortsetzung

Wirkstoff	Handelsname (Beispiele)	Dosierung	Applikation	Intervall/ Behandlungsdauer	Bemerkungen, Indikationen
Sulfadimethoxin	Retadon®N-Tropfen	3–4 Tropfen (1 Tropfen = 8 mg)	p.o.	1 x täglich Anwendung bis zum Abklingen aller Symptome	Behandlung sulfonamidempfindlicher Erreger
Sulfonamid-Trimethoprim 7,5%	Borgal®Lösung	0,5 ml/kg = 30 mg/kg Sulfonamid + 8 mg/kg Trimethoprim	p.o., s.c.	1 x täglich Anwendung bis zum Abklingen aller Symptome	Bei primär bakteriellen Infektionskrankheiten und bakteriellen Sekundärinfektionen, Coliseptikämie
	Borgal®Lösung 24%	0,1 ml/kg	p.o., s.c.		
	Bactrim®-Roche Sirup für Kinder	1,0 ml/kg = 40 mg/kg Sulfonamid + 8 mg/kg Trimethoprim	p.o.		

Tab. 20 Mittel bei Harnwegserkrankungen

Wirkstoff	Handelsname (Beispiele)	Dosierung	Appli-kation	Intervall/ Behandlungsdauer	Bemerkungen, Indikationen
Nitro-furantoin	Urofur®-Tropfen	3 Tropfen/kg	p.o.	1–2 x täglich 7–9 Tage lang	Harnwegsinfektionen
Na-Acetat	Urofree®	0,5–1 ml/kg	per Katheter		sterile Lösung (pH 4,5) zur Spülung der Harnröhre und Blase bei Harnkonkrementen
Methionin	Uro-Pet®	80-160 mg/kg	p.o.	2 x täglich	zur Ansäuerung des Harns
Furosemid	Furosemid-ratiopharm®	1–5 (3) mg/kg = 0,1–0,5 ml/kg	s.c., i.m., p.o.	1–2 x täglich	renale, hepatogene und cardiale Ödeme

Arzneimittel für Meerschweinchen

Tab. 21 Mittel bei Herz-Kreislauferkrankungen

Wirkstoff	Handelsname (Beispiele)	Dosierung	Applikation	Intervall/ Behandlungsdauer	Bemerkungen, Indikationen
Digoxin	Lenoxin®Liquidum für Kinder	0,005– 0,01 mg/kg = 0,1–0,2 ml/kg	p.o.	1 x täglich	nur bei dilatativen Veränderungen mit verminderter Verkürzungsfraktion und bei Tachyarrhythmien, auf keinen Fall ohne genaue kardiologische Untersuchung einsetzen!
Metildigoxin	Lanitop®-Liquidum	0,013 mg/kg = 1 Tropfen	p.o.	1 x täglich	
	Lanitop®-mite	0,005– 0,01 mg/kg = 1/10–1/5 Tabl (1 Tablette = 0,05 mg)	p.o. gelöst	1 x täglich	
Etilefrin	Effortil®-Tropfen	0,75 mg/kg = 0,1 ml/kg	p.o.	1 x täglich	Kreislaufschwäche nach Septikämien, Intoxikationen, Infektionskrankheiten, nach Narkosen, wird vom Meerschweinchen gut vertragen
	Effortil®-Injektionslösung	0,5–1 mg/kg = 0,05–0,1 ml/kg	s.c. p.o.	mit 1 Injektion beginnen, dann p.o.	
Procyanidine von Crataegus	Crataegut® ad us vet	2 Tropfen	p.o.	3 x täglich	

Tab. 22 Mittel bei Atemwegserkrankungen

Wirkstoff	Handelsname (Beispiele)	Dosierung	Applikation	Intervall/Behandlungsdauer	Bemerkungen, Indikationen
Acetylcystein	ACC®-Saft	2–4 mg/kg = 0,1–0,2 ml/kg	p.o.	1–2 x täglich	Erkrankungen der Atemwege, schleimlösend
Bromhexinhydrochlorid	Bisolvon®-Pulver	0,5 mg/kg = 250 mg Pulver (5 g Pulver = 10 mg Wirkstoff)	p.o.	1 x täglich	Pulver über Futtergaben verteilen Bronchosekretolytikum
	Bisolvon®-Lösung (Injektionslösung)	0,5 mg/kg = 0,2–0,5 ml/kg	s.c	1 x täglich	
Drosera D3 comp. (Sonnentau)	Bronchiselect® Tropfen	5 Tropfen	p.o.	3x täglich in etwas Wasser	akute und chronische Entzündungen der Atemwege, Bronchialasthma
Efeublätter-Extrakt	Hedelix®Tropfen Bronchofortin® Tropfen	5 Tropfen	p.o.	3x täglich	Katarrhe der Luftwege, chronische Bronchitis
Euphorbium D4	Euphorbium comp. Nasentropfen S Heel	je 1 Sprühstoß pro Nasenloch	lokal	3x täglich	homöopathisches Komplexmittel, Behinderung der Nasenatmung, chronische Sinusitis
Theophyllin	Afonilium®-Tropfen	2–3 mg/kg = 0,02–0,03 ml/kg	p.o.	2–3 x täglich	Atemwegserkrankungen, Atemnot, Bronchialasthma
Thymian-Pflanzenextrakt	Thymian-ratiopharm® Hustensaft	0,5 ml/kg	p.o.	2–3x täglich	schleimlösend bei Bronchitis, bei Krampfhusten

Tab. 23 Hormone

Wirkstoff	Handelsname (Beispiele)	Dosierung	Applikation	Intervall/ Behandlungsdauer	Bemerkungen, Indikationen
Chlormadinonacetat	Gestafortin®-Tabletten	10 mg/Tier = 1 Tabl.	p.o.	alle 5–6 Monate wiederholen	Ovarialzysten, Alopezie durch hormonal aktive Ovarialzysten
Choriogonadotropin	Ovo-Gonaden 500HCG	100 IE/kg = 0,3 ml	s.c.	nach 14 Tagen wiederholen	Zurückbildung von Ovarialzysten, hormonell bedingter Haarausfall
Insulin	Insulin lente®	1–3 IE/kg = 0,025–0,075 ml/kg	s.c.	1 x täglich	Diabetis mellitus (Anfangsdosis 1 IE)
	Caninsulin®	1 IE/kg	s.c.	1 x täglich	
Oxytocin	Oxytocin®	1–2 IE/kg = 0,1–0,2 ml/kg (1 ml = 10 IE)	s.c.	einmalige Dosis	primäre und sekundäre Wehenschwäche
	Ovaria/Hypophysis-comp. PLV®	0,3–0,5 ml/kg, danach täglich 3–5 Tropfen	s.c., p.o.	1 x täglich	Ovarialzysten, Tropfen bis zum Sistieren des Wachstums oder bis zum Einschmelzen, Größe der Ovarien regelmäßig kontrollieren
	Bryophyllum comp. PLV®	0,3–0,5 ml/kg	s.c., p.o.	2–3x im Abstand von 1 Woche	

Tab. 24 Glucocorticoide

Wirkstoff	Handelsname (Beispiele)	Dosierung	Appli-kation	Intervall/ Behandlungsdauer	Bemerkungen, Indikationen
Dexa-methason	Dexamethason® wässrige Injektionslösung	0,2 mg/kg	s.c., i.m.		Stoffwechselstörungen, Stress, Schocksituationen, Hautkrankheiten, in Verbindung mit Antibiotika- oder Sulfonamid-therapie
Prednisolon	Prednisolon 1%®	1–2 mg/kg = 0,1–0,2 ml/kg	s.c., i.m.		

Tab. 25 Mittel zur Abwehrsteigerung

Wirkstoff	Handelsname (Beispiele)	Dosierung	Appli-kation	Intervall/ Behandlungsdauer	Bemerkungen, Indikationen
Extrakt aus Echinacea	Echinacea-ratiopharm® Liquidum	0,2–0,5 ml/kg	p.o.	2–3x täglich	homöopathisches Komplex-mittel, Anregung der körper-eigenen Abwehr bei fieber-haften Infektionen
Para-munitäts-inducer	Baypamune®	1 ml/kg	s.c.	2 x im Abstand von 24 Stunden, nach 1 Woche wiederholen	Stimulierung und Steigerung der körpereigenen Abwehrkräfte

Tab. 26 Mittel bei Leberfunktionsstörungen und Infusionen

Wirkstoff	Handelsname (Beispiele)	Dosierung	Applikation	Intervall/ Behandlungsdauer	Bemerkungen, Indikationen
Ca-Gluconium	Ca-Gluconium 10%	0,5–1 ml/kg	s.c.		Geburtsunterstützung Trächtigkeitstoxikose
Elektrolyte	Sterofundin	20–40 ml/kg	s.c., i.v.	1–2 x täglich	extrazelluläre Flüssigkeitsverluste, s.c.: gleichmäßig anhaltende Resorption
	Elektrolytinfusionslösung 153		s.c.	1 x täglich	isotonische Dehydratation
Eletrolyte + Laktat	Ringer-Laktat-Lösung	20–40 ml/kg	s.c. (i.p., i.v.) angewärmt	1–2 x täglich	isotone und hypotone Dehydratation Flüssigkeitssubstitution
Glucose	Glucose 5%ig Glucose 10%ig	bis 500 mg/kg = bis 10 ml/kg (5%ig), bis 5 ml/kg (10%ig)	s.c., i.p., i.v., p.o.	1–2 x täglich	Kohlenhydratinfusionstherapie
Na-thiosulfat Na-gluconat	Antitox®	5–10 ml	s.c.		Intoxikationen, Stoffwechselstörungen, Lebererkrankungen, Trächtigkeitstoxikose, für Meerschweinchen zugelassen
NaCl	Isotone Kochsalzlösung 0,9%	20–40 ml/kg	s.c., i.v.	2 x täglich	Niereninsuffizienz

Tab. 27 Analgetika

Wirkstoff	Handelsname (Beispiele)	Dosierung	Applikation	Intervall/ Behandlungsdauer	Bemerkungen, Indikationen
Acetylsalicylsäure	ASS-Ratiopharm® Tabletten	20 mg/kg = 1/5 Tabl. (1 Tabl.= 100 mg)	p.o.		akute Schmerzen nach operativen Eingriffen
Buprenorphin	Temgesic®	0,05–0,1 mg/kg	s.c.	1 x täglich	Opioides Analgetikum, Wirkungsdauer 2-4 Stunden
Carprofen	Rimadyl®Injektionslösung	4 mg/kg = 0,08 ml/kg	s.c.	1 x täglich	Schmerzmittel, Erkrankung des Bewegungsapparates
	Rimadyl® Tabletten	4 mg/kg	p.o.		Schmerzmittel, Erkrankung des Bewegungsapparates
Metamizol	Novalgin®	25 mg/kg	s.c., p.o.	1 x täglich	

Arzneimittel für Meerschweinchen

Tab. 28 Mittel bei Verdauungsstörungen

Wirkstoff	Handelsname (Beispiele)	Dosierung	Applikation	Intervall/ Behandlungsdauer	Bemerkungen, Indikationen
Bariumchlorid	Colfin N ad us vet	1,0 ml/kg (0,25 g auf 100 ml Wasser)	s.c.	nach 12 Stunden wiederholen	Indigestionen, Störung der Peristaltik, Obstipation, Magen-Darm-Atonie
	Pericol N ad us. vet.	3–5 ml	p.o.	1 x täglich verdünnt	akute und chronische Magen-Darm-Katarrhe, schaumige Gärung, Tympanien
Dimeticon	Sab-simplex® Suspension	0,8–1,0 ml/kg	p.o.	nach Bedarf mehrmals täglich	Antitympanikum
Huminsäure	Dysticum® Pulver	1,0–1,5 g/kg	p.o.	1–2 x täglich	Antidiarrhoikum, hohe Absorptionskraft, Schleimhautschutz
	Vertinal® Pulver	2,0 g/kg	p.o.	2 x täglich als Suspension eingeben	Normalisierung der obligaten, bakteriellen Darmflora, Vorsicht bei bakterieller Enteritis → pathogene Keime verweilen länger → Septikämie!
Kolloidales Silber + Dekokt aus verschiedenen Tees	Ventrarctin®	1–5 ml in 10 ml Wasser, auch über Weichfutter	p.o.	3 x täglich	Magen-Darmantiseptikum, bei unspezifischen Durchfällen

Tab. 28 Fortsetzung

Wirkstoff	Handelsname (Beispiele)	Dosierung	Applikation	Intervall/ Behandlungsdauer	Bemerkungen, Indikationen
Kümmelöl, Öle von Anis, Fenchel, Zimtrinde und Kamille, sulfuriertes Leinöl	Colosan N PLV ad us. vet, ölige Lösung	0,2–0,3 ml verdünnt	p.o.	1 x nicht mehr als 2 x eingeben	Tympanie, Unterstützung der Darmflora
Lactobazillen und Typ D-Streptokokken	Bird Bene-Bac®	0,2 g/kg	p.o.	2 x täglich mindestens 1 Woche lang	Probiotikum, unterstützende Maßnahme zur Erhaltung oder Wiederherstellung einer gesunden Darmflora
Metamizol-Na	Novalgin	1-2 Tropfen/ Tier	p.o.	Wiederholung nach 4 Std.	allgemeine Schmerzbekämpfung, spasmolytische und beruhigende Wirkung auf die glatte Muskulatur
Metoclopramid	MCP-ratiopharm®-Tropfen	Einzeldosis = 0,1 mg/kg = 2-4 Tropfen Tagesdosis = 0,5 mg/kg = 20 Tropfen	p.o.	1-2 x täglich	Motilitätsstörungen des oberen Magen-Darm-Traktes, Beschleunigung der Magenentleerung, nur bis Abklingen der Symptome, sonst Darmatonie
Milchsäurebildnerkonzentrat	Hylak med®, Kapseln	1/3 Kapsel mit viel Flüssigkeit (250 mg pro Kapsel)	p.o.	3 x täglich	Störungen der Dünn- und Dickdarmflora

Tab. 28 Fortsetzung

Wirkstoff	Handelsname (Beispiele)	Dosierung	Appli-kation	Intervall/ Behandlungsdauer	Bemerkungen, Indikationen
Natriumcitrat	Microklist®-H	1–2 ml/kg	rectal		rectale Obstipation
Nux vomica	Nux vomica comp. PLV	1,0 ml/kg	s.c.	Wiederholung nach 3 Std. möglich	Meteorismus, spastische Obstipation, entkrampfende Wirkung
	Nux vomica cps 109	5–10 Tropfen	p.o.	3 x täglich	
Organische Phosphor-verbindungen und Vitamin B$_{12}$	Catosal®	0,5–1,0 ml/kg (1 ml = 100 mg Butafosfan)	s.c.	bei Bedarf tägliche Wiederholung der Applikation	Stoffwechselstörungen, Ent-wicklungs- und Ernährungs-störungen der Jungtiere, unter-stützend bei Antibiotikatherapie
Paraffin	Paraffinum perliquidum	0,5–1,0 ml/kg (bis 1 TL möglich)	p.o., rectal		Gleitmittel bei Verstopfung
Pflanzen-extrakte und Spuren-elemente	Stulmisan® flüssig	1 EL	p.o.	2 x täglich	Tonikum und Ingestikum mit vegetativ-tonisierendem Wirkungskomplex
Probiotik-haltige Kräuterpellets	Rodo-Plantol PLV	5–10 g 0,5–1 EL	p.o.	1 x täglich	regulierende Wirkung auf die Darmflora, appetitanregend
Saccharo-myces cerevisiae	Perenterol®	1 Kapsel (250 mg) auf 3 x verteilt ins Futter	p.o.	3 x täglich	akute Diarrhöen, Enterocolitis, verlängert u.U. die Verweildauer pathogener Keime im Darm

Tab. 29 Vitamine

Wirkstoff	Handelsname (Beispiele)	Dosierung	Applikation	Intervall/ Behandlungsdauer	Bemerkungen, Indikationen
Multivitaminkomplex	Multivitamine für Nager und Igel	7–10 Tropfen pro Tier/Tag	p.o.	30 Tage lang	bei Belastungen und vitaminarmer Futterversorgung
Retinolpalmitat	Vitadral-Tropfen® H ölige Lösung	1–2 Tropfen	lokal, p.o.	1 x täglich	A-Hypovitaminose, Hautschäden, Cheilitis
Vitamin AD$_3$EC	Vitamin AD$_3$EC-100 wassermischbare Dispersion	100 mg/kg = 1 ml/100 ml Trinkwasser	p.o.	nur bei Bedarf über wenige Tage	Unterstützung der Abwehrkraft bei erhöhter Infektionsanfälligkeit; Vorsicht Gefahr der Überdosierung!
Vitamin C-Konzentrat	Vitamin C-Konzentrat VC	100 mg/100 ml Trinkwasser	p.o.	1 x täglich	Prophylaxe und Behandlung von Vitamin-C-Mangel-zuständen und erhöhtem Bedarf bei der Aufzucht, auch über das Futter
	Ursovit-C-Pulver	0,5–1 g/Tier/Tag = 100 mg/kg	p.o.		
	Vitamin-C-forte Injektionslösung	0,25–0,5 ml/kg (1 ml = 200 mg)	s.c.		
Vitamin B$_1$, B$_6$, B$_{12}$	B-Neuron®-Injektionslösung	0,25–0,5 ml/kg	s.c.	1 x täglich	Schädigung des zentralen und peripheren Nervensystems, Intoxikationen, Erschöpfungszustände, Rekonvaleszenz, Hauterkrankungen, Verdauungsstörungen, Ergänzungstherapie während der Antibiotika- und Sulfonamidbehandlung
	Crescin N	1 ml täglich über das Trinkwasser	p.o.		
Vitamin-B-Komplex	Vitamin-B-Komplex	0,5–1,0 ml/kg	p.o., s.c.		

Tab. 30 Mittel zur Wundbehandlung

Wirkstoff	Handelsname (Beispiele)	Dosierung	Applikation	Intervall/ Behandlungsdauer	Bemerkungen, Indikationen
Arnika, Hamamelis, Schafgarbe, Tollkirsche, blauer Eisenhut, Kamille, Beinwurz, schmalblättrige Kegelblume, Clematis	Traumeel®-S (Heel) Injektionslösung	0,5 - 1 ml/kg	s.c.	1 x täglich	Verletzungen, traumatische Entzündungen, Weichteilschwellungen
	Traumeel®-S (Heel) Tabletten		p.o.	3 x täglich	
	Traumeel®-S (Heel) Tropfen	je 5 Tropfen	p.o.	3 x täglich	
	Traumeel®-S (Heel) Salbe		lokal	2 x täglich einreiben	
Cellulose mit Carmellose-Na und Macrogol 600 stabilisiert	Deshisan® Wundstreupuder		lokal		bakteriell infizierte, stark Flüssigkeit absondernde Wunden, während der Behandlung keine anderen Medikamente auf die Wunde aufbringen!
Cresonsulfonsäure	Novogen Gel		lokal	nach Bedarf	bakteriell infizierte Wunden, Abszesse, Ekzeme
Ethacridinlaktat	Acridinsalbe Tube á 15 g		lokal	nach Bedarf	Lokalantiseptikum, für Haut-, Wund- und Körperhöhlen
Polyvidonpyrrolidon-Jod	PVP-Jod-Spray für Tiere PVP-Jod-ratiopharm®-Salbe		lokal	1 x täglich	Vorbereitung des Operationsfeldes Antiseptikum für Wunden

Literatur

Arnold, Sabine (1983): Möglichkeiten der Blutentnahme, physiologische Normwerte ausgewählter Parameter des roten Blutbildes und Körpertemperaturmessungen beim Meerschweinchen. Vet.-med. Dipl.-Arbeit, Leipzig.

Arnold, Sabine (1989): Das Leukogramm beim Meerschweinchen unter Berücksichtigung ausgewählter Bedingungen. Vet.-med. Diss., Leipzig.

Coenen, M. (1999): Diätetische Maßnahmen bei Durchfallerkrankung kleiner Heimtiere. Fortbildungsveranstaltung des Instituts für Tierernährung und der Klinik für kleine Haustiere, 2. 10. 1999, Hannover, S. 89–93.

Cohrs, P., R. Jaffé und H. Meessen (1958): Pathologie der Laboratoriumstiere. Springer-Verlag, Berlin, Göttingen, Heidelberg.

Elies, Birgit, Monika Krüger und Margit Gehrt (1983): Untersuchungen zur Verbreitung und Diagnostik von Bordetella bronchiseptica in Meerschweinchenbeständen. Mh. Vet.-med. **38**, 385–387.

Ewringmann, Anja und Th. Göbel (1998): Diabetes mellitus bei Kaninchen, Meerschweinchen und Chinchilla. Kleintierpraxis **43**, 5, 337–348.

Fehr, M. (1992): Aspekte der Heimtierdermatologie. Kleintierpraxis **37**, 393–401.

Fehr, M., S. Rappold (1997): Harnsteinbildung bei 20 Meerschweinchen. Tierärztl. Prax. **25**, 543–547.

Fehr, M. (2000): Anatomische und physiologische Besonderheiten von Kaninchen und kleinen Nagern. II. Berliner Heimtiertag

Gabrisch, K. und P. Zwart (1998): Krankheiten der Heimtiere. Schlütersche Verlagsanstalt, Hannover.

Göbel, Th. (1993): Häufige Krankheitsbilder bei Kleinsäugern in der tierärztlichen Praxis. In: Bericht über WSAVA Weltkongress und FKDVG in Berlin. 16–19.

Göbel, Th. und Anja Ewringmann (2000): Dosierungstabellen für Kaninchen und Nagetiere. Version 3/2000, II. Berliner Heimtiertag, S. 48–52.

Güttner, J. und E. Karasek (1979): Einführung in die Versuchstierkunde. Bd. III: Versuchstierkrankheiten. Gustav Fischer Verlag, Jena.

Henke, Julia und W. Erhardt (1995): Nager und Kaninchen als anästhesiologische Notfallpatienten. 41. Jahrestagung der DVG Fachgruppe Kleintierkrankheiten, München.

Hochleithner, M., Claudia Hochleithner und K. Engel (1996): Isoflurannarkose bei Kaninchen, kleinen Nagetieren, Fledermäusen und Igeln. Kleintierpraxis **41**, 187–190.

Kamphues, J. (1999): Besonderheiten der Verdauungsphysiologie „kleiner Nager"; Praxisrelevante Fragen zur Ernährung kleiner Heimtiere. Fortbildungsveranstaltung des Instituts für Tierernährung und der Klinik für kleine Haustiere, 2. 10. 1999, Hannover, S. 7–13.

Kunstýr, I., W. Küpper, H. Weißer, Susanne Naumann und C. Messow (1983): Urethralpfropf – ein normaler Bestandteil der Urethra bei männlichen Nagetieren. Verh. Anat. Ges. **77**, 595–596.

Kunstýr et al. (1984): Adenovirus pneumonia in guinea pigs: an experimental reproduction of the disease. Laboratory Animals **18**, 55–60.

Lumeij, J. T. (1993): In: Rijnberk A. und H. W. de Vries, Anamnese und körperliche Untersuchung kleiner Haus- und Heimtiere. Gustav Fischer Verlag, Jena.

Meyer, H., J. Zentek, Petra Adolph, A. Tau und R. Mischke (1996): Untersuchung zur Ernährung des Meerschweinchens, III. Nettoabsorption renale Exkretion sowie Bedarf an Mengenelementen. Kleintierpraxis **41**, Heft 4, 275–286.

Rade, C. und P. Wolf (1999): Vergiftungen bei kleinen Nagern, Frettchen und Reptilien. Fortbildungsveranstaltung des Instituts für Tierernährung und der Klinik für kleine Haustiere, 2. 10. 1999, Hannover, S. 123–127.

Reinhardt, V. (1970): Soziale Verhaltensweisen und soziale Rollen des Hausmeerschweinchens. Vet.-med. Diss., München.

Rübel, G. A., E. Isenbügel und P. Holvekamp (Hrsg.) (1991): Atlas der Röntgendiagnostik bei Heimtieren – Kleinsäuger, Vögel, Reptilien und Amphibien. Schlütersche Verlagsanstalt Hannover.

Schmäschke, R. (1999): Ektoparasiten beim Meerschweinchen und Hamster; Endoparasiten beim Meerschweinchen. In: Wiesner, E.; Handlexikon der tierärztlichen Praxis S. 210f–210h und 224db–224dc, Enke Verlag Stuttgart.

Schmidt, V. (1993): Krankheiten der Katze Bd. 2, Herausgeber Vera Schmidt und M. Ch. Horzinek, Gustav Fischer Verlag Jena, Stuttgart

Smith, M. W. (1977) Staphylococcal Cheilitis in the guinea pig. J. small Pract. **18**, 47–50.

Vervuert, Ingrid (1999): Besonderheiten in der Verdauungsphysiologie neugeborener kleiner Heimtiere unter besonderer Berücksichtigung der Handaufzucht. Fortbildungsveranstaltung des Instituts für Tierernährung und der Klinik für kleine Haustiere, 2. 10. 1999, Hannover, S. 29–32.

Wenzel, Swanhild (1971): Lebensphasen und damit zusammenhängende Daten für 10 Versuchstierarten. Vet.-med. Diss., Hannover.

Weyhe, D., K. D. Volzke und Ilona Boeltzig (1992): Natürliche Tollwut beim Meerschweinchen. Mh. Vet.-Med. **47**, 225–226.

Wolf, Petra (1999): Empfehlungen zur Fütterung kleiner Nager in der Heimtierhaltung. Fortbildungsveranstaltung des Instituts für Tierernährung und der Klinik für kleine Haustiere, 2. 10. 1999, Hannover, S. 41–50.

Wolf, Petra und J. Kamphues (1999): Fütterung und Zahngesundheit kleiner Heimtiere. Fortbildungsveranstaltung des Instituts für Tierernährung und der Klinik für kleine Haustiere, 2. 10. 1999, Hannover.

Wolf, Petra, Laurence Bucher und J. Kamphues (1999): Die Futter-, Energie- und Wasseraufnahme von Zwergkaninchen unter praxisüblichen Fütterungsbedingungen. Kleintierpraxis **44**, Heft 4, 263–280.

Zentek, J., H. Meyer, Petra Adolph, A. Tau und R. Mischke (1996): Untersuchungen zur Ernährung des Meerschweinchens; II. Energiebedarf und Eiweißbedarf. Kleintierpraxis **41**, Heft 2, 107–116.

Zentek, J., H. Meyer, A. Tau und Petra Adolph (1996): Untersuchungen zur Ernährung des Meerschweinchens; IV. Wasseraufnahme, Harnmenge und Harnzusammensetzung. Kleintierpraxis **41**, Heft 5, 347–356.

Bildnachweis

- Abbildungen 1-9, 11-18: Thea Paar, Mannheim, Mitglied des MFD BD e.V.
- Abbildung 10: Sandra Geise
- Abbildung 20b: Elisabeth Illert
- Abbildungen 21, 22: Prof. Dr. Franz-Viktor Salomon, Veterinäranatomisches Institut, Universität Leipzig
- Abbildungen 24, 25: Dr. Anne Schulze, Veterinäranatomisches Institut, Universität Leipzig
- Abbildungen 26, 28-31: Dr. Julia Henke, Institut für Experimentelle Onkologie und Therapieforschung, Universität München
- Abbildungen 32-39, 56: Dr. Ronald Schmäschke, Institut für Parasitologie, Universität Leipzig
- Abbildungen 19, 48, 49, 51, 53, 59: Dr. Eberhard Ludewig, Kleintierklinik Universität Leipzig

Sachregister

A
Abort 122, 125f, 148, 156, 160
Absetzen 32, 36
Abszess 91, 96, 100, 102, 128f, 137ff, 142f, 145, 157, 160
Adipositas 15, 22, 77, 106, 121, 130
Agouti 4f, 9
Alleinfuttermittel 20f
Allergie 82, 85, 91
Allgemeinuntersuchung 54
Alopezie 39f, 55, 67, 79f, 127
Aminosäuren, essenzielle 15f
Amöbiasis 155, 158
Anästhetika 165ff
Analgetika 169, 188
Anamnese 55
Antibiotika s. Chemotherapeutika
Antikörper, maternale 32
Antimykotika 179
Antiparasitika 177
Applikation 64, 65
Aszites 154, 159
Atemfrequenz 53
Atemstillstand 168
Atemwegsinfektionen 86, 88, 93f, 134, 136ff, 184
Aufzucht, mutterlose 32ff
Autovakzine 142

B
Backenzähne 43, 100, 101, 102
Bakterielle Infektionen 137ff
Ballenentzündung s. Pododermatitis
Bandwurm s. Zwergbandwurm
Bauchmassage 105, 107
Beckenenge 123f
Beckensymphyse 31f, 123f
Bergmeerschweinchen 1
Bindehautschürze 90f
Blepharitis 88f
Blepharospasmus 90
Blutdruck 53
Blutentnahme 61, 64
Blutuntersuchung 61, 130

Blutvolumen 53
Bordetellen 86f, 141, 160
Brillenbildung 73, 88
Brunst 27, 29, 31, 36
Bulbusexstirpation 91, 92
Bulbusreposition 92
Bulla tympanica 138

C
Caecotrophie 48f, 108, 110
Calciumbedarf 16
Calcium-Phosphor-Verhältnis 16, 101, 112f
Calciumresorption 17f, 112f, 117f
Cavia aperea 1f
Cavia porcellus 1
Celluloseabbau 47
Cheilitis 108f
Chemotherapeutika 100, 180
Cheyletiella parasitivorax 74f, 160
Chirodiscoides caviae 71, 75
Clostridium piliforme 149
Clostridium perfringens 150
Colidysenterie 114
Coliforme Keime 48, 99, 105, 116
Coliseptikämie 99, 131, 146, 150
Cystitis 116, 126
Cystotomie 172
Cytomegalovirus 87

D
Darmflora 47, 49, 99, 113, 142, 146, 147
Darmflora, Wiederherstellung 105
Darmlängen 45
Darmperistaltik 14, 20, 45, 105, 106
Daumenprobe 31, 124
Demodex caviae 73f, 75
Dermatitis 66, 77ff, 81ff, 83, 85, 129
Dermatitis periscrotalis 79, 129
Dermatomykosen 73, 81f, 85
Dickdarmverdauung, mikrobielle 14, 16, 46ff
Dicrocoelium dendriticum 157f
Diplokokken 16, 86, 139

Sachregister

Durchfall 20, 57, 102, 107f, 145, 147, 149ff, 154ff, 157, 159f, 162
Dysbiose 99, 105ff, 146
Dyspnoe 56, 96, 134, 141

E

Effluvium post partum 40, 79
Eimeria caviae 151, 158
Eiweiß s. Protein
Ektoparasiten 66ff, 85, 133
Elektrokardiogramm 97, 131
Endometritis 126
Endoparasiten 107, 150ff
Energiebedarf 23, 123
Entamoeba caviae 155, 158
Enteritis s. Durchfall
Enterohepatischer NH_3-Kreislauf 47, 49
Epileptiforme Anfälle 58, 67
Ergänzungsfuttermittel 20f
Ernährung, künstliche 64, 103, 108
Escherichia coli 128, 146
Extrudate 22

F

Farbzeichnungen 9
Fasciola hepatica 157f
Fettmobilisationssyndrom 58, 115
Fettsäuremangel 89, 77f, 108f
Fettsäuren, essenzielle 15
Fiebermessen 56
Film-Folien-Kombinationen 59
Flankenschnitt 171
Flöhe 76
Frakturen 174ff
Futterbedarf 22f
Futtermittel, calciumreiche 17, 20, 24, 25, 120f
Futtermittel, eiweißreiche 15f, 19
Futtermittel, phosphorreiche 22, 25
Futtermittel, Vitamin-C-reiche 18, 19, 25, 111
Futterqualität 15, 20, 99, 110
Futterzuteilung 14f

G

Gastrolithen 104
Geburt 27, 30ff, 123ff, 174
Geburtseinleitung 124
Geburtskomplikationen 123ff, 174
Geruchsinn 53
Geschlechtsbestimmung 34
Geschlechtsdrüsen, akzessorische 50
Geschlechtsorgane, männliche 50f, 57
Geschlechtsorgane, weibliche 51, 57, 121
Geschlechtsreife 36
Geschmackssinn 26, 41
Giftpflanzen 18, 161
Glandula caudalis s. Kaudalorgan
Glandula perinealis s. Perinealdrüsen
Gleichgewichtsstörungen 86, 141
Gliricola porcelli 67ff, 75
Granulozyten, pseudoeosinophile 61
Grünfutter 15, 18ff, 113, 123, 159
Gyropus ovalis 67ff, 75

H

Haarbalgmilbe 73f, 75
Haarefressen 20
Haarlinge 55, 66, 67ff, 75
Haarzyklus 39
Hämaturie 117, 119, 126
Halsabszess 137ff, 142, 160
Haltung 11ff
Handling 54
Harnansäuerung 117, 120, 182
Harnentnahme 61f
Harnröhrenpfropf 119
Harnsteine s. Urolithiasis
Harnsteinzertrümmerung 120
Harnuntersuchung 63, 153
Hautpilze s. Dermatomykosen
Herbstgrasmilbe 76
Herzfrequenz 53
Herzinsuffizienz 96, 97
Herzspitzenstoß 56, 96
Heu 15, 18, 20, 159
Hitzeschlag 95
Hodenabstieg 36
Hodenfettkörper 46, 50, 171
Hörvermögen 26, 41, 53
Hungerketose 107, 115
Hyperlipidämie 123
Hypersalivation 136, 161
Hypervitaminose A 21
Hypervitaminose D 18, 21, 113f, 118
Hypovitaminose A 72, 108f, 111, 192
Hypovitaminose B 111f
Hypovitaminose C 17, 58, 72, 89, 108ff, 122, 131, 140, 142, 145, 192
Hypovitaminose D 112
Hypovitaminose E 112
Hypovitaminose K 113

Sachregister

I
Impotentia coeundi 128

J
Jacobson'sches Organ 44
Jungtiersterblichkeit 36

K
Käfig 11f
Käfigdesinfektion 149, 153
Kapilläre Füllungszeit 56
Kardiomyopathie 96f
Kastration 39, 170ff
Katarakt 130
Katheterisieren 61f
Kaudalorgan 26, 38
Keratitis 89ff, 91
Ketonkörper 115, 121f
Klebsiellen 86, 116, 128, 142
Klossiella cobayae 116, 152, 158
Körpertemperatur 53, 56
Kokzidiose 151ff
Kolostrum 32
Kombinationsnarkose 164f, 167
Konjunktivitis 83, 86f, 93, 134, 144, 148
Kopulation 27, 30
Kräuter 19
Kraftfutter 21
Krallenwachstum 77
Kreislaufinsuffizienz 56, 95ff, 105, 183
Kurloff'sche Körperchen 61
Kurzhaarrassen 4

L
Lähmung 57, 111, 131, 134, 136, 145, 148, 154, 159, 175
Laktation 32, 80
Langhaarrassen 6
Lautäußerungen 26, 28
Lebensalter 36
Leberverfettung 77, 114f, 121ff
Leistenspalt 50
Lernfähigkeit 26
Leukose 58, 87, 92, 116, 133f
Lippengrind 108f
Luzerneprodukte 20, 113, 120
Lymphadenitis 58, 134, 138, 145
Lymphozytäre Choriomeningitis 87, 134, 136, 160

M
Magen-Darm-Passage 48
Magensonde 64, 105
Magenüberladung 20, 103, 105
Mammatumoren 84, 129
Mastitis 128
Meerschweinchenlähme 57, 111, 131ff
Meningoenzephalitis 86, 134
Microsporum gypseum 81f
Milben 70ff, 75
Milchaustauscher 33f
Mineralstoffimbalanz 16, 112f, 118
Mischfuttermittel 18, 20ff
Myiasis 76
Mykoplasmen 87, 125
Mykotoxine 161

N
Nagertuberkulose s. Pseudotuberkulose
Nahtdehiszenz 169
Neugeborene, Entwicklung 32ff, 36
Neugeborene, Fütterung 32ff
Neugeborene, Gewicht 32, 36
Neugeborene, Temperaturregulation 52
Nickhaut 40, 87
Nidation 29, 36

O
Obstipation 16, 22, 106, 113, 148
Organverkalkung 113f
Otitis externa 85f
Otitis interna 86, 131, 138
Otitis media 86, 131, 138, 140
Ovarialzysten 80, 127, 171ff, 185
Ovulation 29, 36

P
Panophthalmitis 91
Paramunitätsinducer 186
Paraspidodera uncinata 155f, 158
Pasteurellen 87, 117, 131, 137, 143, 160
Pelzmilbe s. Chirodiscoides caviae
Penisknochen 50
Penisvorfall 129
Perinealdrüsen 38f, 55, 79
Peritonitis 140, 143
Philtrum 44
Plattenepithelkarzinom 84
Pneumonie 95, 134, 136, 138, 140, 143f, 154, 160
Pododermatitis 77ff, 138
Priapismus 129
Probiotika 190f

Sachregister

Prolapsus uteri 124
Proteinbedarf 15
Protein, pflanzliches 15f
Protein, tierisches 16
Pseudotuberkulose 114, 126, 144ff, 160
Pyometra 125, 126

Q
Quarantäne 95, 133, 135, 139, 142, 148

R
Rachitis s. Hypovitaminose D
Räudemilbe s. Trixacarus caviae
Raubmilbe s. Cheyletiella parasitivorax
Rehydrierung 106f
Rohfaser 14, 16, 18, 20, 106
Rohfaserbedarf 16
Rückenmarksentzündung s. Meerschweinchenlähme

S
Salmonellen 114, 116, 148, 160
Salzleckstein 17, 21
Scheidenschleimpfropf 30
Schirmer-Tränentest 90
Schneidezähne 42, 100ff
Schock 42, 105, 139
Schweißdrüsen 38
Sectio caesarea 123f, 174
Sedativa 167
Sehvermögen 40f, 53
Septikämie 93, 126, 131, 138, 143, 145
Skelett 37
Spasmolyse 104, 124, 190
Speicheldrüsenvirus 87
Staphylokokken 77f, 86f, 108f, 125
Streptokokken 77f, 86, 91, 116, 128, 137ff, 137, 140, 160

T
Talgdrüsenadenom 55, 83f
Tastsinn 41
Thermoregulation 52f, 96
Tollwut 135, 160
Torsio uteri 124, 125
Toxoplasma gondii 131, 153, 158, 160
Trächtigkeit 30, 36, 40, 80, 123, 133
Trächtigkeitstoxikose 58, 114, 121ff, 124
Trichomonas caviae 154, 158
Trichophyton mentagrophytes 81f, 160

Trimenopon hispidum 67ff, 75
Trinkwasser 22f, 96, 106
Trixacarus caviae 71ff, 75, 85
Trockenfutter 20ff
Trombicula autumnalis 76
Tumoren 83f, 92, 125ff, 129, 173
Tympanie 20, 103ff, 159, 162
Tyzzer'sche Krankheit 114, 149

U
Urolithiasis 17, 20, 116ff, 126, 172
Uveitis 91

V
Vaginalmembran 29
Venenwinkel 64f
Vergiftungen 131, 161
Verhalten 26
Verletzungen 83, 85, 90, 92, 128, 131, 174ff
Virusinfektionen 91, 93, 131ff
Vitamin A 21, 72, 89, 108f, 111, 192
Vitamin-B-Komplex 17, 111f, 150, 192
Vitamin C 17, 22, 23f, 58, 72, 89, 108ff, 117, 122, 131, 140, 142, 145, 192
Vitamin-C-Bedarf 17
Vitamin D 18, 21, 112ff, 118
Vitamin E 112
Vitamin K 17, 113
Vitaminmangel s. Hypovitaminosen

W
Wehenschwäche 124
Wieselmeerschweinchen 1
Wildmeerschweinchen 1f
Wochenendversorgung 15
Wood'sche Lampe 66, 82

Z
Zähneknirschen 103
Zahnabrieb 20, 43, 100f
Zahnbrückenbildung 43, 44, 101
Zahnextraktion 102
Zahnfehlstellungen 43, 100ff
Zahnformel 42
Zahnwachstum 100f
Zahnwechsel 43
Zoonosen 135, 145, 148, 154, 157, 160
Zuchtreife 29, 36, 123
Zwergbandwurm 157f, 160
Zwergmeerschweinchen 1